Willst du ein Schiff bauen, so rufe
nicht die Menschen zusammen,
um Pläne zu machen,
Arbeit zu verteilen,
Werkzeuge zu holen und
Holz zu schlagen,
sondern
lehre sie die Sehnsucht nach
dem großen endlosen Meer.

Saint Exupéry

Einige Worte vorab

So wie Ebbe und Flut am Rande des Meeres eine Linie zeichnen, so sind Gesundheit und Krankheit Übergänge und Gradunterschiede, Arten des Daseins, die immer wieder neu und gestaltend-verändernd unseren Lebenslauf durchziehen. Gesundheit und Krankheit sind Ausdruck von Lebensbewegungen. Sie beschreiben den Zustand eines Lebens. Sie sind, wie Vorder- und Rückseite einer Medaille, stets miteinander verbunden und nicht als Gegensätze voneinander getrennt.
Gesundheit ist nicht, sie wird. Sie kommt und geht. In ihr betrachten wir den Prozeß des Werdens, den Gestaltungsakt der Geburt und des Geborenwerdens. Auch die Krankheit ist ein Prozeß, ein Weg der Veränderung und des Vergehens, die Auseinandersetzung mit dem täglichen Sterben in uns.
Als Weise des Menschseins sind Gesundheit und Krankheit kritisch auf die Verhältnisse gerichtet, die etwas leben lassen oder aber es behindern, gefährden und zerstören. Gesundheit ist kein Wert an sich, schon gar nicht ein Ersatz für das Leben. Wie die Krankheit ist sie ein Pol in der Spannungsbeziehung zwischen den Polen, zwischen denen sich das Leben bewegt. Was Gesundheit ist, erfahren wir oft durch die Krankheit. Im Leiden und im Schmerz spricht das Leben mit eindrücklicher Sprache, es konfrontiert uns. Der Mensch muß durch viele Gesundheiten und Krankheiten hindurchgegangen sein, um seine »Identität im Werden« (zur Lippe) zu verstehen.
»Eine Gesundheit an sich gibt es nicht, und alle Versuche, ein Ding derart zu definieren, sind kläglich mißraten. Es kommt auf dein Ziel, deinen Horizont, deine Kräfte, deine Antriebe, deine Irrtümer und namentlich auf die Ideale und Phantasmen deiner Seele an, um zu bestimmen, was selbst für deinen Leib Gesundheit zu bedeuten habe. Somit gibt es unzählige Gesundheiten des Leibes.« (Nietzsche) Das Spektrum der Gesundheit ist so vielfältig wie der Kreis der Krankheiten, die wir zu katalogisieren gelernt haben, die sich aber in ihrer Einzigartigkeit einer solchen Katalogisierung immer wieder entziehen.
Das Wesentliche der Gesundheit wie der Krankheit ist die Tatsache, daß sie etwas darzustellen versuchen. Wie die Bläue und die Wolken den Himmel darstellen, wenn wir sagen, der Himmel ist blau oder bewölkt, so stellen Gesundheit und Krankheit den Zustand eines Lebens dar, wenn wir sagen, ein Mensch ist gesund oder krank. Das Dargestellte ist immer nur ein Teil von dem, was Leben als Ganzheit umfaßt. Kein Mensch ist in irgendeinem Augenblick seines Lebens ganz krank oder ganz gesund. Es ist das Unverletzte, die Kraft, die noch vorhanden ist, auf die wir uns beziehen, wenn wir auf die Hoffnung der Heilung setzen.

Etymologisch bedeutet Gesundheit so viel wie kraftvolle Bewegtheit und

schon Heraklit wußte, daß alles Lebendige rhythmische Bewegung ist. Diese innere und äußere Bewegtheit muß man nicht herstellen, man muß sie eigentlich nur zulassen, ihr die Möglichkeit zur Entfaltung geben. Jedes Kind könnte dafür Lehrmeister sein. Die Wahrheit ist ein Werkzeug des Lebendigen, sagt Wilhelm Reich, sie ist in einem Menschen genau auf die gleiche Weise wie das Herz eines Menschen schlägt und seine Augen sehen, nämlich gut oder schlecht, je nach dem Zustand seines Organismus. Diese Wahrheit benutzen heißt für Reich: größtmöglichen Kontakt mit allen Situationen des Lebens zu haben, alles innerhalb und außerhalb des eigenen Organismus zu fühlen, zu erkennen, zu beeinflussen.
Die Fähigkeit, Leben und Lebendiges immer wieder zu erzeugen, ist als Lebenskompetenz ein Ausdruck von Gesundheit, die nicht einfach da ist, sondern tätige Auseinandersetzung des Menschen mit sich und anderen, mit Natur und Gesellschaft voraussetzt. Gesund ist also nicht ein Mensch ohne Befund, sondern ein Mensch, der spürt und erkennt, wo und wie er sich befindet und dessen Befindlichkeitsstörungen noch ankündigen, daß er sich nicht wohl befindet. Ist der soziale, geistige und spirituelle Austausch eines Menschen gefährdet, so ist der Weg in die Krankheit ebenso beschritten. Was seelisch empfunden wird, möchte auch körperlich ausgedrückt, geistig verstanden, sozial ausgelebt und spirituell erfahrbar werden. Auf allen Ebenen menschlicher Existenz sind die Funktionsprinzipien des Lebendigen identisch: Gesundheit ist unteilbar.
Die Wirklichkeit einer Gesundheit oder Krankheit ist ein vielschichtiges Gewebe, in der viele Dimensionen der menschlichen Existenz miteinander verknüpft sind. Erst die Erkenntnis des Zusammenhangs macht ein Verstehen möglich. Das Gewebe offenbart die subjektiven und objektivierbaren Bewegungsprozesse, mit denen Menschen auf die ihnen eigene Weise um die Wahrheit in ihrem Leben gerungen haben und noch immer ringen. Diese Wahrheit ist nicht absolut, sondern die konkrete Wahrheit eines spezifischen Lebens. Und diese Wahrheit ist relativ. Das, was sich in unserem Leben realisieren konnte, ist umlagert von Möglichkeiten, die wir verworfen, verloren oder versäumt haben. Leben braucht Zeit, Lebenszeit. Wird einem Leben diese Zeit zur Gestaltung genommen, so versucht sich das Leben auf andere Weise einzumischen: mit Symptomen, Süchten, Verweigerungen und Defekten. Es hört auf zu funktionieren. Körper und Seele streiken. Das Leben macht sich verdächtig, weil es Verdacht schöpft. In den morbiden Zuständen haben wir gleichsam ein Vergrößerungsglas für die Verhältnisse, denen wir ausgesetzt sind und die wir gleichzeitig erzeugen.

Gesundheit als kultureller und politischer, individueller und kollektiver Lebensentwurf ist überall da gefährdet, wo Menschen daran gehindert werden, über ihr eigenes Leben zu bestimmen und es selbstverantwortlich in ihre Hände zu nehmen. Wir können unsere Gesundheit wie unsere Krankheit an niemanden abtreten, sie niemandem überlassen. Die im Prozeß der Ent-

mündigung und Enteignung unserer Lebenskompetenz entstandene Unfähigkeit, unser Leben privat wie öffentlich zu gestalten, hat uns an die Grenze unseres Menschseins gebracht. Diese Unfähigkeit, auf Tschernobyl, auf Hiroshima, auf Auschwitz, auf die sterbenden Bäume, auf die toten Robben in der Nordsee, auf die Gewalt vor unserer Tür und in unseren Häusern lebendig zu reagieren, ist Ausdruck einer Gesundheitsgefährdung, die massiv und mörderisch ist, weil sie die Quellen des Lebens betrifft. Angesichts dieses Risikos für Mensch, Tier und Natur verblassen die viel diskutierten Risikofaktoren wie Rauchen, Übergewicht und Bewegungsmangel. Aus den Angeln gehoben sind längst die lebensnotwendigen Prinzipien der Selbstregulation und Selbstbestimmung, der schöpferischen Kreativität und Selbstgestaltung, der Autonomie, der Solidarität. Die Tendenz, allem, was lebt, auszuweichen, vereist die Emotionen, läßt den Körper erstarren, pervertiert die Beziehungen zu Arenen für Machtkämpfe, fördert die Unterwerfung und blockiert die Lebensenergie. Jede Krankengeschichte dokumentiert diesen Prozeß von Stillegung, von Ausschaltung und Ausgrenzung, der Beherrschung lebendiger Impulse und unmittelbarer Lebensbedürfnisse.
Gesundheit ist wie die Krankheit eine Arbeit am Selbst. Mit psychischen, somatischen, geistigen, sozialen und spirituellen Verarbeitungsmustern antworten wir auf die Lebens- und Arbeitsbedingungen einer Gesellschaft, wir verinnerlichen sie psychisch und verankern sie physiologisch. Wenn wir uns Krankheit und Gesundheit anschauen, dann schauen wir die Gesellschaft und ihr Verhältnis zum Leben an. Wenn wir uns in Krankheit und Gesundheit erleben, erfahren wir etwas über unsere Form von Selbsterkenntnis und Selbstgestaltung. Wir erfahren etwas über die Frage, wie das Leben lebt und auch darüber, wie es behindert wird. Für Reich war Krankheit eine Unterbrechung des Lebensstromes, eine Blockierung der Lebensenergie. Wo der Strom des Lebens dadurch gestaut wird, daß die Menschen eher gelebt werden als daß sie selbst leben, entsteht Krankheit.

Die folgenden Texte sind eine Aufforderung: wird Zeit, daß wir leben! Es hat lange gedauert, bis ich mich entschließen konnte, die Vorträge, die nicht primär für eine Veröffentlichung gedacht waren, zu einem Buch zusammenzufassen. Die vielen Anfragen nach den Vorträgen, die Briefe, die mir Zuhörer/innen geschrieben haben, ermutigten mich, denn für sie hatte ich diese Vorträge schließlich gehalten. Seit vielen Jahren beschäftige ich mich im Rahmen meiner Arbeit an der Universität mit Fragen der Gesundheits- und Krankheitsforschung, vor allem mit dem Zusammenhang von Krankheit, Lebensgeschichte und sozialer Lage. Diese Arbeit und Erfahrungen in der Zusammenarbeit mit einigen Kliniken sind der wissenschaftliche Hintergrund der Vorträge. Der Beweggrund, die Vorträge aber weniger als wissenschaftliche Selbstdarstellung, sondern eher auf dem Hintergrund meiner eigenen Erfahrung mit Krankheit und der Erfahrung anderer mit ihrer Krankheit zu halten, resultiert aus dem Wunsch, die Zuhörer/innen selbst als »Ex-

perten» anzusprechen und einzubeziehen.
Ich habe die Vorträge so belassen, wie ich sie gehalten habe und nur geringfügig überarbeitet. Es gibt einige Überschneidungen, die ich in Kauf genommen habe, denn die Vorträge greifen ähnliche Fragen an unterschiedlichen Beispielen auf. In der Auseinandersetzung mit der Krankheit lernen wir über die Gesundheit. Indem wir uns mit den Grundprinzipien der Gesundheit auseinandersetzen, erfahren wir etwas über unseren Weg in die Krankheit. Von beiden Perspektiven ist in den Vorträgen jeweils die Rede.

Ich danke Klara Neuhoff für ihre Begleitung und ihr Drängen.

Annelie Keil

Rechtebe, im Sommer 1988

... Worte danach

das Buch ist seit seiner Veröffentlichung auf eine geheimnisvolle Reise gegangen, die noch lange nicht abgeschlossen scheint. Es ist bei Menschen gelandet, die selbst auf der Reise sind und durch ihre Botschaften hat sich mein Dialog mit Menschen in Krisen und auf der Suche vertieft. Manche haben das Buch wie ein eigenes Tagebuch gelesen, andere sind mit ihm auf Entdeckungsreisen in die Innenräume ihres Lebens gegangen, viele haben sich für die Erfahrung und das Gefühl der Ermutigung bedankt. Im Gang durch eine weitere Lebenskrise von Trennung, Abschied und schwerer Krankheit habe ich spüren können, wie das Denken der Realität oftmals vorauseilt und mir in meinem eigenen Buch den Spiegel gesucht, den wir manchmal brauchen, um die Hoffnung in unseren Augen wiederzusehen. Nicht das Leben, nicht die Liebe ist das Rätsel, sondern daß wir beiden ausweichen und damit uns selbst, das ist eine Erkenntnis, deren Folgen mir in den letzten Jahren noch deutlicher geworden sind. Nur im Kontakt zu uns selbst können wir den Sinn unseres Lebens und den Sinn der Liebe erfahren und erneut habe ich erleben können, daß Krankheit dabei eine Lehrmeisterin sein kann, wenn wir sie annehmen und mit ihr um eine Heilung ringen, die mehr beinhaltet als das Verschwinden der Symptome und das Überleben.
Ich habe nichts an den Texten verändert, nicht deshalb, weil es nichts mehr zu lernen gäbe und weil alles, was geschrieben werden könnte, im Buch schon gesagt ist. Dieses Buch soll so auf der Reise bleiben, wie es die Fahrt begann: meine Ansichten zu den hier behandelten Themen haben sich nicht grundsätzlich verändert und ich bin neugierig, welche Menschen »Gezeiten« weiterhin erreicht.

Rechtebe, im Januar 1993

WIRD ZEIT, DASS WIR LEBEN! DIE KRANKHEIT MIT DER ZEIT

die zeit die zeit nie zeit überhaupt gar
keine zeit ganz wenig zeit selten zeit
fast nie zeit kaum zeit immer weniger
zeit für nichts mehr zeit ohne zeit kei-
ne freie zeit die zeit fehlt wirklich
knapp an zeit schade leider keine zeit
ständig in zeitnot die zeit die zeit die
zeit ist um

Öffentlicher Vortrag im Rahmen der Frauenwoche sowie des Kreis-Landfrauentages der Landfrauenvereine Wesermünde und Cuxhaven im Sommer 1986

Als ich geboren wurde, hatte meine Mutter keine Zeit
und steckte mich ins Heim.

Als ich mit sechs Jahren auf der Flucht meinen Vater suchte,
hatte nur ein russischer Offizier Zeit
für ein Kinderspiel im Hof des Lagers.

Als ich Angst hatte, gab es keine Zeit für Tränen,
ich sollte tapfer wie ein Kerl sein.

Als es Zeit war, von zu Hause wegzugehen,
mußte ich bleiben, um meine Mutter zu versorgen.

Als ich krank wurde, war keine Zeit für Heilung,
denn ich mußte Geld verdienen.

Als ich mit dem Studium fertig war, wollte ich eine lange Reise machen,
aber es war gerade Zeit für wissenschaftliche Laufbahnen.

Als ich dieser Laufbahn gerecht werden wollte,
blieb immer weniger Zeit für mein Leben.

Als ich begriff, daß es Zeit für eine Unterbrechung war,
merkte ich, was es heißt, Beamtin auf Lebenszeit zu sein.

Ich bin immer noch auf der Suche nach meiner eigenen Zeit.

Die Moral der Macht kann auf das Leben verzichten. Sie lebt von der Zeit.

Alles hat seine Stunde.
Für jedes Geschehen unter dem Himmel
gibt es eine bestimmte Zeit:
eine Zeit zum Gebären
und eine Zeit zum Sterben,
eine Zeit zum Pflanzen
und eine Zeit zum Abernten der Pflanzen,
eine Zeit zum Töten
und eine Zeit zum Heilen;
eine Zeit zum Niederreißen
und eine Zeit zum Bauen,
eine Zeit zum Weinen
und eine Zeit zum Lachen,
eine Zeit für die Klage
und eine Zeit für den Tanz;
eine Zeit zum Steinewerfen
und eine Zeit zum Steinesammeln,
eine Zeit zum umarmen
und eine Zeit, die Umarmung zu lösen,
eine Zeit zum Suchen
und eine Zeit zum Verlieren,
eine Zeit zum Behalten
und eine Zeit zum Wegwerfen,
eine Zeit zum Zerreißen
und eine Zeit zum Zusammennähen,
eine Zeit zum Schweigen
und eine Zeit zum Reden,
eine Zeit zum Lieben
und eine Zeit zum Hassen,
eine Zeit für den Krieg
und eine Zeit für den Frieden.

(Prediger Salomo 3, 1 – 8)

Was immer geschieht, um zu geschehen braucht es seine Stunde und seine Zeit. Es geschieht überhaupt nur in der Zeit und durch sie, die Zeit ist die Trägerin des Lebens. Sie gibt dem Leben eines jeden Menschen Zeit für das Geborenwerden und Zeit zum Sterben, Zeiten zum Weinen und Zeiten zum Lachen. Das Reden braucht eine andere Zeit als das Schweigen und die Zeit der Umarmung erleben wir anders als die Stunde, in der wir uns vorläufig oder für immer aus der Umarmung lösen. Wer nicht pflanzt, kann die Zeit der Ernte nur schwer erfassen; den Zeiten der Schöpfung folgen Zeiten der Erschöpfung. Die Stunde der Liebe berührt uns auf dem Hintergrund der Erfahrung jener Zeiten, die wir mit Wut und Haß zugebracht haben. Die gelebte Zeit ist die Brücke, auf der sich Leben rhythmisch und als Spannungsbeziehung zwischen den Polen immer wieder neu gestaltet und Zusammenhänge stiftet, die Verortung ermöglicht.

Leben entsteht dort, wo es die Möglichkeit zu leben erhält – das heißt, wo es Zeiten erhält; Zeiten, die die Potenz des Schöpferischen zur Selbstorganisation und die Fähigkeit zur Selbstbewegung zulassen. Die Ungewißheit des Ausgangs solcher Bewegungen ist konstitutiv für reales Geschehen überhaupt. Soll sich Leben entfalten, so darf die Zeit nicht schon für etwas anderes vorgesehen sein. »Leben ist da, wo jederzeit Unbestimmtes, Unabänderliches wird.« (v. Weizsäcker) Das Leben hat keine festen Vorstellungen davon, was in der Zukunft geschehen wird. Es beginnt nicht mit der Erfüllung, sondern wächst in die Erfüllung hinein (Reich), allerdings nur dann, wenn man diesem Leben jene Zeiten gibt, von denen der Prediger spricht. Das Leben bringt im ausgedehnten Stoffwechsel zwischen Mensch, Natur und Gesellschaft das zurück, was es bekommt – Zeiten des Gebens folgen Zeiten des Nehmens. Von Natur aus ist das Leben keine Einbahnstraße und vor allem: es ist schon da. »Leben finden wir als Lebende vor, es entsteht nicht, sondern es ist schon da, es fängt nicht an, denn es hat schon angefangen.« (v. Weizsäcker) Seine Zeit ist ewig, denn Leben selbst stirbt nicht, nur die einzelnen Lebewesen sterben. Im Rhythmus von Geburt und Tod bedeutet Sterben auch, Wandlung zu ermöglichen. Alle Flüsse fließen ins Meer, sagt der Prediger, das Meer aber wird trotzdem nicht voll. Zu dem Ort, wo die Flüsse entspringen, kehren sie zurück, um wieder zu entspringen. Die Sonne, die auf- und wieder untergeht, jagt atemlos zurück an den Ort, wo sie wieder aufgehen wird. Und auch der Wind kehrt zurück, weil er sich immerzu dreht.

»Nackt geboren worden zu sein, das sind Wurzel und Stamm, die allen Menschen gemeinsam sind,« sagt Wilhelm Reich. Das bedeutet nicht bedrohliche Leere, sondern Hoffnung und Gewißheit, daß Leben immer wieder entstehen kann und daß zu allen Zeiten – solange diese Erde existiert – Kinder immer wieder alle Möglichkeiten zur Entwicklung mit auf die Welt bringen. Deshalb sind Kinder mit ihrem Wunsch und ihrer Bereitschaft zu leben die einzige lebendige Hoffnung, die in unserem menschlichen Inferno geblieben ist. Sie stellen die Funktionsprinzipien des Lebendigen immer wieder neu

dar: Selbstregulierung und Selbstbewegung, Schritte ins Ungewisse, Kontakt, Offenheit, Spontaneität, Vertrauen. Die wesentlichen Bedingungen, die diese Prinzipien setzen, sind »Zeit« und »Raum«. Beide werden gebraucht, damit Leben sich entfalten kann. Alles braucht seine Stunde.
Die Kurzformel »Zeit ist Geld« – eine Metapher für die Identifikation des Lebens mit den meßbaren Ergebnissen, vor allem mit denen der Arbeit – macht das Leben zu einer Mördergrube, raubt ihm das konstitutive Moment der Ungewißheit und Unbestimmtheit. Dem Leben wird eine feste Vorstellung verpaßt, ein Ziel, an das es sich in und mit seiner Zeit zu halten hat. Tyrannisch drängt sich das Motto in die subjektiv erlebte Zeit des Menschen, vertreibt die Vielfalt von Zeitvorstellungen und Zeitordnungen, die ein Leben begleiten.
Wenn Zeit Geld ist, dann muß sie umgesetzt, eingesetzt, effektiv genutzt werden. Es kommt weniger darauf an, wie sie erlebt wird, sondern ob sie dem Ziel entsprechend richtig verplant ist und ohne Reibungsverlust eingesetzt werden kann. Alle Lebensstationen werden zu einer Art Durchlauferhitzer zur Erreichung des zentralen Ziels: Eindrücke, Erfahrungen und Lebensprozesse relativieren sich in Bezug auf das zu Erreichende. Was immer ein solcher Durchlauferhitzer an Entfaltungsmöglichkeiten verhindert hat, angesichts des zu erreichenden Ziels ist das irrelevant. Vom konkreten Leben wird abstrahiert; die Ergebnisse zählen, nicht die Prozesse. Wenn wir Zeit zu Geld machen, verkaufen wir nicht irgendeine Zeit, sondern Lebenszeit. Diese Art des Umgangs mit der Zeit bleibt uns nicht äußerlich, sie prägt uns seelisch, körperlich, geistig und sozial bis auf die Ebene der Zelle. Als ganze Person nehmen wir die Ausdrucksform des Zieles an, mit dem wir uns identifizieren. Diese totale Identifizierung mit der Arbeitswelt und ihren Folgen finden wir in vielen Krankengeschichten wieder.

Dazu das Beispiel eines Herzinfarktpatienten:
Ein 50jähriger Oberförster aus Ostpommern, der nach Verlust seiner ganzen Habe mühsam im Westen wieder Fuß gefaßt hatte, und seit 17 Jahren mit großem Pflichtbewußtsein einen herzoglichen Privatforst verwaltet (seine Maxime »Immer etwas mehr tun als andere und als verlangt wird«) teilte mit, was seine Ehefrau dazu sagte: »Erst kommt dein Wald. Dann kommt nochmal dein Wald. Dann kommt dein Hund. Dann kommt eine lange Pappelallee. Und dann komme vielleicht ich.« Dieser Oberförster hatte einmal folgenden Traum: »Ich bin ein Langholzwagen, der mit beiden Seiten im Dreck steht.« (32, 103)

Im Infarkt verschließt sich das Herz, es hat seine eigene Zeit verloren, macht dicht, zerspringt. Nichts anderes drückt das Bild aus, das die Psychosomatik heute mit der sogenannten Infarktpersönlichkeit verbindet. Erfolgsgetrieben, ehrgeizig und konkurrenzbereit treibt sie sich ständig selbst zur Arbeit an, zwingt sich zu Dauerleistungen, gönnt sich keine Zeiten zur Ruhe, leugnet bis in die tiefe Erkrankung hinein jedes Gefühl der Schwäche, hetzt sich stattdessen pausenlos ab und erschöpft sich in oft unsinniger Expansivität.

Was in der Erfolgsjagd wie freie Selbstbestimmung aussieht, entpuppt sich spätestens in der Krankheit als »Folter« eines fortwährenden Müssens. Der Jäger ist in Wirklichkeit ein Gejagter, der sich unter vielfältiger Bedrohung seines Lebens jene Eigenschaften angequält hat, die in unserer Gesellschaft als wünschenswert und als gelungene Form sozialer Anpassung gelten.
Alles hat seine Zeit – einer Zeit zum Bauen und einer Zeit für die Klage muß eine Zeit zum Lachen, zum Weinen und für den Tanz folgen. Die Zeiten können nicht einfach ausgetauscht und beliebig verschoben werden, wie das folgende Beispiel eines anderen Herzinfarktpatienten zeigt.

Der 59jährige Hotelbesitzer (ehemals Bäcker und Metzger) erlitt den Herzinfarkt am ersten freien Tag seines Lebens. Bis dahin hatte er sich niemals eine Ruhepause gegönnt, sondern all seine Kräfte für die existentielle Sicherung eingesetzt. Auch seine Frau und den 17jährigen Sohn zwang er, sich ausschließlich der Arbeit im Hotel zu widmen ... An dem ersten Urlaubstag seines Lebens war er zusammen mit anderen Hotelbesitzern weggefahren, hatte einen lustigen Tag verbracht und abends getanzt. (Z 3, 551)

Im Satz »Zeit ist Geld« verbirgt sich die meßbare Moral der Macht. Symbolhaft steht der Begriff für alles, was meßbar ist, was sich als sichtbarer Beweis für eine effektiv verbrachte Lebenszeit anführen läßt: das vom Munde abgesparte Häuschen, das die Kinder einst erben sollen, steht neben dem vollen Terminkalender, der keine Zeit für nichts demonstriert; der Ehrgeiz, keinen Fehler zu machen, neben der Ungeduld, seine Zeit mit Kindern unnötig zu verplempern. Indem rastlos Existenzen abgesichert werden, wird die tödliche Verunsicherung, die das Herz androht, übersehen, der erste Urlaubstag wird zur existentiellen Gefährdung, obwohl er eigentlich Basis menschlicher Existenz ist. An die Stelle von Offenheit, Rhythmus, Überraschung, Spontaneität und Unverfügbarkeit, die als Prinzipien die konstitutiven Bedingungen darstellen für die immer wieder neu zu gestaltenden Lebensprozesse, sind Verschlossenheit, Takt, Planung, permanente Verfügbarkeit und Leistungsbereitschaft getreten. Auf diese Weise wird das Leben blockiert.
Die Sätze »ich habe keine Zeit«, »ich finde keine Zeit«, »mir geht die Zeit verloren«, »die Zeit rinnt mir durch die Finger« sind Ahnungen, Hinweise aus dem Unbewußten, daß Wesentliches verlorengeht und daß die vorhandene Lebenszeit nur noch instrumentalisiert wird. Das Leben wird immer wieder in Etappen zerlegt, die die Voraussetzungen und Bedingungen für das Leben von morgen schaffen sollen. Das eigentliche Leben wird vertagt, soll erst dann stattfinden, wenn die Ziele erreicht sind. Der früheste Termin ist oft die Pensionierung. Manchmal macht der Pensionstod dann einen Strich durch diese Terminplanung.
Daß der Weg bereits das Ziel ist, ist einem solchen Denken fern, selbst dann, wenn die Sackgasse offenbar wird. Die Bedrohung seines Lebens beschreibt ein 52jähriger Werkstattleiter: »Jetzt bist du dran, jetzt hast du dir die neue Werkstatt eingerichtet, und nun mußt du den anderen Platz machen.«(32, 119)

Alles hat seine Stunde. Es gibt eine Zeit für das Geborenwerden und eine Zeit für das Sterben. Diese Zeiten sind nicht berechenbar, auch wenn wir es im Terminplan für das Leben zu leugnen versuchen. Auf die Frage, was er bei der Mitteilung der Diagnose »Herzinfarkt« gedacht habe, bricht ein 56jähriger Bauingenieur in schallendes Gelächter aus. Sterben? – Keine Idee hätte ihm ferner gelegen als diese. Auch als er an den Herzschmerzanfällen litt, sei ihm der Gedanke an den Tod nie gekommen. Als man ihn im Krankenhaus danach gefragt hätte, habe er dem Klinikleiter hohnlachend erklärt: »In den Blechkasten gehe ich nicht hinein!« – Mit dem Blechkasten meinte er jenen Sarg, in dem die Kliniktoten in das pathologische Institut transportiert werden. (32, 121 f)

Die Maxime »Zeit ist Geld« entpuppt sich als Kriegserklärung an das Leben. Nichts scheint gefährlicher als die Gefahr, daß die Zeit für das Leben vertrödelt wird; nichts bedrohlicher als die Tatsache, daß es unverplante Lebenszeit gibt, die man spontan für den Augenblick nutzen könnte. Wenn die Unbestimmtheit, die Ungewißheit des Ausgangs von so großer Bedeutung für das Geschehen des Lebendigen ist, wenn Leben und Lebendiges nur dadurch entsteht, daß es dazu auch Gelegenheit erhält, dann müssen wir Entscheidungen treffen für das Leben, ihm Stunden geben für alles und das zu seiner Zeit. Was keine Zeit erhält, kann sich nicht entwickeln, weder eine Arbeit noch eine Liebe, weder ein Körper noch eine Seele oder ein Denken. Das aber ist die Stunde der Interessen, der Parteiprogramme, der Ideale für das Leben von morgen oder ein Leben danach. Das ist das Betätigungsfeld für jene Moral, die uns ständig beizubringen versucht, daß wir nicht für uns, sondern für irgend etwas und irgendwen auf dieser Welt da zu sein haben.
Der tiefe Wunsch zu leben und allein durch das Dasein als Mensch von den universalen Prinzipien des Lebendigen zu zeugen und sie zu gestalten, reicht für jene Art von Moralisten nicht aus als Begründung für das Leben. Die Zeit wird präpariert für die »Freiheitskrämer«, die Prediger verschiedener »Wahrheiten«, deren wesentliche Aufgabe darin besteht, Menschen auf Linie und Zeitnutzung zu trimmen. Diese verkündeten »Wahrheiten« dienen als Waffe. Sie werden eingepflanzt, injiziert, als Köder genutzt, sie werden zum Werkzeug für ein fremdes Leben. Als abstraktes Ideal wird die Wahrheit als Medikament für das konkrete Leben eingesetzt, als Trostpflaster für all das, was nicht hier und jetzt gelebt werden kann. Jede gelebte Wahrheit braucht wie das Leben selbst ihre Zeit, Gelegenheit um sich frei auszudrücken. »Sie wächst dann ganz von allein«, sagt Reich. Der »Freiheitskrämer« aber plädiert für die Vertagung des Lebens, fordert den Einsatz der Lebenszeit für fernerliegende Ziele, die in der Regel nicht die eigenen sind. »Lerne den Freiheitskrämer zu erkennen: an seiner Selbstgerechtigkeit, an seiner strammen, aufrechten Haltung, an seinem wie der Stock eines Schulmeisters erhobenen Zeigefinger. Lerne, ihn zu erkennen an seinen grausam funkeln-

den Augen, an seiner krächzenden Stimme, an seinem verkniffenen Mund und an seiner unmenschlichen Unnachgiebigkeit bei der Forderung des Unmöglichen.« (56, 309)
Die Wahrheit kann man nicht predigen. Sie ist ein Stück von uns selbst. Sie braucht in unserem Leben ihre Gelegenheit, ihre Zeit. Wir können nur unter Verlust des eigenen Lebens eine fremde Wahrheit leben – und genau davon zeugen viele Krankengeschichten. »Ein Mensch wird krank, wenn er gegen seine innere Wahrheit lebt.« (Jores) Wahrheit ist immer der Weg zur eigenen Quelle, zu den eigenen Wurzeln. Die Menschen müssen ihre eigene Wahrheit leben, ihre eigene Sprache sprechen, ihre eigene Zeit haben. Sie können sich nicht hinter einer abstrakten Wahrheit verstecken, die ihnen die Entscheidung für ihr eigenes Leben abnimmt, so bedrohlich dies oft genug auch ist. Der trügerische Wunsch allerdings, aus Sicherheitsgründen und Ruhebedürfnis diese ständig neu und selbstverantwortlich zu treffende Entscheidung für das eigene Leben loszuwerden, macht die Ersatzwahrheiten so verführerisch und den Versuch, die Menschen nicht die eigene Wahrheit, sondern andere Wahrheiten leben zu lassen, so machtvoll. »Es stimmt, daß alle Bäume Wurzeln in der Erde haben, aber kein Baum könnte die Wurzeln eines anderen Baumes benutzen, um damit Nahrung aus dem Boden zu ziehen, weil sie nicht ihm gehören.« (56, 310) Es stimmt, daß alle Menschen Zeit benötigen, um zu wachsen und sich zu entwickeln. Aber kein Mensch kann auf Dauer ohne Schaden im Zeitmaß eines anderen Menschen – geschweige denn im präparierten Zeitmaß einer Gesellschaft – leben, die seine Lebenszeit zu Geld machen will. Die Moral der Macht kann auf das Leben verzichten. Sie lebt von der Zeit. Die Macht dieser falschen Moral gipfelt darin, uns von eigenen Wurzeln zu trennen, uns auf allgemeine Ziele zu verpflichten. Und zwar gerade dort, wo es um die besonderen Bedürfnisse unseres Lebens geht. Sie versucht uns dort zu regulieren und festzulegen, wo es um die Bewahrung des Unterschiedlichen im Regelmäßigen geht, um das Risiko offener Entwicklung und Gestaltung.
Die Zeit wird als Ware angeboten und damit ihrer Möglichkeit beraubt, sich in der Gestaltung zu bewähren, ihre Werkzeuge zu schärfen, ihre Feinde zu erkennen, Gefahren durchzustehen, sich für Begegnungen zu öffnen, Unannehmlichkeiten zu überwinden. Als Ware ist Zeit abstrakt und so ihres Bezuges auf die konkreten Subjekte beraubt. Als bewußte Wesen aber sind wir dem Fluß der Zeit ausgeliefert, vor das erregende Moment konkreter Entscheidung gestellt. Lebendige Wirklichkeit ist immer nur in der Gegenwart, wenngleich mit Vergangenheit und Zukunft verbunden. Wer nur von der Perspektive des Morgen lebt, verkümmert an Leib und Seele, im Denken und in den sozialen Bezügen. Es gibt kein Leben im Vorgriff; man kann es auch nicht nachholen.
Als Ware muß man Zeit nicht leben, sondern im Griff haben, auch wenn man unpünktlich ist. Die Hetze in den Terminen ist der Sucht oder dem Prinzip zur Unpünktlichkeit sehr verwandt. Beide sind Ausdruck einer Unfähig-

keit, mit der Zeit zu leben. Es gibt nur eine, allgemein gültige Regel, wie man die eigene, besondere Zeit, die Stunden für das, was geschehen soll, finden kann: lernen, geduldig in sich hinein zu horchen, um sich so Gelegenheit zu geben, den eigenen Weg zu finden, der zu einem selbst und zu niemandem sonst gehört. Das ist nicht einfach, gewiß, jedoch erlernbar. Wenn meine »Zeit« seelisch oder geistig in Gefahr ist, wenn sie sozial blockiert wird, nimmt sich mit großer Wahrscheinlichkeit der Körper, z.B. über die Migräne die Zeit, die ich ihm verweigere.
Jores berichtet von einem 19jährigen Mädchen mit sehr intensiven Kopfschmerzen, bei dem das Leistungsmoment im Mittelpunkt stand.

Schon als Kind waren die Schulleistungen Mittel, Anerkennung von den Eltern zu erwerben, zu denen ein recht neutrales und wenig herzliches Verhältnis vorlag. Das hatte zur Folge, daß jenes Kind, obwohl eine der besten Schülerinnen, vor jeder Klassenarbeit zitterte und bebte. Die Kopfschmerzen wurden besonders heftig, als es nach der Schule mehr dem Wunsche der Eltern, die selbst ein Geschäft hatten, folgend, Verkäuferin wurde, und nun mangels Eignung in diesem Beruf versagte. Die Lehrzeit mußte wegen heftiger Kopfschmerzen abgebrochen werden. (35, 101)

Die Seele greift zur Depression. Der Geist blockiert sein Denken oder greift zu Vorurteilen, um mit dem Verlust der eigenen Wurzeln fertig zu werden. Weil der Verlust der eigenen Wurzeln, der Verlust unseres Selbst gleichzeitig oft genug als »gelungene Anpassung« an die vorgegebenen gesellschaftlichen Strukturen gilt, nennt Müller diesen Vorgang zu Recht »Anpassungskatastrophe« (51, 1972).
Leben erfüllt sich nur dort, wo es die Spielräume zwischen dem Vorgegebenen nutzt oder Wachsen einfach zuläßt. Die Zeit, die ich meiner Angst verweigere, läßt mein Herz rasen, während ich äußerlich noch als Inbegriff der Ruhe erscheine. Die Mißachtung meiner vielleicht ängstlichen Sexualität läßt mich zum falschen Zeitpunkt in vielfältige Geschäftigkeit verfallen, um der Begegnung auszuweichen, sie auf einen späteren Zeitpunkt zu verschieben, der dann möglicherweise aus anderen Gründen wieder unpassend ist. Daß die Nacht die Zeit der Sexualität ist, ist eine Erfindung der gesellschaftlichen Organisation von Arbeit und das organisatorische Bedürfnis, sich vor Überraschungen zu schützen. Mit Einschlafen reagieren nicht nur Kirchgänger und Studierende auf etwas, das seine Zeit nicht bekommen hat.
Lebenszeit ist wie die Wahrheit kein Ideal, sondern die Art und Weise, in der Angelegenheiten erledigt werden. Lebensvollzug und Lebenswirklichkeit bestehen nicht nur aus sichtbaren Ergebnissen, in denen sich Erfahrungen objektivieren, nicht aus dem Vollzug von Terminen der linearen Zeit und ihren Erfolgen, sondern aus der höchst widersprüchlichen Mischung, die entsteht, wenn wir als lebendige Personen den uns vorgegebenen Strukturen begegnen und uns mit ihnen auseinandersetzen. Lebensvollzug ist ein schöpferischer Prozeß wechselseitiger Auseinandersetzung mit allen Aspekten der verschiedensten Dimensionen von Wirklichkeit. Biographie ist kein

eindeutiger, voraussehbarer physikalischer Vorgang zwischen Ursache und Wirkung, sondern die reflektierende Begegnung einer gestaltenden Person mit den Bedingungen ihres Lebensweges. Anders als beim freien Fall, den man im Experiment wiederholt, weiß man zu Beginn seines Lebens nicht, wo dieser »Fall« enden wird. Der Begriff der »biographischen« Zeit ist gekoppelt an die Unbestimmtheit, an die Überraschung, an das Abenteuer, an Momente von Offenbarung, über die man nicht vorab verfügen kann. Die Liebe, das Glück, die Trauer, der Haß sind solche Beispiele von Offenbarung. Biographie ist nicht der monologe Vollzug von Terminen, sondern Dialog mit dem eigenen Selbst auf verschiedenen Stufen der Wahrnehmung und offene Begegnung mit der Zeit. Leben erfüllt sich da, wo es den Spielraum zwischen äußerer Struktur und Individualität, zwischen linearer Zeit und Zeitlosigkeit nutzt. In der Hetze der Termine nehmen wir unserem Bewußtsein wie unserem Leben die Möglichkeit und die Zeit zur Offenbarung, zur Wahrnehmung des noch Unverfügbaren, aber auch des Mißlungenen. Solange wir von Abstraktionen in Atem gehalten werden, verweigern wir unserer Biographie das, was sich ereignen will. Biographische Erfahrung braucht ihre Stunden. Wirkliche Freundschaft, Freundschaft, die wirkt und bewirkt, braucht Zeit. Sie wächst. Man kann sie nicht herstellen, nicht wachsen machen. Es wächst in seiner Zeit, eben nicht linear und vorprogrammiert, und schon gar nicht kausal. »Steh nicht auf, bleib sitzen, der Frühling kommt und das Gras wächst bestimmt,« heißt es bei Lao-tse.

Auf einen Wachstumsprozeß angewiesen sind auch Liebe und Ehe. Sie brauchen Zeiten für die Umarmung und andere Zeiten, sich aus der Umarmung zu lösen. Die Kenntnis von Rezepten nutzt gar nichts und beide sind auch nicht kausal zu begründen, etwa nach dem Motto: »Ich heirate dich, weil ich dich liebe. Solange dieses w e i l über der Ehe hängt, ist sie chronisch gefährdet.« (51, 452) Vollzogen ist eine Liebe oder eine Ehe nicht zum Zeitpunkt des die Beziehung einleitenden sexuellen Aktes oder zum Zeitpunkt der staatlichen oder kirchlichen Trauung. Vollziehen geschieht im Wachsen, in dem wechselseitig und vielfältig bezeugten Entschluß zweier Menschen, sich Zeit zu geben für die immer wieder schwierige Integration zweier Biographien, Lebenszeit zu geben für den Prozeß des Erkennens und den Prozeß des Erkanntwerdens. Der Weg der Liebe verlangt Originalität, Geduld und zielstrebige Ausdauer. Eine erfüllte Beziehung ist deshalb nicht nur Ausdruck und Ergebnis unserer sichtbaren Bemühungen, sondern in ihrem Wesen eine Überraschung, eine Offenbarung, wenn man so will ein Akt der Gnade. Die zeitliche Terminierung ist der Tod der Liebe. Die Sucht nach Beherrschung der Zeit zerstört die Seele. Nur das Berechenbare scheint dem angepaßten Menschen annehmbar. Männer wie Frauen wünschen sich nicht nur Wärme, sondern auch Zeit von ihren Partnern. Gleichzeitig aber fürchten sie, daß sich in dieser Zeit etwas Unvorhergesehenes, Überraschendes ereignen könnte: nämlich offene, d.h. risikoreiche Begegnung mit all den

Möglichkeiten, die da sind. Stattdessen wird die Zeit, die Mann oder Frau sich nimmt, zum Zeitraum, auf dem permanent gesteigertes Selbstbewußtsein, Selbstdarstellung und geheime Überlegenheitsansprüche oder Klage und Vorwurf gedeihen. Jede Beziehungsdebatte weiß ihr Lied davon zu singen. Wir reden so viel von der Zeit für die Liebe und fürchten uns unendlich, von unserem Bedürfnis nach Liebe gefangen zu werden. Sie würde uns unzuverlässig, ungenau, unpünktlich, aber auch authentisch machen. (27)
Die lineare, mit der Uhr gemessene Zeit dient mit der Vielfalt ihrer Notwendigkeiten und Begegnungen, mit all dem, was wir zu bestimmten Zeiten und in bestimmten Zeiten zu erledigen haben, der Bewältigung und Gestaltung der Wirklichkeit. Sie dient aber gleichzeitig auch der Vermeidung eines anderen Teils von Wirklichkeit, nämlich jenen Seinsweisen und Lebensformen, die sich der linearen Zeitwahrnehmung verschließen. Wer das Wachsen erleben will, das Sich-der-Trauer-Stellen, wer Hilflosigkeit lernen will zu akzeptieren, der muß bereit sein, lineare Zeit zu verlieren. Der Trost, den wir dem Kind geben, läßt sich nicht auf die Minute berechnen, denn das Leid hat ein anderes Zeitmaß. Der Mediziner weiß, daß er einem Patienten in kürzester Zeit eine Diagnose mitteilen kann. Der Betrieb setzt während der Visite vielleicht fünf Minuten dafür an. Ein Arzt aber müßte ahnen, daß es einer anderen Zeit bedarf, um die Diagnose existentiell zu verkraften. Alles braucht seine Zeit.
Die Integration, die Verarbeitung, das Wachsen eines neuen Autonomiegefühls, die Trauerarbeit brauchen eine Seins- oder Zeiterfahrung bzw. Wahrnehmung, die ich im Gegensatz zur linearen Zeiteinteilung mit »weiblich« umschreiben möchte. Diese andere Form des Umgangs mit der Zeit ist dem Frauengeschlecht nicht einfach angeboren, wenngleich Frauen durch die Art ihrer Tätigkeit, beispielsweise durch den Umgang mit Kindern und mit Gefühlen, viel häufiger mit der Notwendigkeit einer solchen Zeitwahrnehmung und Zeitpraxis konfrontiert werden und sie dabei eher üben können. Für die alte chinesische Philosophie waren Yin und Yang, weiblich und männlich, Energie- und Lebensformen, die sich nicht ausschließen, sondern in rhythmischem Wechsel ständig ablösen, ergänzen und unterstützen. Jeder Anstrengung und aktiven Hinwendung nach außen muß in irgendeiner Zeit ein Ausruhen, eine passive, d.h. in anderer Weise aktive Hinwendung nach innen in die Integration folgen. Auf dem Weg, Zeit zu Geld zu machen, Ergebnisse vorzulegen, Lebenszeit effektiv zu nutzen, ist die Pause, das Einhalten, das Abwägen nicht gern gesehen. Zwang zur Leistung ist das Kreuz von Frau und Mann und Inhalt linearer Zeit. In ihr entsteht ein unersättliches Bedürfnis nach Lob und Beifall, was wiederum ständige Versagensängste hervorlockt. Das Gefühl des Schiffbruchs (Ortega y Gasset) darf gar nicht erst aufkommen, obwohl es die Rettung bedeuten könnte. Erfolg und Effektivität sind der Maßstab dieser Art von Zeit; nicht die Fähigkeit zu lachen, zu spielen, zärtlich zu sein. Und schwieriger noch: Jeder lineare Erfolg gründet letztlich auf dem Versagen eines anderen, des Konkurrenten in der

Sache, aber auch ganzer Gruppen wie Frauen, Kinder, Ausländer. Um in unserer Kultur erfolgreich zu sein, muß man auch vom Siegen träumen. Verboten ist der Traum von der verlorenen Zeit.
Daß diese Form der »männlichen Moral« im Umgang mit der Zeit die Männer in unserer Kultur deutlicher beherrscht, liegt nahe. Schließlich können sie sich die Trophäen dieser Siege und Erfolge aufgrund der historischen Entwicklung auch besser und leichter an den Hut stecken. Bei der Vergesellschaftung des Geschlechts zur Rolle sind die Männer im Rennen um die Zeit als Sieger vorgesehen, wie immer ihnen das auch bekommt. Wer ausweisbaren Erfolg will, muß sich immer beeilen!
Die Unterstützung des Lebens schlechthin und des Lebendigen in uns erfordert unumgänglich die Entfaltung anderer Formen der Zeitwahrnehmung. Das reale Ziel der Entwicklung von weiblichen Anteilen in uns könnte u.a. in der Übung anderer Formen der Zeitpraxis bestehen. Dies nicht nur privat und hinter vorgehaltener Hand, sondern öffentlich und in Form eines anderen kulturellen Lebensentwurfs als dem, der vorherrscht, der aber viele Menschen krank macht. Eine solche andere, ergänzende Zeitpraxis stände der Ernte näher als dem Pflanzen, der Freude, der Ekstase, dem Genuß näher als dem Erbringen von Leistungen, dem Durchleiden der Schmerzen näher als ihrer Verdrängung, dem Wachsen näher als dem Machen. Möglicherweise könnte eine solche Entwicklung stärker von den Frauen ausgehen, selbstverständlich oder naturgegeben ist das nicht, denn auch die Frauen haben auf den Straßen der »männlichen« Zeitstruktur ihre Spur gefunden. Der verplanten Zeit mehr verbunden als dem Leben und seinen Prozessen. Nur wenige von uns füllen, der gesellschaftlichen Zusammenhänge bewußt und in sich selbstbewußt, ihre »inneren« Möglichkeiten aus. Phantasievoll bleiben die wilden Träume verborgen, verblassen resigniert schon zu Lebzeiten oder werden tatkräftig der Realität so angepaßt, daß sie allmählich in die »männliche« Wirklichkeit passen.
»Für jedes Geschehen unter dem Himmel gibt es eine bestimmte Zeit«, – gibt es diese Zeiten nicht, dann geschieht auch weniger und nur das, wofür die Zeiten bestimmt werden. Die Realität unserer Zeit zeigt die Folgen. In der objektivierten sozialen Zeitordnung finden viele Ausdrucksformen des Lebendigen keine Zeit und keinen Raum. Sie verstümmeln oder gehen als Unruheherd in den Untergrund, von wo aus sie beispielsweise als Krankheit, als Sucht, als Abweichung, als Auffälligkeit wieder aufsteigen. Lebendige »Energie« läßt sich unterdrücken. – Vertreiben und vernichten jedoch läßt sie sich nicht. Das ungelebte Leben sucht sich einen anderen Weg für seine Zeit. Wie schmerzhaft das ist, sehen wir beispielsweise an den Zeitplänen. Zeitpläne, die »MAN« und wir uns aufzwingen. Zeitpläne, die einzelne Menschen nicht, nur schwer oder sehr entfremdet leben lassen. Zeitpläne, die menschliche Existenz aufs äußerste gefährden, obgleich das Leben im Zeitplan so geordnet und gesichert erscheint.

Zeitpläne sind Fahrpläne fürs Leben – mit Zusammenstößen wird gerechnet.

Zeitpläne sind Fahrpläne, nach denen gefahren und verfahren wird. Sie enthalten Gleise, von denen nicht abgewichen werden darf, weil sonst der Plan nicht eingehalten werden kann. Die Macht der Moral verläuft auf einer Schiene; die Orte, an denen angehalten wird, sind bekannt. Ebenso das Ziel. Als anständig gilt, wer nicht vom Weg abkommt und pünktlich ist. An der letzten Station kommt er möglichst mit der durchschnittlichen Lebenserwartung an und stirbt den normalen Tod. Die Moral dieser Macht ist die Normalität, nichts darf überraschen. Der Zug fährt bei der Geburt ab und spätestens beim Tod stellt sich vielleicht heraus, daß das Leben in einem Sackbahnhof endete, weil niemals die Richtung geändert wurde und man immer auf Züge gesprungen ist, die so schöne Ziele versprachen. Die zeitlich vorherbestimmenden Fahrpläne sehen vor, zu welchen Zeiten man normalerweise die Schulbänke drückt, die Berufsausbildung abschließt, auf dem Höhepunkt der Karriere ist, heiratet, Kinder in die Welt setzt. Auch die Zeit des normalen Sterbens wurde mit Hilfe der durchschnittlichen Lebenserwartung errechnet.

Wie sehen diese Fahrpläne aus, die unser Leben in Besitz nehmen? Es gibt Fahrpläne für pünktliche Kinder. Das fängt schon bei der Geburt an. Sie wird zur Not eingeleitet, unter anderem auch dann, wenn der Zeittakt der Institution den Vorrang vor der Zeit von Mutter und Kind hat. Im Fahrplan für Kinder steht aber auch, wissenschaftlich abgesichert, wann das erste Lächeln anzukommen und der dritte Zahn abzugehen hat. Alle Abfahrtszeiten für erste Schritte, Streifzüge und phasenspezifische Streiche sind festgehalten. Das zeitgerechte Zurückhalten oder Festhalten dessen, was man zu verdauen hatte, hat ganze Generationen von Psychologen und Pädagogen unter dem Aspekt von Sauberkeitserziehung, Ordnungsliebe und Disziplin beschäftigt. Noch heute verstehen wir schwer, warum sich unser Körper in Augenblicken von Angst und Aufregung schnell noch eine Pause auf der Toilette sucht. Wenn unsere Kinder noch etwas früher lesen lernen, können sie bald selbst nachschlagen, wann ihnen der Trotz, die erste Widerrede, das Stapeln von acht Bauklötzen und das Legen von Puzzeln, der erste Rausch oder die erste Liebe zustehen. Ehrgeizige Eltern werden vor allem bei den ersten Stationen der Zugfahrt nervös, wenn ihr Kind mit zehn Monaten noch nicht auf eigenen Füßen steht, sich mit fünf Jahren noch immer nicht gern die Zähne putzt und nach der Einschulung die Schule immer wieder mit dem Spielplatz zu verwechseln sucht. Bei der ersten schlechten Note, dem ersten Streit mit den Lehrern, der ersten Verweigerung der Kooperation taucht furchterregend im Zeitraffertempo die weitere Schulkarriere auf. Für manche ist der Zug schon sehr früh abgefahren.

Die Uhr, die hier tickt, raubt schon früh nicht nur den Mut für den längeren Atem des Wachsens, sondern auch den Mut für das Akzeptieren des Ungewöhnlichen, des Ungeplanten, der Spontaneität. Die »Philosophie der self-fullfilling-prophecy«, der sich selbst erfüllenden Prophezeihung, wird am Leben vollstreckt, vorausgesetzt der Würgegriff der Zeit umschließt das Leben unerbittlich genug. Gesagt, getan. Bei diesem Fahrplan werden Kinder krank. Mit 32 Jahren, aber bereits sterbend, setzt sich der schwer an Krebs erkrankte Fritz Zorn zum ersten Mal gegen das Nichtlebendürfen in diesen Fahrplänen für die Normalbiographie zur Wehr.

Ich war nun also ein ziemlich guter, wenn auch ziemlich uninteressierter Schüler, ich hatte die besten Manieren von der Welt und gab in der Schule nie Anlaß zu Verstimmung oder Tadel; nur im Turnen war ich von einer fast unvorstellbaren Schwäche. Meine Kameraden haßten mich nicht und quälten mich nicht, aber ich hatte keine Freunde. Ich ging in mehrere Tanzkurse, um auch den Umgang mit Frauen zu lernen, aber ich konnte das Tanzen durchaus nicht erlernen, und den Umgang mit Frauen noch viel weniger. Ich war gescheit, aber ich konnte nichts. Ich war nach außen von einer fast widerwärtigen Normalität, aber ich war alles andere als ein gesunder normaler junger Mann. Ich war in der Öffentlichkeit abgestempelt als einer, der es mit dem »Höheren« zu tun hat, aber innerlich ahnte ich, daß ich weit zurückgeblieben war und mich eigentlich zu den ganz kleinen Schülern aus der ersten Klasse zählen müßte. Ich hatte überhaupt keine Probleme und ahnte, daß das auch besser so war, weil ich mich noch nicht hätte damit auseinandersetzen können, wenn ich welche gehabt hätte. Kurz: Ich erfüllte alle Voraussetzungen, um ein unglücklicher Mensch zu werden. Gesagt, getan. Ich wurde krank. (84, 86)

Es gibt andere Fahrpläne, z.B. solche für Arbeitsbienen, die nicht fliegen, sondern rennen. Um 6.48 Uhr rennt Frau F. zum Bus. Sie ist so müde, daß es ihr vor den Augen flimmert. Sie hat Frühstück gemacht, dem Mann belegte Brote mitgegeben, den älteren Kindern das Vorgekochte für mittags erklärt. Der Kleine wollte sich nicht waschen und hat im Bad vor sich hin geträumt, die Große hat gemault, weil der Lieblingspullover noch nicht gewaschen war. Frau F. kommt gerade noch rechtzeitig durch das graue Tor. In der Montagehalle setzt sie sich zu den anderen Arbeitsbienen ans Band. Sie muß jetzt acht Stunden lang im Akkord pro Minute acht bis zehn Schweißstellen an einer Röhre anbringen. Die Arbeitsbienen reden nicht. In einer abgestoppten Pause reicht die Zeit gerade, um tief Luft zu holen. Frau F. ist alt. 27 Jahre alt. Eine Akkordarbeiterin gilt nach 10 Jahren als »verbraucht« und wird offiziell als »Risikogeschäft« geführt. Arbeitsbienen werden selten kesse Bienen, dafür haben sie keine Zeit. Nach der Arbeit rennt Frau F. zum Supermarkt, holt den Kleinen aus dem Kindergarten, macht Abendessen, schaut Schulaufgaben nach, spült das Geschirr, kocht für den nächsten Tag vor, räumt auf und setzt sich halbblind vor Müdigkeit mit dem Nähzeug noch ein wenig zu den anderen ans Fernsehen. Auch schlafen muß sie schneller, denn um 5.30 Uhr ist die Nacht zu Ende.
Verschleißkrankheiten nennt man die Folgen dieses Zeitraubes: Kreislauf-

und Magenschäden, chronische Krankheiten des Rückgrats, des Unterleibs, der Gefäße, Schlaflosigkeit und Depressionen. Manchmal dauert es nur zehn Jahre, um aus einem jungen Mädchen eine alte Frau zu machen. Nur für die Fremdnutzer ist die Zeit abstrakt; am eigenen Leibe ist sie konkret und hinterläßt deutliche Spuren.
Manche Fahrpläne sind Stellenangebote, die, ohne daß sie in der Zeitung stehen, von Millionen Frauen angenommen werden. Das Angebot sieht etwa so aus:

Für verantwortungsvolle Tätigkeit suchen wir freundliche, tüchtige Mitarbeiterin, an selbständiges Arbeiten gewöhnt, pädagogische Kenntnisse erforderlich, Ausbildung nicht üblich, 92-Stunden-Woche, kein freies Wochenende, keine Aufstiegschancen, Kost, Logis und Kleidung frei, kein eigenes Zimmer, kein Gehalt, ein freier Tag pro Jahr. (6)

Der Beruf heißt Mutter. Das Kursbuch dazu wurde der Ökonomie der Waren, nicht der Ökonomie des Lebens entnommen.
Es gibt Zeitpläne für Komplexe. Zum Beispiel für den, »Nur- Hausfrau« zu sein. Das Alibi für den morgendlichen Ausgang sind Einkaufstasche oder Kinderwagen. Aus dem Fenster wird mit dem Staubtuch gegrüßt. Von der Teppichstange gibt man pflichtgemäße Klopfzeichen. Jeder dümmste Zeitvertreib mit bezahlter Arbeit um die Nur-Hausfrau herum, dient der Selbstverwirklichung. Sie kommt auch nicht auf die Idee, daß der Briefträger schließlich ja auch nur ein Briefträger ist. Alles ist voller Nur-Leute, denn nur so läßt sich Zeit effektiv einsetzen. Gerade Männer sind ausgezeichnete Nur-Menschen. Sie konzentrieren sich, haben Erfolg im Nur-Sein. Hausfrauen leiden unter der Reduktion ihrer Betätigung und wollen aufholen. Nur-Hausfrauen brutzeln und putzen mehr als Hunger und Hygiene es erfordern. Mit Hochglanzhaushalten beweisen sie ihre Daseinsberechtigung. Und wenn schon ihre Männer nicht da sind, so lächelt ihnen doch wenigstens Meister Propper aufmunternd-kontrollierend zu. Zeitvergeudung und Luxus scheinen ihnen zu gehören. Wenn sich allerdings Nur-Hausfrauen wirklich einmal Zeit für sich nehmen, dann allenfalls für die Migräne, die Erschöpfungszustände, die Schlaflosigkeit, die Depression. Auch mancher tote Mann war ein verhinderter Lebenskünstler, einer, der sich für das andere Leben außerhalb der Arbeit in seinem Lebensfahrplan keine Zeit nehmen konnte. Der schon genannte herzkranke Oberförster war am Ende nur noch ein Langholzwagen.
Viele Terminkalender lesen sich wie Fahrpläne, aus denen ersichtlich ist, daß die An- und Abfahrtszeiten so knapp kalkuliert sind, daß es notwendigerweise zu Zusammenstößen kommen muß, außen oder innen. Die Zeitpläne von Angestellten und Arbeitern, von Ärzten und Lehrern ähneln sich im Prinzip auf verteufelte Weise. Zwar mit unterschiedlichem Gewinn und Prestige versehen, sind die Erfordernisse der Arbeitswelt zu absoluten Bestimmungen, zur absoluten Moral geworden. Die Gesetze der Produktion,

der Gewinnsteigerung und der effektiven Nutzung – sei es in Form der Kapitalakkumulation, des Patientendurchlaufs, der verhandelten Fälle vor Gericht oder der betreuten Sozialfälle, der Kneipenbesuche oder der eroberten Liebschaften – beherrschen das Bewußtsein und die Lebenszeit in einem Maße, daß für andere Bewußtseinsinhalte und andere Formen der Zeitwahrnehmung oder gar Zeitpraxis kaum mehr Raum vorhanden zu sein scheint. Das, was den Menschen erst zum vollen Menschen macht, verkümmert. Die Kräfte des Gemüts und der Gefühle bleiben unterentwickelt. Die großen Themen des Lebens – die die Arbeit umgeben und deren Lösung für sie von zentraler Bedeutung wären – die Liebe, der Tod, das Verhältnis zu den Vorfahren und Nachkommen, zu Eltern, Partnern, Kindern, aber auch das Verhältnis zur Natur und Gesellschaft erscheinen nur schemenhaft. »Das Gefühl ist invalide. Es geht am Stock der Gedanken,« (34, 50) – und selbst diese bieten mangels Nahrung wenig Halt. In der »linearen« Zeit stehen die täglichen Feldzüge im Mittelpunkt. Die Fakten zählen.
Macht ist eine Frage der Ausdehnung und der Akkumulation. Es liegt auf der Hand, daß sich die Zeiten, die wir z.B. mit Kindern verbringen, die wir zur Heilung einer Krankheit, zum Leben in einer Beziehung benötigen, einer solchen sichtbaren Akkumulation entziehen. Vom Werk im Sinne von Schöpfung, Offenbarung, sich Ereignenlassen ist in der Zeit der Bewerkstelligung im Rahmen von Fahrplänen nicht mehr die Rede. Die Werksdisziplin der Fabrik, wesentlich eine Disziplin mit der Zeit, ist Motiv des gesamten Denkens und Verhaltens. Die individuelle Zeit, d.h. Lebenszeit, ist identisch mit der Arbeitszeit – bis tief in die Arbeitslosigkeit hinein. Wer zusammenbricht, hat seine Zeit nicht richtig organisiert. In den Kliniken sprechen die Kranken dann vom Streß, vom Zeitdruck, wobei sie ahnen, daß es nicht die Zeit ist, die drückt, sondern die Macht der Moral, die sich in der Hetze ausdrückt.

Die Maschine muß 5000 Stück pro Monat ausspucken, in 20 Arbeitstagen. Wenn dies nicht gelingt, wird man moralisch fertig gemacht, so äußert sich ein Werkmeister für Elektrogeräte nach seinem Herzinfarkt. (32, 105)

Die Stückzahl muß raus, immer mehr, immer schneller, immer billiger. Der Fahrplan verlangt manchmal, daß die Arbeitenden »hexen« oder »zaubern«, heißt es im Betriebsjargon.
Um Zusammenstöße mit sich selbst zu vermeiden, werden die Fahrgäste auf dem Zug der Zeit manchmal zur Inspektion gebeten, nach Möglichkeit in regelmäßigen Abständen. Defekte werden als Krankheit im Sachschadenverzeichnis aufgenommen. In seinen Texten zur Medizin drückt das der Arzt Udo Jerns so aus:

Inspektion

Bitte die 30er Inspektion
auf Herz und Nieren,
verlangte der junge Mann:
Gelenke abschmieren,
Bandscheibenfederung nachsehen,
Pumpleistung überprüfen,
Zündrhythmus einstellen,
den Lack ausbessern
und lockere Schrauben anziehen.
(34, 20)

Der zeitliche Zugriff auf das Leben über die Fahrpläne hat System. Er setzt gute Planung voraus. Diese besteht zunächst im Registrieren aller Daten, die für die massenhafte Verplanung von Menschen notwendig sind. Dieses Wissen muß zusammengefaßt und geordnet werden und vor allem die Möglichkeiten von Pannen, Verspätungen, Widerständen und Ausfällen einkalkulieren. Erst wenn die Weichen gestellt sind, kann die Fahrt beginnen. Der Mensch als machbares Gesamtprojekt – auf festen Gleisen – pünktlich im Ziel.

Geschwindigkeit ist eine Tugend. Die Disziplin als Lehrmeisterin der Zeit.

Schulen, Kliniken, Altenheime, Gefängnisse – sie alle verfügen über die Zeit nach festen Fahrplänen. Je nach gesellschaftlicher Funktion und inhaltlicher Aufgabe muß die Qualität der Zeitnutzung oder eher die Kontrolle über die Zeit gewährleistet werden. Da Gewinn oder Erfolg sich wesentlich über die Zeit ausdrücken, werden die Zeitgitter immer enger. Die Zeitwahrnehmung wird an die Institution gebunden, sie wird eindimensional. Die Wirklichkeit wird verengt. Hauptsache ist, daß es schnell geht. »Die Leute schieben sich in die Schnellzüge, aber sie wissen gar nicht, wohin sie fahren wollen. Nachher regen sie sich auf und drehen sich im Kreis ...«, sagt der Kleine Prinz (66, 78).

Blitzartig ereilen uns Krankheiten, blitzschnell sollen die diagnostischen und therapeutischen Antworten erfolgen, schnell soll vor allem auch die Heilung sein. Schnell wie der Blitz – dies ist das Motto einer elektrifizierten Gesellschaft, die schon deshalb immer unter Hochspannung stehen muß. Blitz-Züge sind Züge, deren einziges Problem darin besteht, daß sie anhalten müssen. Die Terminkalender in den Institutionen halten die Zeit fest – für die Erbringung von Leistungen, für Liefer- und Zahlungstermine, für Zinsberechnungen, für Operationstermine und effektive Bettennutzung. Der schnelle Durchlauf ist das Planziel. Der Terminkalender rastert die Zeit, gliedert sie verbindlich und gibt sie zur Benutzung frei. Die Gliederung des Jahres in Monate, Wochen und Tage aber reicht nicht aus. Der Tag wird in

Stunden, Minuten und Sekunden zerlegt. Genauigkeit und Zuverlässigkeit, Erfassung immer kleinerer Intervalle, ständig präsent, zur schnellen Kontrolle über die Zeit bereit: Die Uhr heizt uns zeitlich auf, macht uns kalkulierbar und verfügbar. Die Uhr hängt weniger an unserem Arm als wir am Arm der Zeit.

»Geschwindigkeit« ist an das Zeitmaß der Institution gebunden und kann viele »Wartezeiten« enthalten. Die Tugend der Geschwindigkeit entpuppt sich schnell als Tugend der Disziplin. Das Tempo wird im Reglement vorgegeben. Kinder sollen »schnell« lernen, den raschen Wechsel der Inhalte aushalten, sich bald nur noch auf die Schule konzentrieren, aber nichts im eigenen Rhythmus, sondern alles im vorgegebenen Takt der Institution. So geht es den Erwachsenen dann auch im Krankenhaus, in den Betrieben, im Gefängnis, im Altenheim. Oft brauchen wir ein ganzes Leben, um uns an diesen Zwang zu gewöhnen. Ununterbrochene oder zeitweilige Kontrolle, am besten durch die Betroffenen selbst in Form von Einsicht, ist dazu ebenso wichtig wie die Vermeidung aller Quellen von Störung und Zerstreuung.

Jeder Zeitkontrollierung liegt das Prinzip des Nicht-Müßiggangs zugrunde (19, 197f). Es ist verboten, eine Zeit zu verlieren, die bezahlt wird – sei es in der Lohnarbeit, in der Schule, im Krankenhaus. »Der Stundenplan soll die Gefahr der Verschwendung, eine moralische Schuld und eine wirtschaftliche Unredlichkeit bannen.« Die Zeitdisziplin organisiert eine Ökonomie, die auf dem abstrakten Prinzip einer theoretisch endlos möglichen, unerschöpflichen Zeitnutzung beruht. Nicht Einsatz von Zeit, sondern Ausschöpfung und Ausnutzung des geringsten Augenblicks ist das Ziel. Die große Frage der Zeitbeherrschung lautet: Wie lange muß man die Zeit zersplittern, bis die größte Schnelligkeit mit der höchsten Wirksamkeit eins ist? (19, 198)

Nochmals: Macht ist eine Frage der Ausdehnung, das gilt auch für die vollautomatisierte Küche, in der man in Sekundenschnelle ein Essen zaubert. »Für Menschen mit unersättlichem Machthunger stellt die sich linear über alle Jahreszeiten erstreckende Zeit als beste Heimat dar.« (82, 238) Je differenzierter die Zeiteinteilung, desto mehr Termine sind unterzubringen. In der Anzahl der Termine manifestiert sich das Motiv der Macht nach Ausdehnung. Je mehr man die Lebenszeit zerlegt, um so besser hat man die verschiedenen Unterteilungen unter dem kontrollierenden Blick. Die Teilung der Zeit in Arbeitszeit und Freizeit erlaubt eine bessere Kontrolle, Planung und Ausschöpfung von beiden. Die Aufteilung der Lebenszeit in die Phase der Kindheit, der Jugend, des Erwachsenen und des Alters erleichtert den Versuch, die Lebensphasen so effektiv wie möglich zu gestalten und den Zeitverlust zu verringern, den der Übergang von einer Phase zur anderen immer mit sich bringt. Mit 18 Jahren ist jemand volljährig und reif, mit Eintritt der Pensionsgrenze zu alt, wie jung oder alt er auch immer sei. So einfach ist das! Jetzt heißt es nicht: Alles hat seine Stunde, sondern im kontrollierenden, einteilenden Blick heißt dieser Satz: »Alles z u seiner Zeit« – und zwar zur vorgeplanten und nicht dann, wenn es aus den eigenen Entwicklungsstrukturen heraus sinnvoll erscheint.

Im Rhythmus von Signalen, Pfiffen, Befehlen, Uhren, Stundenplänen und Fahrplänen werden die zeitlichen Normen aufgezwungen, die die Lernprozesse zur Lebensenteignung beschleunigen und die dafür erforderliche Geschwindigkeit als Tugend lehren. Disziplin ist die Spezialistin der Zeit. Man rechnet mit allem, nur nicht mit dem Leben. Auf dem Weg der Zeit vorangetrieben, voller Verantwortung für alles, was in einer bestimmten Zeit gemacht werden kann, übernimmt der Mensch die »Philosophie des heiligen Krieges«. (82) Anders formuliert: die Zeit ist »präpariert« nach »männlichen« Prinzipien (was ich klassifikatorisch und nicht als Wertzuweisung meine). Es gilt das Prinzip der Zerlegung, der Ausschöpfung, der Beherrschung, der Zuspitzung. Partikulares nicht ganzheitliches Denken ist angesagt. Wer schnell und effektiv ein Magengeschwür entfernen will, greift zum Skalpell und nicht zu den zeitaufwendigen psychosomatischen Fragen: Warum jetzt? Und warum gerade hier? (v. Weizsäcker) Die Vernunft der linearen Zeit ist die Leistung, ihre Bezugspunkte sind der Intellekt, die Fähigkeit zur Abstraktion. Ihre Methoden sind hart, ihre Konzentration liegt auf der Hauptlinie. Nebenfolgen und Rückwirkungen müssen dafür in den Hintergrund treten, von wo sie – meistens unerkannt und unbewußt– ihre eigene Effektivität entfalten, um die Hauptlinie zu durchkreuzen.
»Zyklische« Zeit ist solch geradlinigem Akkumulationsinteressen nicht günstig, weil in der nächsten Saison »alles wieder von vorn anfängt«. Ihre Bezugspunkte sind Körper und Natur, ihre Prinzipien sind die der Integration, der Entfaltung und Erhaltung. Ihre Methode ist eher weich und offen, dem Prozeß des Wachsens unterworfen. In klassifikatorischer Unterscheidung nenne ich diese Zeit und die ihr zugehörige Zeitpraxis »weiblich«. Sie bildet den Gegenpol zur linearen, »männlichen« Zeit, wie letztere den Gegenpol zur »zyklischen« bildet. Keiner der beiden Pole kommt in der Gestaltung von Lebensprozessen ohne den anderen aus. Werden sie sich in den sich ausschließenden Gegensatz des entweder-oder versetzt, verlieren sie ihr Wesen: entsprechender, gegenüberliegender Pol in einer Einheit zu sein.
Unser Körper enthält die Weisheit dieses Prinzips. Dem Einatmen folgt das Ausatmen, dem sympathischen Teil des Nervensystems steht der parasympathische gegenüber. Die linke Gehirnhälfte garantiert nur einen Teil unserer Lebensfähigkeit, wir brauchen die rechte Seite genauso notwendig zum Leben, nur in anderer Weise. Dem »männlichen« Prinzip der Form und Formgebung muß das »weibliche« Prinzip der Formlosigkeit und Stoffülle gegenüberstehen, sonst gibt es nichts zu formen. Wer die Zeit ausschöpft, muß für Zeiten der Schöpfung sorgen. Die Trennung von Körper und Geist hat auch innerhalb der Zeit stattgefunden und deformierte beide in ihrer Wirkung, die »lineare« ebenso wie die »zyklische« Zeit. So wie sich die Vernunftideale unter Ausschluß des Weiblichen konstituiert haben, so haben sich die Zeitideale unter Ausschluß der zyklischen Zeit konstituiert (44) Die

Selbstbestimmungsversuche unserer Kultur leben von der Abgrenzung gegenüber der Natur. Die Trennung des Menschen aber von der zyklisch bestimmten Natur und damit auch von seinem eigenen Körper ist das Abschneiden spürbarer Wurzeln, der Verlust der Erdung. Es ist gleichzeitig die Desintegration von Geschichte und Natur, von Verstand und Natur und reduziert lebendige Organismen zu Maschinen, mit denen man Zeit zu Geld machen kann. Ein Patient ist in diesem Denken ein Körper, der sich geweigert hat zu funktionieren. Die zerstörerischen Handlungen, die man an ihm vorgenommen hat, kommen nicht in den Blick. Das einseitige Verfolgen des linearen Prinzips kann zur Verletzung ethischen Verhaltens führen und führt mit Sicherheit zum Verlust des Blicks für die Bedürfnisse des Lebendigen.

Die Vorstellung von der Erde als einem lebendigen Organismus und einer Nährmutter stand als kulturelle Schranke vor den Handlungen der Menschen. Man ist nicht ohne weiteres bereit, seine Mutter zu erschlagen, in ihren Eingeweiden nach Gold zu graben oder ihren Körper zu verstümmeln. (47, 60)

Der lineare Fortschrittsglaube führt die Unsterblichkeitsträume mit sich. Die Endlosigkeit zyklischer Zeit sollte auf andere Weise hergestellt werden und öffnete den Raum für maßlose Begierde. Die Idee der Zukunftsbeherrschung wurde in der Welt des einseitigen linearen Denkens wichtiger als die Idee, die Zukunft zu erleben. Das Zurückweichen vor dem Tod aber ist ein Zurückweichen vor dem Leben. Die Zeit verfliegt so schnell, daß wir uns nicht einmal des Augenblicks erfreuen können.

Die Krankheit mit der Zeit
Zeitpraxis und psychosomatische Störung

»Alles hat seine Stunde. Für jedes Geschehen unter dem Himmel gibt es eine bestimmte Zeit.«
Im Leben vieler Menschen aber gibt es nur Zeit für etwas Bestimmtes, zum Beispiel für die Arbeit, für die Leistung und das, wie ich schon weiter vorn erwähnt habe, nicht aus freien Stücken. Die Entschuldigungen, für diese Art zu leben, ähneln sich: »Ich arbeite gern, ich lebe nur dafür.« Oder: »Ich kann nicht herumsitzen, ständig muß ich in Bewegung sein!« Oder: »Oft habe ich das Gefühl, innerlich zu explodieren.« Zeit ist Geld. Zeit ist Erfolg. Zeit ist da zum Durchhalten. So lauten die Gebote der Stunde. Erzwingt der Körper im Zusammenbruch eine Pause, so kann man auch nach der Entlassung aus dem Krankenhaus »sein berufliches Verhalten nicht ändern, gerade jetzt muß man voll einsteigen, nachdem durch die Krankheit größere Mengen von Arbeit liegengeblieben sind.« Der nächste Zusammenbruch ist damit vorprogrammiert.

Am eigenen Leib erfahren wir Zeit wesentlich als »linearen« Prozeß, der die Zukunft durch die Gegenwart schleust und auf die Ablage der Vergangenheit schichtet. Diese starre Aufeinanderfolge von Vergangenheit, Gegenwart und Zukunft erweckt in unserer Zeitwahrnehmung das Gefühl des »Unwiederbringlichen«. Die Zeit »entschlüpft uns«, sie »rinnt uns durch die Finger«. Wir können die physikalische Zeit nicht festhalten und erfahren damit bedrohlich für Leib und Seele, daß der Fluß der Zeit schließlich auch austrocknen kann. Das Gefühl, Zeit sei vergänglich, verbrauche sich, verrinne gar ohne erkennbaren Sinn, ruft auf allen Ebenen der menschlichen Existenz, vor allem aber auf der körperlichen Ebene eine ständige Alarmbereitschaft hervor. Seelisch schlägt sich diese Alarmbereitschaft als subtile Angst nieder: nämlich »nie genug Zeit zu haben« oder »nichts Richtiges mit der Zeit anfangen zu können«. Viele dieser Ängste sind die Gespenster des Zeitgeistes, jener geistigen Einstellung zur Zeit, in der immer etwas Geplantes, Effektives, Nützliches, Produktives, Verwertbares passieren muß. Wir hetzen von Termin zu Termin und machen Pläne, die wir in keinem Fall erfüllen können. Wer Zeit hat, kann kein wichtiger Mensch sein.
Angesichts des Terrors, Zeit immer effektiv und für besondere Zwecke, nur nicht für das eigene Leben zu nutzen, werden manche Menschen »flügellahm«. Sie erstarren und wissen bald gar nichts mehr mit sich und ihrer Zeit anzufangen. Für sie geht die Zeit überhaupt nicht herum, sie bleibt stehen. Fritz Zorn nennt die Depression eine populäre Krankheit und beschreibt sie so:

Alles ist grau und kalt und leer. Nichts macht einem Freude, und alles Schmerzliche wird übertrieben schmerzlich empfunden. Man hat keine Hoffnung mehr und sieht nicht mehr über die unglückliche und sinnlose Gegenwart hinaus ... alle Pläne, die man schmiedet ... läßt man wieder fallen, weil es ja doch nichts nützt. (84, 86f)

Niemand möchte sich freiwillig einer solch niederdrückenden Selbsterfahrung aussetzen. Inbegriff der Normalität ist der ständig tätige Mensch, der immer mit der Zeit etwas anzufangen weiß. Der untätige, depressive Zeitgenosse wird schnell als angehender Drückeberger enttarnt. Mit Arbeit schafft man schließlich alles weg, auch das Grübeln, denn dazu hat man dann erst gar keine Zeit. Wo aber keine Zeit zum Grübeln bleibt, ist auch keine Zeit zum Träumen. Der Zeit für die Klage muß die Zeit für den Tanz folgen. Rastlosigkeit wird zu einer betäubenden Droge, eine andere Form der Tugend der Geschwindigkeit, mit der man Vergessen und Verdrängen im Ausfüllen der tausendfachen Anforderungen linearer Zeit üben kann.
Verdrängt und Vergessen werden in der Rastlosigkeit vor allem all jene Dimensionen des Lebens, die nicht zu unmittelbaren Zwecken benutzt werden können. Die physikalische Zeit ist eine »verräumlichte« Zeit, eine Zeit, die sich für alle sichtbar und gleichzeitig objektivierbar in Ergebnissen manifestiert. Hier hat jemand etwas mit seiner Zeit »gemacht«. »Der Zeithorizont dieser verräumlichten Zeit ist eindimensional: Marcuses eindimensionaler

Mensch ist ein Opfer der Eindimensionalität physikalischer Zeit.« (51, 208) Für den Menschen ist das, was die Physiker Zeit nennen, Lebenszeit. Als Lebenszeit aber ist Zeit die »biographische Gegenwart des Subjekts«, »Ort biographischer Erfahrung«, sozusagen der rote Faden, der sich durch das Leben zieht, unverwechselbar und unübertragbar. (51, 207) »Leben ist da, wo jederzeit Unbestimmtes, Unabänderliches wird« (v. Weizsäcker) – d.h. Leben ist Zeit und Zeit ist Leben. Die biographische Gegenwart entzieht sich ihrer Rekonstruktion durch Messung von Zeitintervallen. Biographische Zeit muß man verstehen als die »Widerfahrnis des Seins« (Müller), denn Leben finden wir als Lebende vor, es fängt nicht an, sondern es hat schon angefangen. Die physikalische Zeit, die dem wissenschaftlich technischen Zeitalter in Gestalt synchron gehender Uhren ihren Takt aufprägt, kann die Wirklichkeit menschlichen Bewußtseins und das Erleben subjektiver Zeit nicht adäquat darstellen. (51, 205)

Die biographische Gegenwart in der Freude, der Wut, der Liebe kennt keine punktuelle Zerlegung der Zeit in einzelne Zeitpunkte. Ihre Dauer ist nicht in Zeitintervallen zu messen. Als Ausdruck des Lebendigen stellen die zentralen Gefühle oft ein Zeitchaos her. Trauer hat keine physikalische Zeit. Sie tritt nicht automatisch mit dem Trauerfall als voraussehbare kausale Wirkung ein. Sie hat ihre eigene biographische Zeit in dem Menschen, der vom Verlust getroffen wird.

Silvia, Buchhalterin, 23 Jahre, hat ihren Freund verloren. Vor ihren Augen ist er im Zelt verbrannt. Sie verweigert sich zunächst der Realität: »Erst mal nur Hoffnung, daß er weiterlebt. Er war ja nicht gleich tot. Nach einer Woche starb er. Dann hab ich mir halt eingeredet, er lebt noch. Und das geht, das geht eigentlich ganz gut. Ja, das geht auf alle Fälle. Aber irgendwann gehts halt nicht mehr und dann machts Peng.«

Bis die Stunde der Trauer gekommen ist, kann viel Zeit vergehen. Unsere »Unfähigkeit zu trauern« (Mitscherlich) ist ganz offenbar Ausdruck jenes eindimensionalen Umgangs mit der Zeit. Wo auf allen Ebenen immer neue Beziehungen eingegangen werden, da dürfen Abschiede nicht lange dauern. An dem Widerspruch zwischen physikalischer und biographischer Zeit kann man erkranken. Denn all das, was im täglichen Termindruck und der punktuell erzwungenen Gegenwartsbezogenheit nicht gelebt wird, wird unbemerkt zur eigentlichen Triebkraft. Eine Wut, die immer wieder unterdrückt wird, schafft sich Raum in der arteriellen Hypertonie. Unausgelebtes führt zur Krankheit. Diese Krankheit ist kein Defekt, sondern eine Schöpfungstat (v. Weizsäcker), wenngleich eine unvollendete, denn ihr ursprünglicher Weg war nicht als Weg in die Krankheit, sondern als Weg in lebendiges Ausagieren gedacht. Überhaupt entpuppt sich die Identifikation des vollen Terminkalenders und der in ihm manifestierten Taten mit dem Leben schlechthin als bedeutsamer Irrtum. »Die Fülle des ungelebten Lebens übertrifft in unvorstellbarem Maße das kleine Stück des wirklich Gelebten und Erlebten.« (78, 227) Wir sind ständig geneigt, der getanen Tat den Vortritt zu lassen. Dabei übersehen wir, wo und wie die verhinderte Tat wirksam und wirklich ist. Das ungelebte Leben ist das Wirksame in der Geschichte wie in der Lebensgeschichte, der nie gekrönte König, der besiegte Pilger und Bettler, wie v. Weizsäcker sagt. Die Krankheit schafft Ersatz. Sie vertritt die Stelle der ursprünglich ins Auge gefaßten Schöpfung. Insofern ist sie selbst Teil der Schöpfung, nicht einfach als Folge oder notwendige Kausalität erklärbar. Ihr eigentlicher Sinn erklärt sich nicht aus dem, was früher geschah, aus den vorhergehenden Tatsachen, sondern aus etwas, was nicht Tatsache wurde. (81, 249f)

Auch die Krankheit ist also eine Tat in der Zeit. Wir »machen« die Symptome, von denen wir glauben, daß nur wir sie »haben«. Dem Glücklichen schlägt keine Stunde! Dem Kranken schlägt sie gleich doppelt: durch das, was er tut und durch das, was er zu wenig oder gar nicht zum Zuge kommen läßt oder lassen kann.

Leon leidet, aufgrund seiner homosexuellen Neigungen, an starken Schuldgefühlen. Er war ungefähr 13 Jahre alt, als er erstmals mit homosexuellen Praktiken in Berührung kam. Kurz darauf stellten sich bei ihm Störungen ein. Er sah Zickzacklinien, die Konturen der Gegenstände verschwammen vor seinen Augen, es war, als ob sie in der Hitze flimmerten. Störungen dieser Art werden als Skotom bezeichnet; sie sind die Folge einer Blutgefäßverengung im Sehzentrum des Gehirns.

Doch das Skotom bildete lediglich den Auftakt für Migräneanfälle. Leon litt an entsetzlichen Kopfschmerzen und an Übelkeit. Er hatte das Gefühl, »als ob man ihm eine Eisenstange in die Augenhöhle trieb.« Mit 27 Jahren zeigten sich dann Symptome einer schweren Sialorrhö, die sich als exzessive Speichelbildung im Mundbereich äußert. Er mußte dauernd ausspucken, um ein »Überlaufen« des Mundes zu verhindern. Als er dreißig wurde, verschwanden das Skotom, die Migräne und die Sialorrhö. Dafür begannen sich peptische Magengeschwüre zu bilden. Mit 35 unternahm er eine lange Reise zu Simon, einem Mann, zu dem er sexuelle Beziehungen unterhielt. Auf dem Weg zu ihm hatte er drei Unfälle, wobei er sich einmal mit dem Wagen überschlug. Als sie sich dann endlich trafen, überfiel ihn plötzlich die Zwangsvorstellung, Simon wäre betrunken und würde aller Welt verkünden: »Leon ist homosexuell.« Kurz darauf fühlte Leon eine »entsetzliche Angst und so etwas wie einen Eissturm in seiner Brust.« Es waren die Vorboten eines Herzanfalls. (42, 90)

Die zeitliche Struktur der Krankheit ist mit den Maßstäben linearer Zeit nicht zu fassen. Schaut man auf die Geschichte der Krankheit, so schaut man auf die Geschichte eines kranken Menschen, wird sich seiner biographischen Gegenwart bewußt. Von Weizsäcker beschreibt die der Krankheit innewohnende Zeitstruktur so: »Eine Situation ist gegeben, eine Tendenz kommt auf, eine Spannung steigt an, eine Krise spitzt sich zu, ein Einbruch der Krankheit erfolgt, und mit ihr, nach ihr, ist die Entscheidung da; eine neue Situation ist geschaffen und kommt zur Ruhe ... das Ganze ist wie eine historische Einheit.« (80, 145) Es springt ins Auge, was passiert, wenn man diese historische Einheit, diese in der biographischen Zeit entwickelte und gestaltete »Vernunft des Leibes«, nicht als ganzheitliches Geschehen, sondern als

punktuellen Ausschnitt organischer Fehlentwicklung betrachtet. Man behandelt das Organ, der kranke Mensch bleibt auf der Strecke.
Der subjektiven Bedeutung biographischer Zeit steht die ökonomische der physikalischen gegenüber. »Zeit ist Geld« und der Mensch eine mehr oder weniger »lebendige Arbeitskraft«, dessen Wert sich über den Effekt berechnen läßt, den diese Arbeitskraft in einem fest umrissenen Zeitraum, dem Arbeitstag oder der Arbeitsstunde, realisiert. Lebenszeit ist wesentlich Arbeitszeit, das ist der Satz, der sich auch in Zeiten von Massenarbeitslosigkeit immer noch tief und unauslöschlich in jeder Biographie psychisch, physisch, geistig und sozial verankert. Hat das geklappt, wird die Anstrengung gar zur Lust, zur Lust auf ständige Bewährung. Zur Tugend der Geschwindigkeit gesellt sich der Kult der Anstrengung: was einem leicht fällt, kann gar nichts wert sein.
Beispiele für die Identifikation der Arbeitszeit mit der Lebenszeit schlechthin und die Verdrängung der damit verbundenen Probleme finden sich in vielen Krankengeschichten. Die Menschen werden der Wirklichkeit ihrer subjektiven Zeit, d.h. ihres Selbst nicht mehr inne. Sie werden im existentiellen Sinne zum Anhängsel von Maschinen und zum Mitläufer von physikalischer Zeit. Genau dies aber bringt die Betroffenen sichtbar an den Rand ihrer Existenz, wo sie eigentlich schon leben. Das Erlebnis von krankmachendem Streß und Zeithetze besteht ja gerade in diesem Gefühl, am Rande des Absturzes zu stehen, weil man mit Anforderungen in der dafür vorgesehenen Zeit nicht fertig wird. »Gleich drehe ich durch, platze ich, flippe ich aus, kein Stück mehr, absolut dicht« – die Sprache des Körpergefühls ist überaus deutlich und meistens auch die physiologische Wirkung. Man bricht zusammen, in Sekundenschnelle. Der Anfall ist schlagartig wie beim Schlaganfall, Gehörsturz und beim Kollaps. Es trifft den Menschen wie ein Blitz.
Die Prinzipien »immer mehr«, »immer schneller«, »immer billiger« ergreifen die gesamte Lebenszeit. Die ständig drohende Überschreitung der Leistungsgrenze wird im Betriebsjargon wie folgt ironisiert: »Schwierige Sachen werden gleich erledigt, Wunder dauern etwas länger.« Die Manipulation mit der Zeit verlangt Menschen, die hexen und zaubern können. Bewußte Formen der Auseinandersetzung sind oft nicht möglich, sie werden mehr und mehr durch Ausweichmanöver, z.B. durch eine körperliche Antwort ersetzt. Diese Umleitung von Mißständen und sozialen Konflikten in die Krankheit bietet sich vor allem der Gesellschaft als Scheinlösung an. Der Zusammenhang von Verhältnissen und Verhalten wird auf letzteres reduziert. Die Krankheit wird individualisiert, zeitlich und räumlich ausgegrenzt vom Tatort der Neurose. Dazu das Beispiel eines 57jährigen Schriftsetzermeisters, der einen Herzinfarkt erlitten hat.

Sich selbst empfindet der Patient als korrekten Vorgesetzten, der darauf angewiesen sei, daß im Betrieb alles wie am Schnürchen laufe. Er könne auf nichts lange warten, sonst wäre er gleich aufgeregt, unmutig oder niedergeschlagen ... Vor eineinhalb Jahren sei er als Leiter in eine andere Abteilung versetzt worden, wo häufig kurzfristig angesetzte

Termine eingehalten werden mußten. Seit dieser Zeit wären bei Aufregungen Druck auf der Brust und Magenbeschwerden aufgetreten. Außerdem hätte die Potenz seither nachgelassen ... Drei Tage vor dem Infarkt sei er einer außerordentlichen Terminhetze ausgesetzt gewesen. Ein großer Auftrag eines wichtigen Kunden hätte wegen der schlechten wirtschaftlichen Lage unbedingt in besonders kurzer Zeit von seiner Abteilung erledigt werden müssen. Das Gefühl habe ihn beherrscht, daß es nicht klappen werde, wenn er nicht hinter allem her sei. (76, 650f)

Der Termindruck führt allenthalben zu einer Korrumpierung des Gewissens: keine Zeit für gute Arbeit und Leistung, keine Zeit für die Kinder, keine Zeit zum Ausruhen oder Träumen, vor allem keine Zeit für sich selbst. Fällt den Menschen aus Not »Zeit« zu, z.B. durch Krankheit oder Arbeitslosigkeit, dann sind sie wie der Schriftsetzermeister aus unserem Beispiel unmutig und niedergeschlagen – und das aus verständlichen Gründen. Wer Zeit hat, ist nichts wert, nämlich arbeitslos oder krank. Ausweisbar gelebt wird nur im Tausch der Zeit. Um diesen Nachweis bemühen sich Berufstätige, Hausfrauen und Rentner im Supermarkt, wenn sie um den besseren Platz in der Schlange vor der Kasse rangeln. Der Satz: »Ich habe es auch eilig!« klingt wie: auch ich habe ein Recht zu leben und gleichzeitig muß ich mich noch beeilen. Das Gefühl, nicht genug Zeit zu haben, wird verfolgt von der Angst vor der Aufdeckung der eigenen Nutzlosigkeit oder Ineffektivität, wenn wirklich mal ein Stück zeitlicher Dispositionsspielraum zur Verfügung steht. Die Vergesellschaftung der Zeit ist bis auf die Zelle vorgedrungen und bestimmt als Termindruck und Zeitplanung unser Wohlbefinden oder Mißempfinden in großem Ausmaß.
Die Auswirkungen der subtilen Zeitgedrängtheit bleiben nicht auf die Seele beschränkt. Gerade die Formen der latenten, oft nicht bemerkten und ausgedrückten Zeitangst bleiben dem Körper nicht äußerlich, sondern werden leibhaftig als Entsprechung der geistigen und seelischen Verinnerlichungsprozesse physiologisch verankert. Das Gefühl wie die Tatsache des Gehetztseins haben eine physiologische Gestaltungsebene und erzeugen Schwächung, Erkrankung, Tod. Immerhin führen die im Volksmund als »Hetz- Krankheiten« angesehenen Herz-Kreislauf-Erkrankungen die Todesliste an. Physische Störungen als Folge subtiler Zeitangst, Zeitangst als Folge von vermutetem Zeitverlust. Weil Zeitverlust für uns gleichbedeutend ist mit schleichendem Tod – dem Verlust jeder Zeit für uns – ist Zeitangst immer subtil verpackte Todesangst. Die klinische Forschung hat für die mit dem Zeitproblem verbundenen Störungen zahllose Belege gesammelt. Die Tugend der Geschwindigkeit wird im Prozeß der Erkrankung als »Geschwindigkeitssyndrom« sichtbar: beschleunigte Herzfrequenz, erhöhter Blutdruck, erhöhter Magensäureausstoß, beschleunigter Atemrhythmus, übermäßige Schweißabsonderung, Schlafstörungen, erhöhte Muskelverspannungen, erhöhter Hormonspiegel vor allem der Streßhormone. Solange die Beschwerden nur die Funktionen der inneren Organe behelligen, ohne daß man eine organische Veränderung feststellen kann, wird der Patient und

noch eher die Patientin, die keinen bezahlten Arbeitsplatz nachweisen kann, mit Valium, Librium und anderem zwecks Ruhigstellung nach Hause geschickt. »Sie sind nur nervös«, lautet die diagnostische und gleichzeitig disziplinierende Weisheit. »Das ist alles nicht so schlimm, nehmen Sie sich nur mal ein bißchen zusammen!« Dieser Befehl an den Willen ist schlichter Unsinn. Genauso unsinnig wie die Aufforderung an das verschmutzte Meer, sich selbst zu waschen oder an die aufgeheizten Flüsse, sich abzukühlen. Beschwerden, die sich im vegetativen Nervensystem abspielen, sind unserer Willkür nicht unterstellt. Wie die anderen ökologischen Systeme kann allerdings auch dieses System durch Eingriffe des Menschen und der Gesellschaft aus den Angeln gehoben werden. Im Einzelfall hilft der Appell zum Zusammennehmen wenig. Trotz größter Anstrengung durchzuhalten, tut der Kopf immer mehr weh. Der Kopfschmerz hat ganz offenbar Eigen-Sinn und eigene Zeit.

Ein 60Jähriger litt seit seinem 20. Lebensjahr an Kopfschmerzen und war gewohnt, 10 bis 20 Tabletten täglich gegen diese Kopfschmerzen einzunehmen. Er stammte aus sehr einfachen Verhältnissen und hatte sich emporgearbeitet. Er war ein sehr hochstehender Funktionär in einer Gewerkschaft. Aber er lebte immer in der Furcht, versagen zu können. Sein Schlaf war gut, seine Kopfschmerzen hinderten den Schlaf nicht. Befragt, wann denn die Kopfschmerzen einsetzen, sagt er, daß er ohne Kopfschmerzen erwache, aber dann beim Rasieren kämen die Gedanken, was an dem Tage wieder alles auf ihn zukommt, und die Kopfschmerzen setzen ein. (35, 102)

Der Kopf ahnt, was ihm bevorsteht. Nicht zufällig spricht man vom Betrieb – und das kann auch die eigene Familie sein – als »Mühle«, »Tretmühle«, »Nervenmühle«. Eine Mühle aber ist ein Werkzeug, welches in gleichförmiger Bewegung und durch hohen Druck Stoffe zerkleinert, die dann als Mehlprodukt erscheinen. Auch Menschen fühlen sich oft durchgedreht, auf ein Bündel Nerven reduziert, einem Kesseltreiben ausgesetzt, in dem sie als lebende Wesen auf der Strecke bleiben. Die Mühle kann mörderisch werden. (32, 104)

Der Zeitdruck wird als Erwartungs- und Leistungsdruck vom Körper aufgenommen und in Haltung umgesetzt. Auf verschiedene und sehr einfallsreiche Weise versucht der Mensch sich anzupassen. Diese »Anpassungskatastrophe« endet in der Regel langsam, aber meistens sicher mit einem Befund. Das »somatische« Außen stellt das seelische Innen dar. So werden emotionale Konflikte, die sich aus dem Zeit- und Leistungsdruck ergeben, mit Hilfe der Muskulatur durch Spannungserhöhung bis zur Verkrampfung gelöst. Halte dich senkrecht oder auch steif, zeige Rückgrat und laß es dir nicht brechen. Wie immer die Lebensempfehlungen auch heißen, in ihnen ist eine Ahnung enthalten, daß die Wirbelsäule auch entgleisen kann. Ein 30jähriger Arzt, dessen Erziehung in der Kindheit als Meisterwerk der Dressur angesehen werden kann, hat den Stachel der Lieblosigkeit, der elterlichen Verbote, Verurteilungen und Anforderungen ins eigene Fleisch übernommen.

Der Patient ist ein Mensch der Pflicht, der mit sich umgeht wie mit einer Maschine. So ist er in einem dauernden Spannungszustand, kann nur selten nachlassen. Er schildert z.B., daß er morgens mit hartgespannten Muskeln im Bett erwacht, Nägelmale in der Hohlhand vorfindet und in der Nacht mit den Zähnen knirscht ... Da er alles hundertprozentig machen muß, steckt er auch in Kleinigkeiten einen extremen Zeitaufwand. Er beschreibt einmal, wie er am Schreibtisch sitzt und arbeitet: Der ganze Körper ist gespannt, der Rücken wie ein angezogener Bogen; es ist, als ob ich mit der gesamten Muskulatur dächte. (11, 230)

Gelassenheit kann nicht mehr aufkommen, Arbeit wird zum Selbstzweck, in sie fließt alle Vitalität. Für Gefühl, Gemüt und die anderen großen Fragen des Lebens bleibt keine Zeit. Intuition gilt als unzuverlässig, Offenbarung und Gnade gibt es ohnehin nicht. Das Verhältnis von Aufwand und Ergebnis wird immer unökonomischer, der Mensch wird zum Druckkessel mit zugeschraubten Ventilen. Die Kampfhaltung wird zur Dauerhaltung und allmählich zur Zwangshaltung, weil ihr die Möglichkeit (nicht nur) »motorischer Lösung« fehlt. Spannung und Lösung sind nicht mehr im rhythmischen Wechsel, überhaupt werden alle Antriebe über den Bewegungsapparat ausgetragen. Die Muskulatur wird, obwohl auch für Lösung und Befreiung vorgesehen, zum Gefängnis. Und irgendwann mit der Zeit versteift auch sie sich gegen diese Art von Zumutung und Einengung inmitten rastloser und gleichzeitig zielloser Betriebsamkeit. Die Wirbelsäule entgleist, die Bandscheibe fällt vor. Die Hexe hat geschossen. Das Festhalten jeder Lebensbewegung, ihre Einbindung in fanatische Ordnungssysteme und rigide Fahrpläne, die keinen Augenblick gesunder Selbstvergessenheit ermöglichen, führt den Körper in Streik.

Ein 64jähriger Patient betreute, bevor sich bei ihm ein Parkinson entwickelte, als Vorarbeiter in einer Fabrik drei Schichten, bewirtschaftete nach Feierabend 26 ar Ackerland und hielt sich 70 Hasen. Täglich ging er 900 abgezählte Schritte, hob jeden Abend 30 mal die Hände und kämmte sich 30 mal, damit er wußte, was er geschafft hatte. (39, 358)

Angst vor Hingabe wird in vielen Krankenbiographien mit dem Ausfüllen linearer Zeit und der strikten Unterwerfung unter rigide Normen verdrängt. Unsicherheit und Schutzbedürfnis bleiben beispielsweise auch bei vielen Bandscheibenpatienten hinter Tatendrang, Unruhe und forcierter Selbstbehauptung verborgen. Auf Biegen und Brechen wollen sie Rückgrat zeigen. Wegen dringend zu erledigender Arbeiten möchten sie trotz erheblicher Beschwerden noch während der Einlieferung in die Klinik am liebsten wieder entlassen werden, zumindest das nächste Wochenende freikämpfen. Durchhalten scheint in ihrem Leben Stärkung und Rettung gewesen zu sein. Zum Beweis entwickeln sie eine Art »Durchhaltesyndrom«. Hinter dem »Ich kann nicht stillsitzen« oder »Ich muß immer unter 2000 Volt stehen« kommt der Lebensrhythmus von Anspannung und Entspannung zum Erliegen. (39,

198) Das wiederholte Ziehen im Rücken, das sich insbesondere oft morgens beim Aufstehen zu einem bohrenden Schmerz steigert, hindert Bandscheibenpatienten in der Regel nicht, ihr Arbeitspensum zu erledigen, vielleicht sogar noch auszuweiten. Das mit dem Tatendrang verbundene Hochgefühl suggeriert unendliche Befriedigung aus der Erfüllung linearer Zeit und drängt nach Wiederholung. Im Krankenhaus angekommen gehören Rettungsaktionen für andere zu dieser Art von Getriebenheit. »Gerade noch vor Schmerzen keiner Bewegung fähig, steigen sie aus dem Bett, stützen einen gelähmten Mitpatienten beim Gehen oder helfen als erste einem gestürzten Anfallskranken auf und verdecken damit eigenes Angewiesensein auf andere.« (40, 842)

Das eigene Schutz- und Anlehnungsbedürfnis zu akzeptieren, setzt Selbstwahrnehmung, vor allem körperliche Selbstwahrnehmung voraus. Weil die Kontinuität eines gefühlsmäßigen Liebens und Geliebtwerdens oft nicht erlebt wurde und alle Liebe über Leistung gesucht wurde, kommt es zur Ablehnung der eigenen Gefühlswelt; hier vor allem der »weiblichen« Seite, die nach der Anspannung Entspannung und Geborgenheit erfahren will. Die Entwicklung dieser Seite aber bedarf eines Augenblicks der Selbstvergessenheit, braucht Zeit zum Spüren der Schwäche, eine Stunde, um die Botschaft des »ziehenden« Schmerzes zu verstehen, eine Stunde der Gelassenheit, um das wirkliche Ausmaß der vollbrachten Leistung, aber auch die Ermüdung, die Qual, das Verdrängen der Hingabewünsche zu erkennen. Die Untätigkeit während der Bettruhe, zu der solche Patienten nur mit größter Mühe veranlaßt werden können, wäre – freiwillig erbracht – eine erste Form der Übung, anders mit der Zeit umzugehen.

Unser Leben wird von der Zeit beherrscht, die die Uhr verkörpert. Diese anerzogene, gesellschaftlich nützliche Reduzierung von Zeit auf physikalische Zeit entfremdet uns nicht nur von den Zeit- Kreisläufen der Natur, sondern auch von unseren eigenen inneren Rhythmen, vor allem den körperlichen Zyklen. Fast nichts tun wir im natürlichen Maß der Zeit: essen bei Hunger, schlafen bei Erschöpfung, arbeiten bei Aufmerksamkeit und Wachheit. Alles steht unter dem Diktat der Uhr, dem Symbol verwertbarer Zeit. Das Starren auf die rasenden Uhren treibt unsere inneren »Uhren« – Herzschlag, Atem, Stoffwechsel – zur Eile an. Dieses Antreiben wirkt wie ein ständiges Aufputschmittel, das den Körper reizt, überreizt und schneller verschleißt. Zeitkrankheiten heißen deshalb auch häufig »Verschleißkrankheiten«, womit suggeriert wird, die Abnutzung sei natürlich und außerdem nur körperlich. Linear erscheint das Leben dabei wie eine »Salami«, von der man sich jeden Tag eine Scheibe abschneidet, um am Ende den Zipfel in der Hand zu halten. Daß das Leben ein Prozeß ständiger Bewegung und Auflösung ist, der in der Aktualität Vergangenheit an Zukunft bindet, ist im Abnutzungsmodell nicht vorgesehen. In ihm zählt der Einsatz des Lebens. Ansonsten zählt nur weniges. Dort, wo das Prinzip der sichtbaren Leistung zählt, weiß man mit dem Phänomen des kranken Menschen wenig anzufangen. »Die

Sorge der Kranken bringt uns zum Bewußtsein, daß in einer Gesellschaft, die den Kranken nur unter dem Gesichtspunkt der Arbeitsfähigkeit sieht, der Arbeitsunfähige wirklich wertlos ist.« (Huebschmann) Die Krankheit soll und muß schnell vergessen werden, nach Möglichkeit keine zeitaufwendigen Fragen aufwerfen, keinen Widerhall in der Seele finden, der die Suche nach dem Sinn des eigenen Lebens wieder aktualisiert. Was die Kranken beschäftigt, ist die Angst vor der gesellschaftlichen Lage. Sie fürchten die Folgen, die sich aus der Arbeitsruhe oder der Einschränkung der Leistungsfähigkeit ergeben und das ist mehr als die Sorge um das Einkommen. Die Furcht richtet sich auf das Existenzniveau, auf die errungene soziale Position, auf die allgemeine Anerkennung als nützliches Glied der Gemeinschaft. Aus Gesprächen mit Herzinfarktpatienten berichtet ein Arzt:

Sie waren bewegt, getrieben, ja förmlich besessen von der Angst, in schlechten Ruf zu kommen. (Wer länger wegen Krankheit fehlt, ist bald übel beleumundet), bei Beförderungen nicht berücksichtigt, degradiert, entlassen (für fünf Pfennige gibt es ja einen Neuen) oder vorzeitig invalidisiert zu werden (zum Wegwerfen bin ich doch noch nicht). Sie ahnen ihre Abwertung (reif für den Papierkorb, Ausschuß). Der Spruch eines 51jährigen Betriebsleiters: In der Produktion heißt es – arbeitsfähig oder nicht. Wenn nicht, dann Tritt in den Hintern! Abgeschoben! Raus! (32, 127)

Die Sozialangst hat die Todesangst – d.h. auch die Angst um das eigene Leben in all seinen unterschiedlichen Dimensionen – ersetzt. Auf existentielle Dinge sind die wenigsten ansprechbar, sie sind in ihrem Leben gelöscht, ruhig gestellt. Als »biologische« Uhren mit inneren Rhythmen und Zyklen schauen wir unserem eigenen Tod in die Augen, wenn wir bis in die Krankheit gebannt auf die Armbanduhren der linearen Zeit starren. Termine zählen für das Leben, die Zeit erscheint als ein Monstrum, das alles Seiende verschlingt. Wie auch die Pawlowschen Hunde haben wir gelernt, uns zu beeilen, auch wenn es gar nicht nötig ist. Nicht nur die Notwendigkeit zu raschem Handeln ruft in uns das Gefühl von Eile und Zeit wach. Noch ehe wir ganz aufgewacht sind und uns den Tag angeschaut haben, ist klar, daß dieser Tag für all das, was wir uns vorgenommen haben, nicht ausreicht. Die Wahrnehmung der dahineilenden Zeit wird in physiologische Prozesse übersetzt. Das Gefühl der Dringlichkeit beschleunigt die rhythmischen Funktionen des Körpers und bringt uns auf Trab.

Nicht zu Unrecht gelten die Herz-Kreislauferkrankungen als Krankheiten unserer Zeit. Es sind Krankheiten mit der Zeit, vor allem mit der Zeitwahrnehmung und der Zeitpraxis. Der Tod dieser Krankheit ist plötzlich, wie aus heiterem Himmel, denn die dunklen Wolken am Himmel wurden übersehen, so es sie als Vorboten gab. Der plötzliche Herztod ist heute die häufigste Todesursache in den Industrienationen. Allein in den USA sterben täglich mehr als 1200 Personen daran, das sind jährlich rund 450 000 Menschen. (70) Der Montag als Wochenanfang ist der gefährlichste Tag, junge Männer weisen ein unverhältnismäßig hohes Risiko auf.

Die Herz-Kreislaufkrankheiten kann man zu den Massenerkrankungen rechnen. Die zukünftigen Hypertoniker sind noch Schüler und werden bereits jetzt präventiv mit Beruhigungsmitteln besänftigt, wenn sie sich durch Leistungsdruck terrorisiert fühlen. Sie trainieren den Risikofaktor Bewegungsmangel innerlich und äußerlich. Der Kampf um Anerkennung durch Leistung und Anpassung beginnt früh. Dunbar (15) schildert Patienten mit koronarer Herzkrankheit als Menschen, die ihrer Aufgabe ergeben hart arbeiten, immer auf Erfolg und Leistungsvergleich gerichtet sind, sozusagen Märtyrer ihrer eigenen Ideale. Persönliches Versagen, das Gefühl oder die Erfahrung des Zurückgesetztwerdens wirken traumatisch und gehen dem Infarktereignis oft voraus.
Der 50jährige Patient, ein Taxi-Unternehmer, litt seit der frühesten Kindheit darunter, keine Anerkennung zu finden. Der Vater, ein Fabrikbesitzer, sowie die gesamte väterliche Familie zogen den älteren Bruder aus der ersten Ehe des Vaters als Erben vor. Als er sechs Jahre alt war, ließen seine Eltern sich scheiden. Danach kümmerte sich der Vater nicht mehr um ihn, die Mutter verweigerte ihm das Geld für den Besuch des Gymnasiums... Sein Leben lang war er bemüht, allen zu beweisen, daß er trotz seiner Zurücksetzungen erfolgreich sei. Seine Hoffnung, wenigstens jetzt, nachdem es ihm gelungen war, Besitzer eines Unternehmens zu werden, so wie der Vater früher der Besitzer einer Fabrik gewesen war, Anerkennung zu finden, wurde dadurch zunichte gemacht, daß seine Frau unzufrieden mit ihm war, seine Tätigkeit entwertete und sich weigerte, ihm bei der Arbeit zu helfen. Als der Besitzer des Hauses, in dem sich die Räume seines Unternehmens befanden, ihm überraschend kündigte, fühlte er sich wiederum wie früher vom Vater im Stich gelassen. In großer Hektik plante er den Bau eines eigenen Hauses. Aber auch durch diese scheinbare Autonomie gelang es ihm nicht, die Wünsche nach Sicherheit, Versorgung und Anerkennung abzuwehren. Kurze Zeit später erlitt er innerhalb einiger Monate vier Herzinfarkte. (Z3, 547)

Die seelisch-körperliche Ausdrucksform, die dem Bild der kardiovaskulären Erkrankung häufig zugrundeliegt, haben Friedmann und Rosenman als Typ-A-Verhaltensmuster beschrieben. Dieses scheint direkt der Arbeitswelt entsprungen und verdeutlicht uns eine im Prozeß der Zivilisation angequälte Form von Normalität. Nur krank darf man daran nicht werden; aushalten muß man sie schon selbst. So einfach wird Krankheit zum persönlichen Risikofaktor.
Das das Herz gefährdende Verhaltensmuster ist ein Lebensstil voller Hast, Ungeduld, Ruhelosigkeit. Alles im Leben dreht sich um Termine, Ziele, Aufgaben. Der ganze Körper vermittelt dem Außenstehenden das Gefühl, daß der Betroffene ständig unter Zeitdruck steht und schwer an seiner Verantwortung für alles trägt. Die Verwicklung in den ständigen Tatenhunger führt zur Vernachlässigung anderer Aspekte des Lebens. In Mußestunden ergreift diese Menschen oft Ruhelosigkeit. Schuldgefühle melden sich in

Zeiten der Entspannung. Es gibt nichts, was man nicht auch noch erledigen könnte. Unter maximalem Einsatz ihrer Kräfte arbeiten Typ-A-Personen an einer Aufgabe, unabhängig davon, ob ein Termin gesetzt ist oder nicht. Stellt man ihnen Aufgaben, zu deren Erfüllung ein langsames Vorgehen erforderlich ist, haben sie Schwierigkeiten. Es macht sie ungeduldig, ihre Aktivität über einen längeren Zeitraum zu bremsen.

Daß dies hier beschriebene Verhaltensmuster weder ein Persönlichkeitsmerkmal noch eine Standardreaktion ist, sei noch einmal betont. Es ist vielmehr eine Reaktionsweise, mit der viele Menschen auf Situationen reagieren, die sie herausfordern und bei der sie in einer Art Dauerhaltung bleiben, weil sie sich aufgrund ihrer Lebensgeschichte und ihrer Verteidigungshaltung immer herausgefordert und bedroht fühlen. Das Herz hält in der Regel lange mit. Erst wenn Arbeitseifer, ständiges Dominanzstreben und ununterbrochene Verantwortungsübernahme, gehäufte Konfliktsituationen in Familie und Beruf sich mit dem Verdrängen des Ärgers und der Verleugnung der inneren Spannung zu einem großen Belastungsfaktor verbinden, kommt es zum Zusammenbruch. Da es sich bei dem genannten Verhaltensmuster gleichzeitig um ein gesellschaftlich akzeptiertes und sogar belohntes Verhaltensmuster handelt, wird die Anpassung daran leichter und gefährlicher zugleich.

Zeitbesessenheit ist eine Krankheit, an der man, wie wir gesehen haben, sterben kann. Als ein Prozeß, der Körper und Bewußtsein gleichermaßen erfaßt, schlägt sich das Zeitsyndrom in allen Dimensionen und in allen Hauptsystemen unseres Organismus bis auf die Ebene der Zelle nieder. (72) Dieser Vorgang ist mehr und materieller als die bewußte Erfahrung eines rastlosen Lebensgefühls oder eines neurotischen Charakters – und macht letztlich den Zusammenhang von gesellschaftlicher Krise und Organdefekt deutlich. Der Umgang mit der Zeit – ein psychosozialer Umgang – wirkt direkt auf die Dynamik der vegetativen Regulationen ein. Die Zeitkrankheit als Zivilisationskrankheit ist also als sozial bedingte Störung der psycho-vegetativen Grundrhythmik eines Menschen zu verstehen, als psycho-vegetative Gleichgewichtsstörung, ausgelöst u.a. durch die Wahrnehmung und den Umgang mit der Zeit. Die subtile und vielfältige Angst angesichts der Anforderungen, nie genug Zeit zu haben und die psychisch, geistige Unfähigkeit, sich ohne Zeitdruck zu entspannen, führt als verinnerlichte Gewalt dazu, daß die vegetative Grundrhythmik des Menschen durch Schwächung bzw. Ausschaltung des einen lebenswichtigen Pols der Entspannung gestört wird oder zum Erliegen kommt. Der psycho-vegetative Entspannungsverlust bedeutet gleichzeitig einen Verlust an vegetativer Ökonomie.

Diesen Verlust an innerer Balance finden wir in den Krankheiten wieder: das Herz kann nicht mehr »funktionsgerecht« arbeiten, wenn es einseitig belastet wird, wenn seinem Träger, dem Menschen, die Fähigkeiten und Möglichkeiten nach sinnvoller Entfaltung und Lebensweise fehlen. Die Unterdrückung spontaner Lebensäußerungen durch die Verinnerlichung des Leistungszwangs und des Termindrucks kann so weit getrieben werden, daß als Folge dieser inneren Unfreiheit das Leben durch einen Herzinfarkt zerstört wird. (32, 230) Nicht nur das Herz ist betroffen. Wie viele Untersuchungen zeigen, sind nicht nur Veränderungen der Wirbelsäule Ursachen von Rükken- und Nackenschmerzen, von Schulter-Arm-Beschwerden, von Kreuzschmerzen angefangen bei Hexenschuß bis hin zu Ischias. Als Ursache all dieser Schmerzzustände können wir ebenso wie beim Herzinfarkt eine Fundamentalstörung der psycho-vegetativen Grundrhythmik entdecken. Die überschießenden Anspannungsimpulse, die in der erhöhten Spannung der Rückenmuskulatur festgehalten werden, sind Ausdruck erhöhter seelischer Spannung und eines Anstaus aggressiver Impulse. »Parasympathische« Aktivität steht im Dienste der Entspannung, der Regeneration. Sie ist es, die gelähmt wird, unterentwickelt bleibt, den Ausgleich zur überentwickelten sympathischen Aktivität nicht mehr gewährleisten kann.

Ausschaltung lebenswichtiger Prinzipien gefährdet und zerstört Gesundheit. Das Ausschaltungsprinzip aber ist Ausdruck einer Logik, die gesellschaftlich umfassend alle Lebensbereiche beherrscht. In schlichter Zweck-Mittel-Relation geht es im Prozeß der Naturbeherrschung grundsätzlich um eine grenzen- und hemmungslose Ausbeutung der Ressourcen in der äußeren Natur wie in den Menschen. (43) Systematische Zusammenhänge, Wechselwirkungen, Komplexität von Zweit-, Dritt- und weiteren Wirkungen, vor allem Rückwirkungen, werden ausgeblendet, zum Zwecke umstandsloser Klarheit ausgeschaltet.

Dispositionen für Krankheiten werden erlernt, zum Beispiel im Umgang mit der Zeit. Auch vegetative Regulationsmuster wie die des Sympathikus und Parasympathikus sind uns nicht in der Weise angeboren, daß wir sie ein für allemal zur Verfügung hätten. Die psycho-vegetative Grundrhythmik eines Menschen kann vom ersten Augenblick seines Lebens an mehr oder weniger gestört, vereinseitigt und behindert werden. Die daraus resultierenden Störungen des Gleichgewichts haben oft eine lange Inkubationszeit, bis sie in geradezu epidemischem Auftreten die dem Individualgeschehen zugrunde liegende gesellschaftliche Krise verdeutlichen.

»Nichts Organisches hat keinen Sinn, nichts Seelisches hat keinen Leib« (v. Weizsäcker) und das Soziale mischt sich in beide ein. Die Kette kausaler Zusammenhänge als klarer Aufeinanderfolge löst sich vor unseren Augen zu einem permanenten Nebeneinander, zu komplexer Verbundenheit auf. Als ökonomisch verwertbar bietet die physikalische Zeit Leben zum Tausch an. Biographische Zeit aber ist die Zeit, in der wir dem Sein in seiner ganzen Fülle begegnen, die Zeit, in der wir von unseren Lebensmöglichkeiten Gebrauch machen müssen, um zu leben.

So treten sich in Wahrnehmung, Erfahrung und Praxis mit der Zeit die Ökonomie der Waren und die Ökonomie des Lebens gegenüber.

Das Herz des Seins ist die Zeit

Die Zeit wird eingeteilt, für Ziele präpariert, den Sachnotwendigkeiten in den jeweiligen Arrangements von Arbeit, Konsum oder Therapie unterworfen. Verplanbarkeit wird zum Wesen der Zeit, Nützlichkeit zu ihrem Charakter. Erfüllt ist die Zeit, wenn das Geplante eingetreten ist. Die quantitative Verfügung über Zeit folgt ihrer eigenen Rationalität. Einem solchen Zeitverständnis wird beispielsweise der Patient bei der Einweisung in die Klinik unterworfen, der Schüler beim Eintritt in die Schule. Daß Zeit nicht gleich Zeit ist, gerät aus dem Blick. Die Zeit, die auf dem Operationsplan für den Patienten vorgesehen ist, muß nicht »seine« Zeit sein. Nicht jede Zeit ist für das Heilen gleich gut. Viele Patienten finden im Wechsel von blitzartigem Zugriff und langen Wartezeiten in den Kliniken »ihre« Zeit nicht. Nur selten gelingt es, die zeitliche Situation des Patienten mit der der Klinik abzustimmen, die Wartezeiten nicht nur mit Erwartungsangst zu füllen, sondern für die Mitteilung, das Gespräch, die existentielle Verarbeitung der Diagnose, den Weg der Heilung zu öffnen. Biographische Zeit ist nicht einfach verfügbar, einsetzbar. Sie ist Zeit im Fluß, Gestaltung in der Zeit und immer in Bewegung. Es fällt uns schwer, die Wirklichkeit aus der Bewegung, aus der Perspektive des Zeitflusses als Prozeß zu sehen. Wir betrachten und beurteilen die Wirklichkeit im Ergebnis. Krankheit aber ist nicht, sie wird – auch dann noch und vielleicht erst recht, wenn die Diagnose schon feststeht. Im Fluß der Zeit gestaltet sie sich in allen Dimensionen menschlicher Existenz, im Seelischen und Körperlichen, im Geistigen und Sozialen und wechselnd zwischen diesen Ebenen. Sie hält sich nicht an Rangordnung und Reihenfolge. »Der Anfang, genauer, das Vorher Nachher, der Vortritt ist unentscheidbar.« (v. Weizsäcker) Das punktuelle, berechenbare Nacheinander der linearen Zeit gibt es nur im mechanischen, institutionalisierten Zugriff auf die Krankheit. Indem Krankheit aber wird, ist sie das lebendige Sein der Zeit, das zugleich Stillstand und Fließen, zugleich Schöpfung, Überschneidung und Wiederholung ist. Selbst-Heilung ist nicht planbar, nicht berechenbar. Sie wird nicht hergestellt, sondern stellt sich ein. Sie folgt einer anderen Zeit und hat zur Voraussetzung, daß wir im Prozeß unseres Lebens überhaupt mit verschiedenen Formen von Zeit in Kontakt kommen.

Wir bewegen uns im Fluß der Zeit und wissen dennoch nicht, warum die Zeit vergeht. Indem wir uns an die Ergebnisse halten, machen wir uns blind gegenüber den Prozessen des Wandels, des Wachsens, der Wiederkehr. Obwohl wir anderen Dimensionen der Zeit begegnen, werden wir sie nicht gewahr. Das Vergehen der Zeit erleben wir als Zeichen und Werk einer fremden Dynamik, die den Lauf unseres Lebens bestimmt. Indem wir scheinbar gar nicht anders können, entledigen wir uns der Verantwortung für unser Leben, ziehen uns auf die Rolle der Opfer zurück. Die gelebte Zeit ist nicht eine autonome Kraft, die uns einfach umtreibt. Wir können Verstreichen der Zeit nicht durchbrechen, den uns vorgegebenen Strukturen nicht einfach entziehen, wenn wir überleben wollen. Die Hilflosigkeit aber, die wir dieser treibenden Kraft gegenüber spüren, ist Ausdruck jener Eindimensionalität, mit der wir Zeit wahrnehmen. Wir übersehen, daß wir selbst ein Teil der treibenden Kraft sind. Im Kontext unserer Lebensweise arrangieren wir nämlich den Fluß der Zeit. In Übereinstimmung mit vorausgegangenen Erfahrungen und vorweggenommenen Dimensionen der Zukunft, aber auch in Übereinstimmung mit dem, was wir mit Bezug auf Vergangenheit und Zukunft vermeiden und verdrängen wollen, ordnen wir die Zeit, unsere biographische Gegenwart. Mit fieberhafter Eile werden wir von dieser Zeitwahrnehmung, der wir uns ausgeliefert haben, davongetragen, den Tod als letzte Lektion, verdrängend. Es bleibt nicht aus, daß in dieser Eindimensionalität gelebte Zeit zu schnell vergeht, daß wir nie genug davon haben, um Erfüllung zu finden.

Die Folge einer solchen Zeitwahrnehmung kann Krankheit sein, wie ich hoffentlich zeigen konnte. Krankheit ist Verlust der eigenen Wahrheit, Ausdruck einer Krise im Sein. »Das Herz des Seins aber ist die Zeit.« (75) In der Eindimensionalität der Zeitwahrnehmung verweigern wir uns der Zeit durch ihre Festlegung, durch ihre Identifikation mit dem Gewordenen, der Tat. Wir öffnen uns nicht der Unendlichkeit, die Zeit uns wirklich anbietet und vermittelt. Das Bewußtsein rast herum, der Körper wird verschlissen. Wir versuchen immer wieder Zeit in der Zukunft zu erlangen und werden uns der Gegenwart nicht inne. Befriedigung kann nicht Wirklichkeit werden, dem Pflanzen folgt keine Ernte, in der wirklich »eingeholt« wird. In der Stunde der Befriedigung geschieht etwas durch »Lassen«, nicht durch »Tun«. Das Tun geht ihr voraus und kommt in der Befriedigung zur Erfüllung. Die lineare Zeit ist an die ablaufende Stunde gebunden, aber in jeder dieser Stunden unseres verplanten Lebens können wir mit jener anderen Zeitdimension der »Unendlichkeit«, der »Offenbarung«, der »Gnade«, der »Spontaneität«, der »unentdeckten Möglichkeit« in Berührung kommen. Keine Zeit muß nur einengend sein. Auch die verplante Zeit befähigt, kann zur Quelle der Inspiration, der Spontaneität des Tagtraumes, des Widerstands gegen das werden, was uns zugemutet wird. In dieser Öffnung zur Unendlichkeit offenbart sich, was wir eigentlich schon wissen, aber immer wieder vergessen und verdrängen: daß das, womit wir uns freiwillig und gezwungenermaßen identifizieren, nicht alles ist, was uns möglich ist und was wir wünschen. Die Stunde der Offenbarung ist nicht die Flucht vor der Wirklichkeit, sondern Verstehen und Kritik zugleich. Im Innehalten bringt der Augenblick eine andere Dynamik der Zeit als die, die sichtbar geworden ist, zum Vorschein. Das ungelebte Leben tritt hervor, das Verborgene enthüllt seine Realität. Andere Möglichkeiten der Zeitpraxis blitzen auf, unser Tun kann eine andere Richtung bekommen. Angesichts einer solchen Zeitdimension können unsere Prinzipien ihre Starrheit verlieren und für Alternativen offen werden. Lineare Reihenfolgen werden zugunsten anderer Dinge

unterbrochen. Fließende Zeit ist nicht nur Ausdruck des Vergehens, sondern zuallererst Ausdruck des Lebendigen, das immer wieder auf neue Möglichkeiten verweist, diese gleichzeitig aber als geschichtliche auch relativiert. Die Unabkömmlichkeit, die Unverzichtbarkeit unserer Person, auf die wir oftmals noch angesichts des Todes pochen, ist die Verweigerung des Einblicks in die Endlichkeit wie auch Unendlichkeit der Zeit.
Die vertrauten Bilder und Taten, mit denen wir im linearen Umgang mit der Zeit unsere biographische Zeit angefüllt haben, sind Inszenierungen und Darbietungen, die mehr als einen Anfang und ein Ende haben. Wir machen die Symptome, die wir nur zu haben glauben. Die verborgene Dynamik erweist sich in einer Situation als die eigentliche Dimension. So treten Körperkrankheiten und körperliche Symptome oft als Reaktion auf einen äußeren oder inneren Verlust auf. Als besondere Form der Trauerarbeit ergreifen sie die Zeit – inmitten anderer Beschäftigungen, mit denen der Betroffene die Arbeit am Selbst noch zu vertagen versucht.

Ein 48jähriger Pianist schneidet sich beim Brotschneiden in den Finger und muß 2 Monate mit seinem Beruf aussetzen. Kurz nach dem Unfall sagt er: »Jetzt werde ich mein Problem lösen, jetzt habe ich Zeit für meine Frau und meine 10jährige Tochter.« – Einige Monate vor dem Unfall war er in Psychotherapie gekommen, weil seine Ehe gefährdet wäre. Er gebe zu viele Konzerte und reise zu viel herum. Seine Ehe leide unter diesen Aktivitäten. Seine Frau mache nicht mehr mit, und er wisse nicht mehr ein noch aus. Er liebe seinen Beruf, welcher Reisen verlange, aber er liebe auch seine Frau, die Häuslichkeit wolle ... Der Patient gefährdete mit seiner Reisetätigkeit die eigene Ehe wegen eines noch nicht verarbeiteten Verlusts. Er hatte früher eine 10jährige Tochter, die er ... immer abgelehnt hatte, durch einen Autounfall verloren. Er fühlte sich schuldig. (3, 25)

Die verborgene Dynamik macht dem Finger das Klavierspiel für eine bestimmte Zeit unmöglich, weil etwas Existentielles nach Zeit verlangt. Die Krankheit wird zu einem Akt der Selbstheilung. Jede Zeit enthält mehr als das, was geschieht oder geschehen ist. Indem wir von den eingefahrenen Gleisen abkommen, entpuppt sich die Routinefahrt als Entdeckungsreise in bisher unbekannte Regionen des Selbst. Die Zeit, die für so klare und eindeutige Ziele vorgesehen war, legt frei, was uns selbst verborgen war, was wir glauben verdrängen zu müssen. Neben der Arbeit wohnt die Liebe, neben dem Versuch, das Leben materiell abzusichern, wächst die ahnende Angst, daß uns dies angesichts der Vernichtungspotentiale auf dieser Welt nicht retten wird. Alles braucht seine Zeit: die Arbeit, die Liebe, die Angst, der politische Kampf. Um die Dinge wahrzunehmen, müssen wir uns der Zeit öffnen. Nur als offene Menschen werden wir unserer Geschichtlichkeit inne und der Möglichkeit gewahr, daß wir uns als Menschen immer und gerade auch durch das definieren, was wir noch nicht sind. Die ziellose Aufmerksamkeit auf das, was sich ereignet, was die Zeit an Vielfalt enthält, legt die Perspektive des Prinzips Hoffnung frei, aus der sich der Widerstand nährt. Sich Zeit lassen, heißt Zeit in die Zeit geben. Dies scheint uns schwer. Aber

ohne daß wir es bewußt tun, begegnen wir in der Natur und in uns täglich einer Zeitform, die uns eine andere Zeitpraxis lehrt. Die der linearen Zeit entsprechende polare Gegenform ist die zyklische Zeit. Auch sie hat eine ausgedehnte Abfolge, aber diese ist periodisch wiederkehrend.
Eingebettet in den Naturrhythmus zyklischer Wiederkehr von Ebbe und Flut, Winter und Sommer, dreht sie sich ständig im Kreise und kommt nirgendwo an. Zyklische Zeit hat das Versprechen einer spezifischen »Unendlichkeit« – die Sicherheit der nächsten Saison, des nächsten Winters, des Sommers, des Einatmens nach dem Ausatmen, der Menstruation. In Bewegung und Gestaltung, aber ohne ein bestimmtes, linear zu erreichendes Ziel. Die zyklische Zeit der Wiedergeburt, eine Zeit der endlosen Zyklen von Sommeranfängen, eine Zeit von Sonnenauf- und Sonnenuntergängen, eine Zeit der Jahreszeiten, eine Zeit der Lebewesen, die geboren werden und sterben. Für die Anhäufung von Schuld und Eigentum eignet sich diese kosmologische Zeit nicht. Ein neuer Anfang ist immer wieder möglich und nötig. Das ist die Botschaft, die uns manchmal in der Neujahrsnacht noch streift.
Die Uhr der zyklischen Zeit hat eine andere »Pünktlichkeit«. Sie bedarf einer anderen Aufmerksamkeit. Ihre Wahrnehmung setzt vertrauende Passivität voraus, die Fähigkeit, abwarten zu können. Die Wahrnehmung der Zeit ist an die Selbstbewegung des Wahrnehmenden gebunden. Sie ist eine Form der »Selbsttätigkeit«, nicht eine Funktion der Physiologie. Wahrnehmen und Bewegen bilden eine Einheit (78). Die willkürliche Begrenzung der Zeit und ihre Reduktion auf e i n e Dimension erweist sich als Sicherungsversuch gegen die Unendlichkeit und Unbegrenztheit des Flusses von Zeit. Die Wahrnehmung von Zeit ist ein Erlebnis. Denn in allem, was wir wahrnehmen, begegnen wir uns selbst. Die Entscheidung zu einer bestimmten Haltung gegenüber der Zeit ist mitverantwortlich für die Art und Weise, wie die Zeit wahrgenommen wird; ob sie als sinnlicher Genuß oder als Bedrohung der Existenz erlebt wird. Die Wahrnehmung der Zeit ist also eine »Leistung«, eine Tätigkeit, in der wir unser Verhältnis zur Umwelt interpretieren. Zeit ist nur dann objektiv, wenn man sie zur Ruhe zwingt, sie zur physikalischen Zeit macht. Wie »wirklich« ist also Zeit? Sie ist als biologische Zeit ganz offenbar unsere Sache, nicht die der Natur, wenngleich sie alle Rhythmen der Natur kennt. Zeit ist an unsere Sinne gebunden, ist Teil von uns, geprägt und geformt im Prozeß unseres Lebens. Unser subjektives Zeiterleben spiegelt die Vielfalt in der Wirklichkeit von Zeit wider. Es unterwirft sich nicht der Uniformität, mit der Zeit gemessen wird. Wenn unsere Körpertemperatur ansteigt, scheint Zeit schneller zu verrinnen. Kinder »fiebern« dem Gewünschten entgegen. Der Genuß von Tee, Kaffee, Drogen und Medikamenten hat einen deutlichen Einfluß auf unser Zeitempfinden. Zeit verrinnt schneller, wenn viele Informationen auf uns einstürmen. Sie wird langsamer, wenn sich wenig tut. In Situationen, zu denen wir Ja sagen, vergeht die Zeit schnell. Momente, die uns nicht liegen oder gar Angst machen, deh-

nen sich zu Ewigkeiten aus. In der tiefen Depression scheint nicht nur die Zeit zum Stillstand zu kommen, sondern wir selbst werden bewegungslos. Helligkeit und Dunkelheit verändern die Zeitempfindung. Wir alle kennen die veränderte Zeiterfahrung aus dem Urlaub, die uns so entspannt. Die Veränderung, die wir wahrnehmen, sind wir selbst. Wir lassen eine andere Zeitpraxis zu, wenn wir beispielsweise nach »Lust und Laune« essen und nicht, weil wir pünktlich unsere Mahlzeiten hinter uns bringen müssen. Dem Glücklichen schlägt die Stunde eben nicht. Manche begegnen der »Zeitverkehrung« in der Therapie, die in sehr komplexer Weise mit der Zeit arbeitet. Sie kehrt im Prozeß der Suche nach uns selbst die Reihenfolge von Vergangenheit, Gegenwart und Zukunft um und entdeckt sie als unauflösbar ineinander verwoben. Je tiefer wir berührt, ergriffen und verwickelt werden, um so mehr mischen sich die Dimensionen der Zeit. Wir tauchen ein in die Unendlichkeit der Zeit, verlieren die Gewalt über Zeit und Raum als den uns absichernden Koordinaten, erleben möglicherweise jenseits der biographischen Zeit eine transpersonale Zeit. Von einer solchen tiefenpsychologischen Erfahrung berichtet ein Psychiater nach einer LSD-Lehrsitzung:

Auf einer anderen Ebene wurde ich zum gesamten Weltall; ich erlebte das Schauspiel des Makrokosmos mit unzähligen pulsierenden und vibrierenden Milchstraßen und war zugleich dieser Makrokosmos. Diese strahlenden und atemberaubenden kosmischen Bilder waren vermischt mit Erlebnissen des ebenso wunderbaren Mikrokosmos – vom Tanz der Atome und Moleküle bis zu den Ursprüngen des Lebens und der biochemischen Welt der einzelnen Zellen. Zum ersten Mal erlebte ich das Universum so, wie es wirklich ist: ein unergründliches Geheimnis, ein göttliches Spiel von Energie. Alles in diesem Universum schien bewußt zu sein. Nachdem ich die Möglichkeit des fötalen Bewußtseins hatte akzeptieren müssen, stand ich nun einer noch verblüffenderen Erkenntnis gegenüber: daß möglicherweise das Bewußtsein alle Existenz durchdringt. Mein wissenschaftlicher Geist wurde durch diese Möglichkeit hart bedrängt, bis ich erkannte, daß zwar viele dieser Erfahrungen mit unserem gesunden Menschenverstand unvereinbar waren, aber nicht notwendigerweise außerhalb des Bereiches der Wissenschaft standen. (26, 135)

Unter der Oberfläche der Zeitbeherrschung tobt heimlich das Zeitchaos. Der Preis für ein Leben in der Eindimensionalität linearer Zeit und ihrer Gewaltsamkeit ist der ständig nagende Zweifel an der Fiktion von der Beherrschbarkeit der Zeit. Manche opfern dieser Fiktion ihr Leben, zumindest ihre Gesundheit. Die einengende Wahrnehmung von Zeit kann krank machen. Wir sind im Laufe unseres Lebens systematisch von einer offenen Zeitwahrnehmung, vor allem von der Wahrnehmung biographischer Zeit getrennt worden. Die »andere« Zeit hat allenfalls im Traum unsere Unterwelt bewegt. Wozu die Krankheit uns zwingt, dahin kann Bewußtheit uns tragen. Als Gegenpol bedarf die lineare Zeit der zyklischen Zeit, um im Kontext biographischer Zeit Leben zu ermöglichen. So wichtig das zielorientierte Voranschreiten mit der linearen, erzeugenden Zeit auch ist, tötet sie auf Dauer doch das Leben ohne die bergende, integrierende, den Weg beachtende Kraft der zyklischen Zeit. Das ist die Interaktion des männlichen Prinzips, der männlichen Energie oder Lebensform mit dem weiblichen Prinzip und seiner davon unterschiedenen, aber entsprechenden Lebensform. Wird dieser rhythmische Zusammenhang unterbrochen, reduziert sich mit der Bewegung auch die Wahrnehmung der Vielfalt, die Zeit. Die Freude, der Schmerz, die Ekstase, die Spontaneität sind keine Kinder der linearen Zeit; sie sind akkumulativer Berechnung unzugänglich. Gefühle leben »ihre« Zeit.

Wir können unseren Zeitsinn ändern, können üben, daß wir selbst Zeit sind. Festgelegte Zeitstrukturen, lineare Abläufe können aufgehoben werden. Wir geben Zeit in die Zeit, lineare Zeit und Zeitlosigkeit lösen sich ab, treten nebeneinander. In zahlreichen Kliniken der USA werden bei bestimmten Operationen zum Beispiel Bio-feedback-Methoden eingesetzt, die das Gefühl verstärken, viel Zeit zu haben. Die Verlängerung der Zeitintervalle hat eine schmerzentlastende Funktion, der Schmerz wird verteilt. Die Schmerzerfahrung verengt gewöhnlich den Zeitsinn und diese Verengung läßt den Schmerz stärker erscheinen. Indem wir den Zeitsinn »ausdehnen«, können wir offenbar den Schmerz »zusammenziehen«. Leben ist Spannung, Pulsation zwischen Ausdehnung und Zusammenziehen (Reich). Die Pharmakologie arbeitet seit langem mit dieser Erkenntnis. Fast alle Schmerzsubstanzen verändern das Zeitgefühl der Patienten. Sie erfahren dies allerdings selten als Bewußtseinserweiterung, sondern eher als Bewußtseinstrübung. Das Leben erscheint wattiert. Es wird medikalisiert.

Wiederholungstätigkeiten sind eine andere Form, die Zeitwahrnehmung zu verändern. In ihnen wird der Stillstand der Zeit manchmal erfahrbar. Beruhigende Tätigkeiten wie das Angeln gehören deshalb im Volksmund nicht zu Unrecht zu jenen Tätigkeiten, mit denen man die Zeit totschlägt. Daß Kinder die Zeit vergessen können, macht uns leider zu schnell ärgerlich, um das lebenserhaltende Moment daran bewundern zu können. Wie schwer die Erfahrung des zeitlosen Seins ist, in der alles Tun aus dem Bewußtsein geraten ist, weiß jeder, der sich ernsthaft um Meditation bemüht hat. Das Gefühl der Erleichterung, der Ruhe und Gelassenheit, das mit dem Loslassen verbunden ist, vermittelt offenbar ein Gefühl der Befreiung, das die Erfahrung mit der Zeitangst umso eindringlicher macht. Ich muß nicht müssen! Und gleichzeitig kann nur eine solche, bewußt gewordene Erfahrung die Basis für die Hoffnung sein, daß uns das Verrinnen der Zeit nicht mehr so ausschließlich im Griff behält. Kein noch so beruhigendes Medikament kann die mit dieser Erfahrung sich einstellende Stille herstellen. Auch Meditationen verfehlen ihre Wirkung, wenn sie zu Entspannungstechniken verkommen, die nur kompensieren, was es eigentlich zu verändern gilt. Wenn es nicht zur Erfahrung der Mitte kommt, führt auch die Meditation uns nicht zum Zentrum unserer Krankheit. Heilung braucht Zeit!

Das Beispiel einer Patientin mag deutlich machen, was damit gemeint ist.

Eine 30jährige, überangepaßte, mit den Bedürfnissen ihres Mannes und ihrer Kinder identifizierte und im Beruf aufgehende Frau mit charakteristischer Lebensgeschichte und Persönlichkeit erkrankte nach einer Lebenskrise an einem Reticulosarkom (Krebs des Bindegewebes) in der Herzgegend, das trotz intensiver Chemotherapie so rasch wuchs, daß sich binnen Tagen hühnereigroße Matastasen bildeten.
Als ihr eröffnet wurde, daß sie wahrscheinlich nur noch wenige Wochen zu leben hätte, erklärte ihr eine Freundin, die es aus eigener Erfahrung wußte, daß es möglich sei zu lernen, selbst mit Hilfe der geistigen Kräfte zur Heilung beizutragen. Die Patientin machte in Selbsterfahrungsgruppen tiefgreifende Erfahrungen, die ihr erlaubten, ihre Depression zu lockern, Verzweiflung zuzulassen und gleichzeitig neue Hoffnung zu schöpfen und damit dem Leben neuen Sinn zu geben. Außerdem lernte sie den Imaginations-Biofeedback-Prozeß so wirksam, daß sie »nach Bedarf« die Anzahl ihrer weißen Blutkörperchen verdoppeln und verdreifachen konnte. Nach 6 Monaten war kein Tumor mehr nachweisbar. Doch sie hatte noch Krebs. Eine tiefe Enttäuschung erlebte sie als so streßvoll, daß sie ein Magengeschwür entwickelte, welches sie zunächst erfolgreich »wegmeditierte«; die Verdrängung aller mit der Enttäuschung zusammenhängenden Gefühle verbrauchte jedoch so viel Lebenskraft, daß die Krebsabwehr zusammenbrach und sie binnen weniger Wochen – trotz fortdauernder Chemotherapie – neue Tumore entwikkelte, die nach Wiederaufnahme der psychotherapeutischen und meditativen Selbstarbeit ein zweites Mal völlig verschwanden.
Das Verschwinden der Tumore ist jedoch nicht die Heilung, sondern die allmähliche und radikale Umstellung auf ein dem eigenen Wesen gemäßes Leben. Auch wenn die Patientin in der Lage ist, mit Hilfe ihrer geistigen Kräfte die Chemotherapie so zu unterstützen, daß ausgedehnte Tumormassen in kurzer Zeit verschwinden, ist sie doch immer noch krebskrank, solange sie nicht lernt, Lebenskrisen bewußt zu durchleiden, statt ihre Lebenskraft in der Verdrängung und Verleugnung der mit unausweichlichen Konflikten verbundenen Gefühle zu vergeuden. (9, 11)

Auch andere klinische Untersuchungen zeigen, daß Erfahrungen, die mit der Wahrnehmung von zyklischer Zeit und Zeitlosigkeit umschrieben werden können, von meßbaren physiologischen Veränderungen begleitet werden. Bei Personen, die beispielsweise unter erhöhtem Cholesterinspiegel leiden, senkt sich dieser um 20%, wenn sie regelmäßig meditieren. Auch andere Symptome des Zeitsyndroms pendeln sich ein. Wie diese Wirkungen zustande kommen, kann man erst erahnen. Daß beispielsweise Persönlichkeitsmerkmale eine zentrale Rolle spielen, scheint plausibel. Je blockierter und desintegrierter eine Person ist, desto schwerer wird sich jemand aus der Ordnung der linearen Zeit freiwillig wegbegeben. Menschen, die eher als zufrieden, als integrierte Persönlichkeiten anzusehen sind, sind für Verschiebungen und Verzerrungen der Linearität von Zeiterfahrung empfänglicher, ähnlich wie Kinder, denen man die Chance, Kinder zu sein, gelassen hat.
In der Begleitung der Patientin, deren Erkrankungen u.a. mit der Wahrnehmung der Zeit korrespondieren, müssen Arzt und Therapeut der Erfahrung nicht-linearer Zeit überhaupt erst einmal einen Platz einräumen. Daß dies allein schon eine ungeheure politische Herausforderung ist, wird jeder ermessen können, der die Struktur unserer Krankenhäuser und die Fünf-Minuten-Praxis der ambulanten Behandlung sich vor Augen hält.

Die Kultivierung einer komplementären Zeitwahrnehmung, d.h. die Orientierungsfähigkeit in der normalen Raum-Zeit-Ordnung als auch die Wahrnehmung der bewegungslosen Stille sind unabdingbare Voraussetzungen einer am Leben orientierten Gesundheit, die weniger ein Zustand als vielmehr ein Habitus ist. Um im Sinne v. Weizsäckers zu sprechen: Der Gestaltkreis, in dem wir dem Prozeß des Lebens folgen, ist nicht ein Symbol für eine ruhende oder im Gleichgewicht verharrende Beziehung. Als Symbol drückt er vielmehr die Widersprüchlichkeit von Festigkeit und Fließendem, von Bestehendem und Bewegung aus. So auch von festgelegter Zeit und Zeitlosigkeit.

Wird Zeit, daß wir leben! – Hoffnung ist das Motiv des Denkens

Die Hoffnung der linearen, »männlichen» Zeit ist die Hoffnung, die gleichsam von Resultat zu Resultat schreitet. Noch während man das eine tut, tritt das andere schon auf die Bühne. Von Genuß und Ruhe, von Erleiden und Durchleben, von Befriedigung ist nicht die Rede.

Die Hoffnung zyklischer und vor allem biologisch-biographischer Zeit ist die Sehnsucht des Menschen nach kreisförmiger Ganzheit und Wiederkehr. In dieser Hoffnung auf Leben ist der Tod enthalten. Wenn wir uns dieser Sehnsucht nach Zeitlosigkeit öffnen und in uns Gestalt werden lassen, erkennen wir, daß wir bereits unser ganzes Leben lang sterben müssen, um leben zu können. Die Erfahrung der Unendlichkeit schließt die Endlichkeit ein, das ist die tiefe Erfahrung der Polarität. Die Erkenntnis, in welchem Ausmaß gerade die für das Leben offene Zeit zu seiner Lähmung, Einengung und Tötung beiträgt, ist eine Einsicht in die bestürzende End-Gültigkeit fehlgeleiteter Prozesse und zugleich Ahnung davon, daß es auch anders sein könnte. Hoffnung meint, daß es etwas im Menschen gibt, das sich gegen diese Art der Unterdrückung, Verstümmelung und Pervertierung zur Wehr setzen wird.

Das lineare Denken ist mit seiner Zeitberechnung an das Ende seiner Möglichkeiten gekommen. Wird es so einseitig fortgesetzt, bezahlt die Menschheit mit dem Tode, was einzelne Menschen schon jetzt tun. Partikulares Denken ist ein zeitlich und räumlich eingegrenztes Denken, ein Binnen- und Inlanddenken, durch das jedes andere, jedes draußen zur Gefahr, zum Gegenspieler und Kontrahenten wird. Dem Nutzer der Zeit steht der gegenüber, der die Zeit verstreichen läßt, dem aktiven Mann die passive Frau, dem stetig wachen Erwachsenen das träumende Kind. Gegen die Zeitvertreiber ist Sicherung nötig – und das bedeutet letztlich Krieg, denn sicher ist man erst dann, wenn die anderen sich untergeordnet haben oder vertrieben wurden. Den alltäglichen Zeitimperialismus kennen wir gut. Das Inland –

die Fleißigen, Pünktlichen, Erfolgreichen – wird glorifiziert, das Ausland – die Nur-Hausfrauen, Gammler, Arbeitslosen, Asylanten – wird dämonisiert. Im Zeitdenken dieser Art sind alle Kriege Verteidigungskriege – selbst im Krieg gegen sich selbst verteidigt man die Bedürfnisse der Familie, deren Lebensstandard man halten will. Die Angst vor der Weite, vor der Unendlichkeit ist sicher eine wichtige Ursache für partikulares, zeitlich eingeengtes, ausschnitthaftes Denken. Leben soll sich in Ausschnitten, in Zeitabschnitten abspielen. Aber der Ausschnitt ist nicht das Leben selbst. Leben versucht immer wieder die Grenzen, die man ihm gesetzt hat, zu überschreiten.
Wenn die Stunde der Geburt gekommen ist, nutzt es nichts, nach dem Vater zu rufen. Jetzt muß sich wirklich ein Schoß auftun, damit ein neuer Anfang gesetzt werden kann. Die lineare Ordnung korrespondiert in ihrer Einseitigkeit nicht mehr mit der Ordnung des Lebens. Das Prinzip der Verengung ist zu weit gegangen. Die Flucht der Männer in den Weltraum ist umsonst, selbst wenn sie die Frauen mitnehmen, müssen sie ihre Siegesgewißheit mit dem Tod bezahlen. Wird Zeit, daß wir leben!

Wird Zeit, daß wir leben,
denn lebend und sterbend können wir die »Zeit« des Lebens verlieren. Gesundheit ist nicht, sie wird. In ihr betrachten wir den Prozeß des Werdens, den Gestaltungsakt des immer wieder Geborenwerdens.

Wird Zeit, daß wir leben!
Wir haben das Leben nicht einfach durch den Akt der Geburt gewonnen, es ist nicht in unserem Besitz, sondern immer wieder neu nur eine Potenz, eine Möglichkeit, die wir ergreifen müssen, um sie zu besitzen. Auch Gesundheit ist nur eine Möglichkeit, sie ist ein Stoffwechsel, eine Lebensqualität, die im Austausch und in der Auseinandersetzung mit der Natur, den Formen der gesellschaftlichen Organisation von Produktion und Reproduktion und in der Beziehung zu anderen Menschen entsteht oder auch mißlingt.

Wird Zeit, daß wir leben –
das meint auch: wird Zeit, daß wir genauer nachfragen, w i e die Bedingungen dieses Lebenskampfes aussehen. Ob der Kampf um unser Brot, um unsere sinnliche Befriedigung, um die Zeit mit unseren Kindern, um unser Wissen, um unsere politische Arbeit und gesellschaftliche Stellung wirklich eine Auseinandersetzung um die Möglichkeit von Leben ist – oder eher dazu dient, dieses konkrete Leben zu verdrängen, zu vertagen, zu verdächtigen, ihm die Zeit zu stehlen. Die Mahnung an die Zeit des Lebens verweist auf die verworfenen, verlorenen und versäumten Möglichkeiten, die den schmalen Bereich des wirklich Gewordenen umlagern. (Jaspers)

Wird Zeit, daß wir leben –
nicht nur die anderen. Wer Perspektiven für andere entwickelt, muß sich wenigstens mit den eigenen anfreunden. Auf dem Marsch durch die Institutionen haben wir uns selbst wider besseres Wissen viel zu oft liegen gelassen.

Wird Zeit, daß wir leben!
Wenn wir unserem Leben keine Zeit geben, mischt es sich selbst ein, mit Symptomen, Süchten, Sehnsüchten, Verweigerungen, Defekten und anderem mehr. Mit großen Erklärungen beenden wir manchmal Beziehungen, denen wir nicht einmal die Zeit zur Entwicklung gegönnt haben.

Wird Zeit, daß wir leben.
Das heißt auch, daß wir Zeit erleben. Das wiederum bedeutet: Unberechenbares ohne Angst zu akzeptieren, nicht allem vorzugreifen, auf wirklich Erlebtes zurückzugreifen, das Gewesene erhalten und das Unmögliche zulassen, Veränderungen nicht als Verlust zu betrachten und dem Augenblick Bedeutung zu geben.

Wird Zeit, daß wir leben:
ein ungeduldiges Plädoyer für die Geduld, sich der Gestaltungsarbeit am subjektiven wie kollektiven Prozeß des Lebens jetzt und sofort und gleichzeitig lebenslang zu stellen.

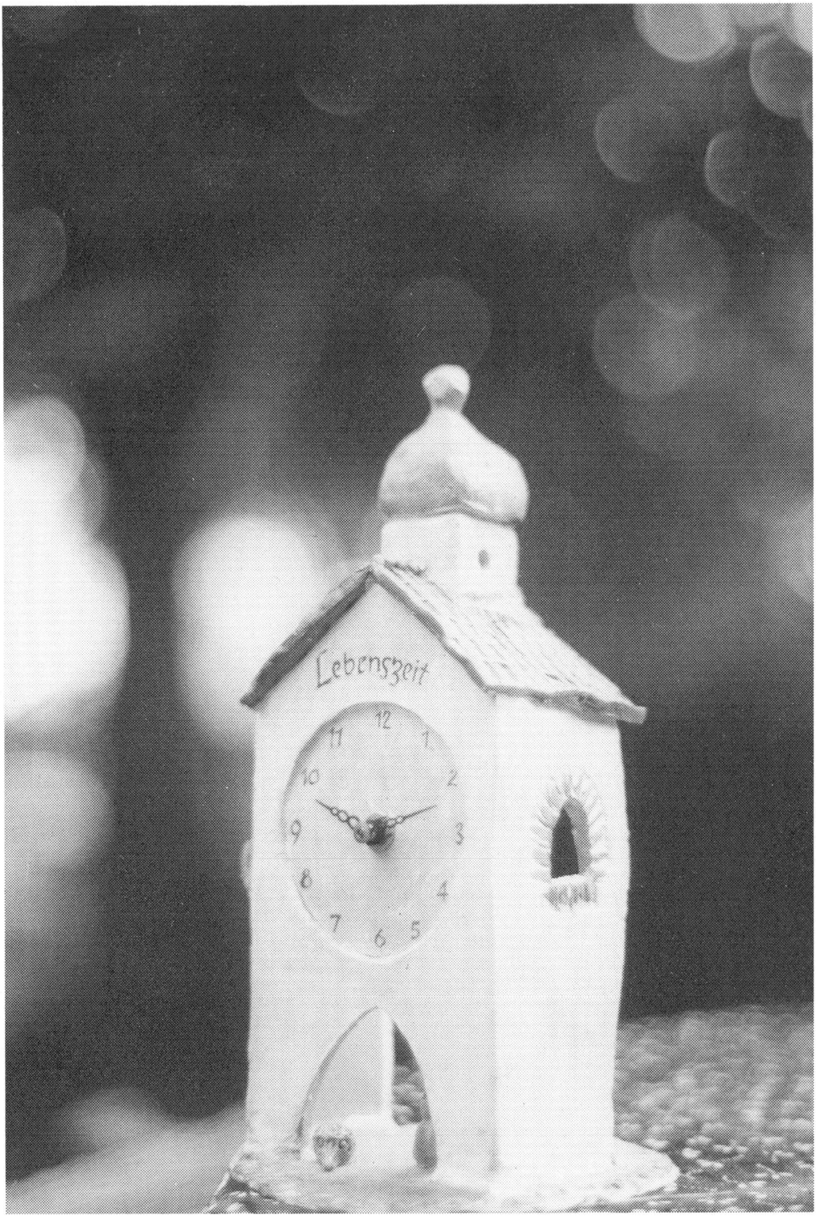

LEBEN BRAUCHT ZEIT
ist das Gebot der Stunden

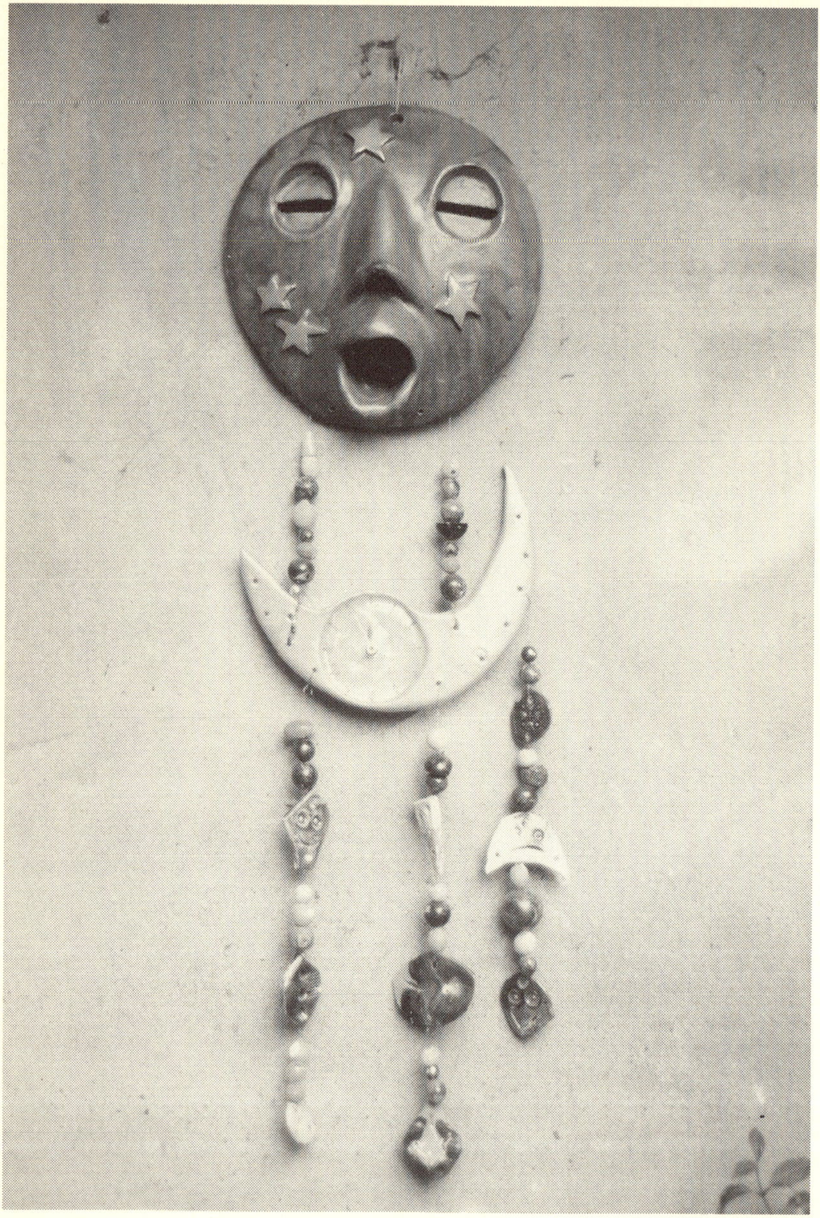

DER ZEIT-FRESSER

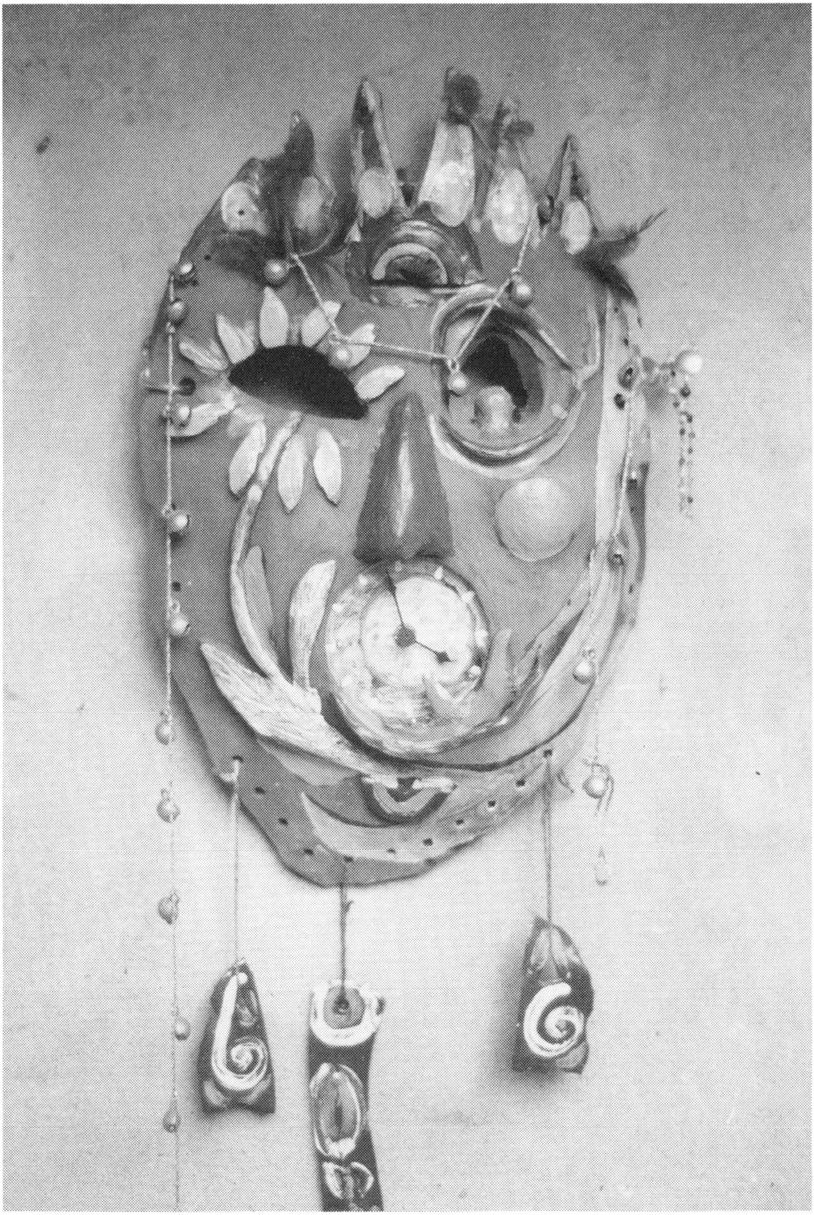

DIE UHR
zwischen Mond und Sonne
Nacht und Tag
Winter und Sommer

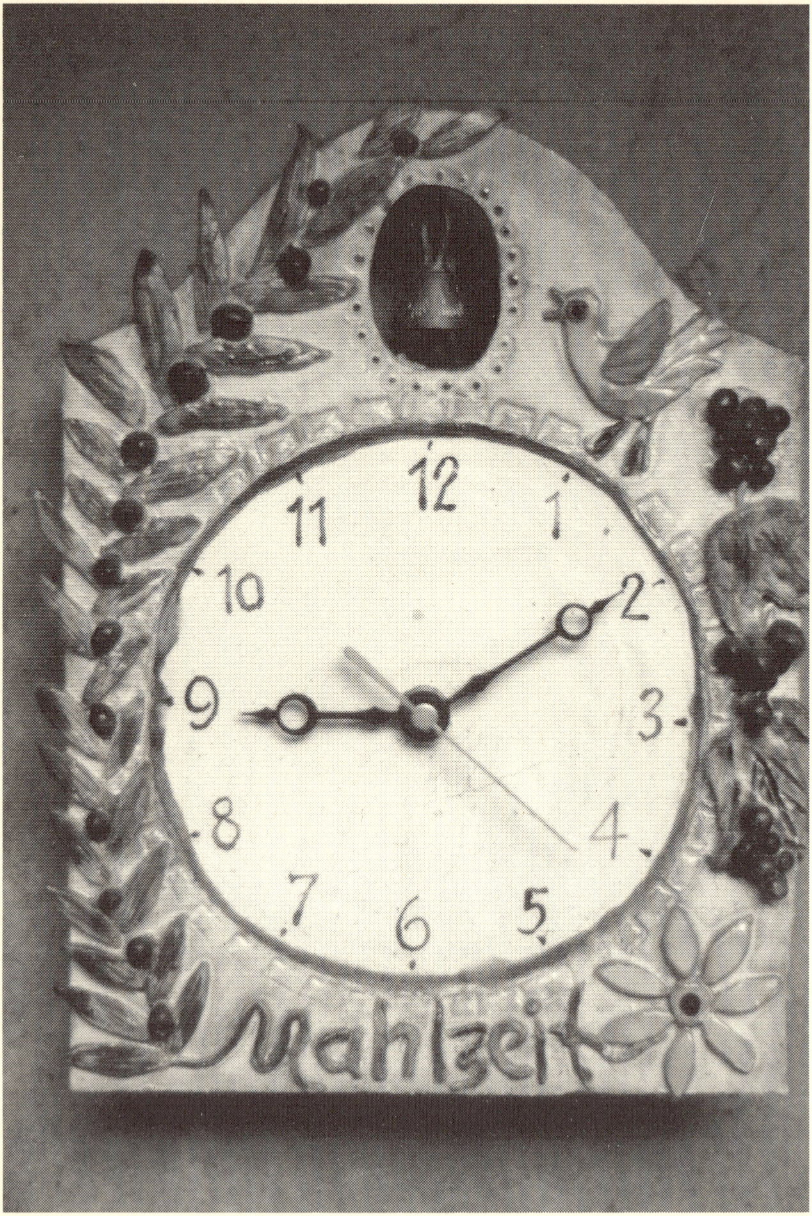

MAHL-ZEIT
wenn du ißt, dann esse

WEIBLICH – MÄNNLICH
SOZIALE GESTALTUNGSPRINZIPIEN DES LEBENDIGEN

Denkprozesse

Öffentlicher Vortrag anläßlich der Frauenwoche in Bremen, Sommer 1985

Erstmals erschienen in:
Christliches ABC – heute und morgen
DIE Verlag H. Schäfer GmbH, 6380 Bad Homburg

Graben, wo man steht – Geschichte ergründen, auch aus den bitteren Wurzeln

In einem Interview reflektiert Horst Eberhard Richter:
»Die Angst, wertlos oder gar verlassen zu sein, wenn man selber nicht groß und mächtig werden oder zumindest an kollektiver Größe und Macht teilnehmen kann, ist eine kollektive Männer-Neurose.«
Frage:
Sollten Frauen von der Angst, wertlos oder gar verloren zu sein, verschont bleiben und wenn nicht, wie sehen ihre Verarbeitungsmuster aus? Statt kollektiver Männer-Neurosen kollektive Frauen-Depression? Ist es »nur« ein Ergebnis der Männerdominanz, daß unsere Zivilisation – wie Richter weiter beschreibt – wesentlich durch magische Allmachtsphantasien und die Unterdrückung kindlicher Ohnmachtsgefühle geprägt ist? Ohne die glänzenden Augen von Nancy Reagan wären die Allmachtsphantasien des amerikanischen Präsidenten halb so schön. Und wer zeigt dem kleinen Jungen eine andere Umgangsweise mit der Ohnmacht als die der Verdrängung und Verwandlung zur Vorstellung von Allmacht? Wird der Patriarch geboren? Über unser weibliches Geschlecht referiert Horst E. Richter auch. Wo Männer Leiden und Entsetzen verdrängen, setzen sich Frauen mit Angst, Trauer und Verzweiflung auseinander, entwickeln Widerstandskraft. Die Frauen, denen die gefürchteten und verachteten Minusmerkmale der »Ängstlichkeit und der Schwäche kulturell zugeteilt wurden, beginnen sich zu wehren und erschweren die gesellschaftliche Verdrängung der Atomkriegsbedrohung.«
Fragen:
Ist das vorbehaltlos unsere Erfahrung? Gibt es keine ängstlichen, traurigen, verzweifelten Männer? Keine Männer, die mit uns kapiert haben, daß die Atomwaffen durch die Kernspaltung des Gewissens entstanden sind und daß es im Krieg der Zukunft keine Gewinner mehr gibt? Und gibt es wirklich so viele Frauen, die hier und heute in der Lage sind, Angst und Trauer in Widerstandskraft statt in Selbstmitleid umzusetzen? Wenn die Ohnmacht der Frauen eine Macht werden soll, dann müssen sie ihre Leiden als Lebenszeichen begreifen und ihre Schmerzen als Zeichen des Wachstums. Dann dürfen wir uns – wie eine alte Sioux-Weisheit sagt – nicht einmal vor dem kleinsten Schmerzensschrei verstecken, um zu überleben. Feigheit bei den Sioux ist weder männlich noch weiblich, sie ist der Rückzug vom tatsächlichen wirklichen Leben mit all seinen Konflikten, Risiken und Schmerzen – und schon gar nicht ist sie nur körperlich.
Der Keimling wächst, indem er die Bohne sprengt, d.h. um die Ohnmacht mächtig werden zu lassen, müssen Angst, Trauer und Rückzug ihre Liebe zu Zorn, Lust, mehr Willen und Risiko entdecken. Weiblich-männlich als so-

ziale Gestaltungsprinzipien des Lebendigen hieße für dieses Beispiel, daß Frauen jene Form ihres Leidens überwinden lernen, die mit Lähmung und all jenen Merkmalen des in sich zurückgestauten und gekrümmten Lebens verbunden sind und aus der Erfahrung gerade dieses Leidens einen Prozeß entfalten, bei dem sich Leiden umwandelt in Sammlung, Energie und Willen. Die weibliche Fähigkeit, die Energie im Innern zu konservieren, bedarf der männlichen Fähigkeit, mit der Außenwelt aktiv in Verbindung zu treten, wie anders wäre sonst eine Sprengung der Käfige und die für unser Leben so notwendige Grenzüberschreitung vorstellbar?
Sind die starken Frauen und die leidensunfähigen Männer, die Horst E. Richter vor Augen hat, andere als die, die die Feministin Gisela Erler in ihrer Urwaldskizze beschreibt? (vgl. 16, 84 ff) Das Umland, das sie von einer erhöhten Lichtung aus durch das Fernrohr betrachtet, ist finster und mit Schaudern sieht sie in den dunklen schwülen Sumpf der Geschlechterlandschaft hinab.
Durchs Fernglas sieht sie Männer. Sie sind stiernackig, autoritär und sie schlagen ihre Frauen. Manche haben einen aufrechten Gang und sehen so aus, als könnten sie es noch zur Lichtung hinauf schaffen! Der Fortschritt ist immer oben! Das Bild der Frauen in diesem Land sieht Gisela Anna Erler noch trüber. Diese stehen nämlich an blitzenden Küchenherden und kochen für Onkels Geburtstag Jacobs-Kaffee, die Krönung, versteht sich. Sie waschen mit nagelneuen Waschmaschinen und bringen ihren Kindern nachmittags auf dem Spielplatz bei, ihr Eigentum zu verteidigen. Als Mütter drangsalieren sie ihre Kinder nachmittags mit den Schularbeiten, immer den numerus clausus im Kopf, und dann fahren sie sie noch zur Flötenstunde. Sie üben Terror aus – nur auf die Kinder? Natürlich gibt es auch andere Frauen in der Urwaldskizze, z.B. Einsteigerinnen aus Überzeugung: sie leben auf dem Land, töpfern, ernähren sich von Sozialhilfe und ziehen dabei Kinder groß. Falls ein Mann in ihrer Nähe lebt, kommt er aus der linken, der Ökobewegung oder macht zumindest sanfte Musik.

Wir können die Beispiele fortsetzen. Wir könnten sie differenzieren. Wir könnten auch mehr lachen darüber, wie uns diese Gesellschaft Männerdominanz als strammen Max serviert: da steht er mit geblähtem Brustkasten vor einem gewaltigen Straßenkreuzer und wirbt für Süßstoff. Mit muskulösen Fingern und aufgeblasenem Bizeps umklammert er einen Glimmstengel und wenn er mächtig unrasiert einen Wildbach durchwatet, klammert er sich an eine Rumflasche. Starke Männer brauchen offenbar ständig eine kleine Stärkung. Festigen wir unser Bild vom Mann und damit vom männlichen Prinzip nicht zu sehr an den Strohmännern der Geschichte, jenen Denkmalkriegern, Standbildfürsten und Werbekerlen, die viel weniger epochemachend waren als sie von ihrer Epoche gemacht wurden? Als Strohmänner des Patriarchats sind sie natürlich nicht weniger wirkungsvoll als die Strohwitwen, aber es ist schon ein Unterschied, ob wir das männliche bzw. weibliche Prinzip in seiner vergesellschafteten Form der Geschlechtsrolle von Mann und Frau oder als Gestaltungsprinzip des Lebendigen mit seiner weit über das Geschlechtsspezifische hinausweisenden Dimension beobachten. Im letzteren Fall beobachten wir, wie das Leben lebt und sich mit bestimmten Prinzipien auch in der Existenzweise von Männern und Frauen ausdrückt. Im ersteren Fall - also am Beispiel der vergesellschafteten Geschlechtsrollen – können wir eher beobachten, was für das Leben gehalten wird, obwohl es alles Lebendige behindert. Der Blick auf die Fixierungen der Geschlechtsrolle zeigt die Funktion solcher Rollen: sie hindern uns so frei zu sein, wie wir sein müssen, um zu überleben. Sie strukturieren sich nach dem Prinzip des Entweder-Oder und sind so eine Form der Kriegserklärung gegen das Lebendige, denn in dieser Alternative erstickt das Lebendige, wie noch zu erklären sein wird, weil es viel komplexer ist, als diese Korrelation von Entweder-Oder zuläßt. Hat irgendjemand hier wirklich die Erfahrung gemacht, daß, wo Liebe ist, nicht auch Haß und Wut sein können? Beide Gefühle tauchen viel eher an rhythmischen Bewegungen auf als im Entweder-Oder. Diese Rollen leben von der Klarheit des Oben und Unten, des Höheren und Niederen und es ist folgerichtig, daß die Frauen aus dieser Sicht – wenn sie überhaupt etwas sind – die Fortsetzung des Mannes mit anderen Mitteln sind, sozusagen die wildgewordenen Rippen. Auch Computer spielen eben manchmal verrückt.

Die Trennung als Weltanschauung – die technologische Sicht vom Lebendigen

Die Vergesellschaftung der Geschlechtsrollen hat ihre absolute Trennung zur Voraussetzung und beruht auf dem Glauben, alle Aspekte komplexer Phänomene wie beispielsweise auch die Beziehung von Männlich-Weiblich könnten dadurch besser verstanden werden, daß man sie auf ihre Bestandteile reduziert. Daß aus dieser Zersplitterung die Schlußfolgerung resultiert, das Weibliche und das Männliche seien getrennt und fundamental voneinander verschieden, ist so logisch wie eine mechanistische Logik nur sein kann. Wenn der Mann stark ist, muß die Frau schwach sein, wenn er klug ist, muß sie eine dumme Liese sein – die Qualitäten von Stärke und Schwäche, Klugheit und Dummheit stehen nicht zur Debatte – schon gar nicht die Position des Betrachters, der die Bewertungen ausspricht.
So wie nach Descartes der Körper nichts enthält, was dem Geist zugerechnet werden könnte und der Geist nichts beinhaltet, was zum Körper gehörig wäre, kann das Weibliche nichts Männliches und das Männliche nichts Weibliches enthalten. So werden in der Nachfolge und Durchsetzung der kartesianischen Anschauung der Mensch und das Universum zu Maschinen, die nach mechanischen monokausalen Gesetzen funktionieren. Die Wirklich-

keit definiert sich über das Prinzip der Spaltung. Was männlich ist, kann nicht weiblich sein, was gesund ist, kann nicht krank sein, die Passivität enthält keine Aktivität und die Materie hat weder Sinn, noch Leben, noch Spiritualität. Die Aufmerksamkeit der Wissenschaftler richtet sich auf quantifizierbare Eigenschaften der Materie und das, was wir in der Folge als Zeitalter der technischen und wissenschaftlichen Revolutionen präsentiert bekommen, zeigt die Nützlichkeit dieser Strategie. Der Tribut war allerdings hoch. R. D. Laing erinnert daran.

Dahin schwinden Sicht, Klang, Geschmack, Berührung und Geruch und mit ihnen sind seither Ästhetik und moralische Empfindsamkeit, Werte, Qualität, Form; dahin sind auch alle Gefühle, Motive, Absichten, Seele, Bewußtsein, Geist. Die Erfahrung an sich ist aus dem Reich wissenschaftlicher Forschung ausgestoßen worden.

Vielleicht ist ja nicht alles und nicht ganz verschwunden, was Laing aufzählt, zumindest sind dieser Gesellschaft viele Sinne geschwunden und sie hat eine Form der Besinnungslosigkeit entwickelt, die einem an die Nieren geht – um es wissenschaftlich zu formulieren, denn im Weltbild des seelenlosen Körpers hat die Niere natürlich keine Empfindung. Vielleicht werden aus Gründen des Gegenbeweises die Symptomschreie des Körpers deshalb immer lauter, denn leise Zeichen haben zu wenig Phonstärke, um in der messenden Welt überhaupt gehört zu werden. Die kartesianische Gewißheit ist mathematisch, sie ist berechenbar. Sie setzt auf Spaltung und Selbstbehauptung, nicht auf Zusammenhang und Integration. Sie setzt auf das Feste und nicht auf das Weiche und ebnet den Weg für die dominierende Stellung der harten Wissenschaften und der harten Technologie.

Die harten Männer mit dem Großwildjäger-Look, dem Lederhalfter- Geschmack und dem Rauhbein-Aroma, die geschäftigen Männer mit dem Aktenköfferchen voller Zahlen, sind ein Teil der menschlichen Ausgaben zu diesem Weltbild. Daß manchmal in dem Aktenköfferchen bloß ein Butterbrot, die Thermoskanne und ein Schreibblock voller Strichmännchen und Traumfrauen sind, tut nichts zur Sache. Die Männer werden Teilhaber in einem geteilten Land, in dem die Verhandlungen an der Entweder-Oder-Linie scheitern. Der Mann wird zum Repräsentanten eines Prinzips, bei dem die Welt nur noch in Ordnung ist, wenn sie symmetrisch geteilt ist. Bei der Frau läuft die Grenze an der Gürtellinie: sie hat entweder Geist oder Sex, ist Mutti oder Flittchen, Maria oder Hure, Blaustrumpf oder Eva. Daß die Menschen auf diese Weise zu Halbmenschen werden, trifft den Mann natürlich auch, denn die Prinzipien der Maschinenwelt gelten universell, sie sind vom Standpunkt des Betrachters unabhängig. Im Unterschied zur Frau wird der Mann allerdings entsprechend den gesellschaftlichen Bewertungsmustern für seine Halbheit belohnt; ob sich das gelohnt hat, kann man inzwischen bezweifeln.

Die Geometrisierung und Quantifizierung des Menschen und des Universums zu einer Landkarte der Einbahnstraßen und rechten Winkel, die Auf-

lösung systemischer Strukturen und Zusammenhänge zwecks Glorifizierung des Details, die Vertreibung der Intuition, Erfahrung und aller Sinne, die jenseits des (logito-ergo sum) Ich-denke-also-bin-ich liegen und die damit verbundenen Bewertungen führen zu einer Vertreibung dessen, was ich in meinen späteren Ausführungen zur Beschreibung des weiblichen Prinzips noch genauer zusammentragen will. Nicht Bewahrung, Verständnis für die natürliche Ordnung und die Ordnung der Leiber als einem kosmologischen Modell wurde Ziel des Wissens des von Descartes, Newton und Bacon geprägten Weges, sondern Ausbeutung, Beherrschung und Kontrolle der Natur. Bacon wollte die Natur auf ihren Irrwegen mit Hunden hetzen, sie auf die Folter spannen, bis sie ihre Geheimnisse preisgibt. Auch der Natur wurde der Hexenprozeß gemacht. In der Verbindung zu Bacons Tätigkeit als Generalstaatsanwalt bei den Hexenverfolgungen ist das Werk von Bacon, wie Capra schreibt, ein hervorragendes Beispiel für den Einfluß patriarchalischer Verhaltensweisen auf das wissenschaftliche Denken, denn die Natur wurde allgemein als weibliches Wesen gesehen. Festzuhalten gilt aber schon hier: nicht das männliche Prinzip als solches ist patriarchal, sondern seine einseitige Bewertung und Nutzung zur Ausbeutung der Natur, Mensch und Universum zwecks Vernichtung seines Gegenpols – dem weiblichen Prinzip in Natur, Mensch und Universum.
Die Ausformung einer Wissenschaft und einer Weltanschauung, welche die Beherrschung der Natur wie die der Frau dadurch sanktionieren, daß man die Wirklichkeit eher als eine Maschine denn als lebenden Organismus betrachtete, in der man mit einem Prinzip – nämlich dem männlichen – unendlichen Fortschritt zu garantieren hoffte, hat jedes ökologische Verhalten der Natur, dem Menschen und dem Universum gegenüber abgeschafft und diskriminiert. Die Folgen haben durchaus auf sich warten lassen. Wir allerdings sind die Generation, die sie mächtiger als je zuvor am eigenen Leibe zu spüren bekommt. Die Wissenschaftskritikerin Carolyn Merchant beschreibt diesen drastischen Wandel des Bildes der Natur so:

Die Vorstellung von der Erde als einem lebendigen Organismus und einer Nährmutter stand als kulturelle Schranke vor den Handlungen der Menschen. Man ist nicht so ohne weiteres bereit, seine Mutter zu erschlagen, in ihren Eingeweiden nach Gold zu graben oder ihren Körper zu verstümmeln....Solange die Erde als empfindsam und lebendig galt, konnte es als Verletzung menschlichen ethischen Verhaltens angesehen werden, zerstörerische Handlungen gegen sie vorzunehmen.« (vgl. 47)

Der Ausschluß der Frage, wie das Leben lebt, beinhaltete auch den Ausschluß der Frage nach den Gestaltungsformen des männlichen und weiblichen Prinzips im Prozeß des Lebendigen. Mechanisch-maschinell wurden beide mit hierarchisierenden Bewertungen belegt und in der vergesellschafteten Form der sozial definierten Geschlechtsrolle für die ökonomische Nutzung freigegeben. Die ursprüngliche Bedeutung der Ausdrucksprinzipien männlich-weiblich wurde somit entstellt und zu den patriarchalischen Vorurteilen über die Persönlichkeit und das Leben von Frau und Mann umgeformt. Eindeutig getrennt wurden beide Prinzipien statisch-statistisch, zu mathematisierbaren Größen. Die Lehren des Patriarchats wurden so universell akzeptiert, daß sie Naturgesetzen gleichkamen – und tatsächlich wurden die Naturgesetze, wie wir sie gesehen haben, geradezu passend entwickelt. Die alles durchdringende Macht des Patriarchats hat unser Bild vom System des Lebendigen geprägt und umstellt – bis in die Reihen der Kritikerinnen des Patriarchats hinein. Es hat unsere grundlegenden Ideen über das Wesen des Menschen und über unsere Beziehungen zum Universum beeinflußt und zeitweise karikiert. Wer für die Abschaffung des männlichen Prinzips plädiert, fordert auch nur eine Lebensmöglichkeit für den halben Menschen, selbst wenn das Vorzeichen diesmal anders ist. Ob man den Körper enthauptet oder den Kopf entleibt, macht für den Anblick dieses Torsos nicht so viel aus. Bei allen Abschaffungsphantasien lassen wir uns erneut auf das Entweder-Oder in vielfältiger Weise ein, etwa in der Weise, daß in der Geschichte des Patriarchats die Männer die Täter und die Frauen deshalb nur die Opfer sein können. Auch wenn viele Tatsachen dafür sprechen – das in den offiziellen Geschlechtsrollen fixierte Leben ist nicht das ganze Leben zwischen der männlichen und weiblichen Seite des Lebendigen. Auch das ungelebte Leben dieser Beziehung ist in der Geschichte von Frauen und Männern wirksam – und sei es auch nur in der Geschichte ihrer Krankheit, ihrer unterdrückten Wut oder als bewegendes Moment ihrer Unterwelt. Wer die mechanischen Begradigungen und angeblich widerspruchsfreien Eindeutigkeiten und Einseitigkeiten – wenn auch mit Entsetzen – akzeptiert, darf sich nicht wundern, wenn er mit seinem Gegenentwurf ebenfalls in der Sackgasse landet. Sobald wir uns im Kampf auf die einseitige Methode des Gegners einlassen, ihn umklammern, statt mit seiner Kraft die Gegenbewegung auszulösen, sind wir dabei, uns die gleiche Maske aufzusetzen, wir geben unsere Verschiedenheit auf und damit unsere Basis.

»Einen Eindringling töten, heißt noch lange nicht, die Tür schließen«, sagt ein chinesisches Sprichwort und ich gebe zu, daß ich das keinesfalls leicht finde: Hinter der verschlossenen Tür läßt sich nun einmal bequemer verhandeln.

Maschinen haben keine Geschichte, das macht sie so berechenbar und beherrschbar. Der Mensch hat eine Geschichte – wie sehr man ihn auch zu maschinisieren versucht. Die Erfahrung mit dieser Geschichte ist eine Quelle, die wieder aufs neue belegt, daß sich das Lebendige, wie Wilhelm Reich sagt, funktionell nicht streng definieren läßt, weil es sich in Prozessen und Bewegungen ausdrückt und jenseits aller Wortvorstellungen und Begriffe funktioniert. Was also, wie von Weizsäcker feststellt, schon als Leben da ist, bevor wir als Wissenschaftler mit dem Fragen beginnen und das nicht erkannt werden kann, wenn wir nur auf Logik, auf Widerspruchsfreiheit, auf Kausalität und Wertfreiheit, auf Objektivität und vor allem auf den Ausschluß des Subjekts vertrauen. Das Verhältnis von Männlich-Weiblich ist als

Ausdruck des Lebendigen oder Spielart des Menschlichen nicht logisch, nicht widerspruchsfrei, nicht kausal, und vor allem nicht objektiv jenseits der Subjekte biologisch am Geschlecht festzumachen. Auch emanzipierte Frauen dienen und keine Hausfrau ist nur eine lebendige Küchenmaschine. Der Supermann ist im doppelten Sinne ein gemachter Mann, der als kleiner Junge über tote Igel heulen und mit Mädchen spielen konnte, statt den Frauen mitzuspielen. Auch Frauen beteiligen sich an der Fahrt zum Mond, nur um zwischen Staub und Steinen Fußtritte zu hinterlassen und mit einem Säckchen steiniger Mitbringsel zur Erde zurückzukehren. Für Männer wie für Frauen ist der/die jeweils andere der /die Alte. Mütter und Väter prügeln ihre Kinder und versuchen auf dem Sonntagsausflug alle Verluste der Woche auszugleichen, so als sei das Leben eine Form der Geschäftsbilanz. Schön wär's, wenn die Abriegelung des Lebendigen nur die Männer getroffen hätte – dann könnten wir Frauen endlich als Erlöserinnen auftreten und den Männern zu Hilfe eilen.

Die Bedeutung der Interaktion Männlich-Weiblich ist ein Teil unserer Biographie, unseres Lebens und der Arbeit jeder Generation, die an diesem Verhältnis weiterarbeitet. Wenn wir die Frage nach der Bedeutung dieser Interaktion am Prozeß des Lebens, der lebendigen Auseinandersetzung festmachen wollen, wenn wir uns also jenseits verdinglichter Strukturanalysen auf das Risiko der Selbsterfahrung mit diesem Thema wirklich einlassen, dann sind Neutralität im Gewande beruhigender Objektivität und Eindeutigkeit ausgeschlossen. Während wir den oft so objektiv anmutenden Daten und Fakten nachgehen, verstricken wir uns in Erinnerungen und Widersprüchen, in die Geschichten und Episoden des mit dieser Interaktion verbundenen institutionalisierten Lebens, die sich ins Gedächtnis eingegraben haben und dort entweder zu Bewußtsein gekommen sind oder aber unsere Unterwelt bewegen.
Männlich-Weiblich in Interaktion: da sind männliche Mütter und weibliche Väter auf der Bühne und hinter ihnen soufflieren autoritäre Großväter und alles verzeihende Großmütter. Noch ehe wir ihrer Interpretation von Männlich-Weiblich wirklich folgen können, treten andere Gestalten auf: die Kindergärtnerin, die wir liebten oder eine alte Hexe nannten und der Lokomotivführer, dem wir beruflich mehr folgen wollten als unserem Vater, in dessen Beruf so wenig Bewegung schien. Lehrer und Lehrerinnen tauchen als männlich-weibliche Gegenbilder zu unseren Eltern auf; unsere Freundschaften zu Mädchen und Jungen hinterlassen Spuren in diesem Austauschprozeß. Unsere erste Liebe und auch ihr Ende wird nicht nur in Bäume geritzt, auf Schulbänke gekritzelt oder an Häuserwände gesprüht, sie hinterläßt Tätowierungen am eigenen Leib und die nächste Begegnung Männlich-Weiblich wird davon profitieren oder darunter leiden.

Frau/Mann – Männlich/Weiblich: das Verhältnis dieser beiden in uns und zu anderen Menschen ist gesellschaftlich bestimmt und historisch, subjektiv gefärbt, vielfältig und alles andere als eindeutig und abgeschlossen. Als soziales Gestaltungsprinzip bleibt es ein Leben lang erhalten. Wir können diesem Verhältnis nicht ausweichen, auch wenn wir es auf Eis gelegt haben. Manchmal sind wir allerdings gefordert, ganz aus dem Rahmen der institutionalisierten Vorgaben dieser unser Leben so nachhaltig bestimmenden Interaktion herauszutreten, um unser Leben in und mit dieser Beziehung Männlich-Weiblich neu zu ordnen. Der Blick in die eigene Geschichte öffnet – wenn man sich dieser Selbsterkenntnis stellt – Bewußtsein und Empfindung für die Vielfalt der Gestaltungsformen, die sich die Prinzipien Männlich- Weiblich in den jeweiligen Biographien von Frauen und Männern suchen.

Am eigenen Leibe – das Soziale in den Gestaltungsprinzipien Weiblich-Männlich

Aufrüstung als Lebensprinzip: Ein Mädchen weint nicht und hat auch keine Angst

Als ich am 17. Januar 1939 geboren wurde, hat sich mein Vater bereits davon gemacht. Ein männliches Kampfmittel im Krieg zwischen den zur Ehe verdonnerten Geschlechtern? Auf jeden Fall fällt die Vater-Tochter-Beziehung, jene frühe Form der Interaktion männlich-weiblich für mich flach. Die Wut auf die ökonomische Übermacht des Mannes kann gar nicht entstehen – sie bleibt, wie ich erst viel später entdecke, als Sehnsucht nach Versorgung zurück und enthält eine kriegerische Potenz für meine Beziehung zu Männern. Ist das weibliche Sehnsucht nach Ohnmacht und Abhängigkeit? Meine Mutter nimmt die »Kriegserklärung« des sie verlassenden Mannes nicht an. Untypischerweise gibt sie die Verantwortung für Beaufsichtigung und Pflege ihres Kindes ab. Sie gibt mich unter dem Hinweis auf die äußere Kriegssituation in ein Heim. Die ökonomische Lage zwingt sie in eine Berufstätigkeit, – aber innerlich hat sie der gesellschaftlichen Vorstellung von der weiblichen Rolle ohnehin schon längst den Kampf angesagt. Aufräumen, Putzen, Kochen, Sorgen für die Familie – ihre Rolle ist das nicht, schon gar nicht ihr Traum. Diesen allerdings hatte der Erste Weltkrieg zerstört. An die Stelle des ersehnten Studiums trat – von den Eltern organisiert – die Ehe mit einem morphiumsüchtigen Offizier.
Mein wichtigster Gegenstand im Kinderheim der NSDAP ist ein kleiner Koffer, meine Ausrüstung für Fluchtversuche. Er begleitet mich in die Luftschutzkeller, wenn wieder etwas von oben angesagt ist, wie die Kinder-

schwester sich ausdrückt und er begleitet mich an den Wochenenden, wenn ich meine Mutter besuchen darf, die ein Hotel leitet. Mein Lieblingsplatz dort ist ein Schweinestall, in dem die für mich wichtigen Begegnungen mit Stephan stattfinden, einem Fremdarbeiter, dessen polnische Sprache ich nicht verstehe und der sich immer irgendwie versteckt hält. Ich verstehe nicht, weshalb ich ihm das Essen aus der Hotelküche so geheimnisvoll zustecken soll, aber ich ahne, daß Gefahr für ihn besteht und daß man sich rüsten muß, durch Aufmerksamkeit und Mißtrauen. Männer muß man schützen, sage ich mir.

Am 17. Januar 1945 treten meine Mutter und ich gemeinsam die Flucht aus den Gebieten des Ostens an. Meiner Evakuierung in einem Kindertransport des Roten Kreuzes stimmt meine Mutter nicht zu, weil es sich, wie sie der Heimleitung erklärt, für eine alleinstehende Frau mit einem Kind leichter flieht. Von Aufopferung hält sie nicht viel. Ist das männlich? Ich werde zum Mittel der Bannung ihrer Angst. Die Rüstung wird mitgeliefert und sie sitzt nicht zuletzt deshalb wie angegossen, weil sie der doppelten Realität der Aufgabe Flüchten und Standhalten entspricht. Zwei Spruchbänder aus dem Munde meiner Mutter nehme ich in meine Hände: Du darfst nicht weinen, auch wenn du Angst hast! – Wenn wir überleben wollen, mußt du etwas organisieren!

Also was ist jetzt? Dürfen Jungen oder Mädchen eigentlich nicht weinen? Für mich war es damals klar. Weibliche Sozialisation scheint in den Kriegen nicht gefragt. Eigenständigkeit und Selbstorganisation, Durchsetzungsvermögen und Aggressivität werden gefordert, Phantasie und List erlaubt, soweit sie eben dem Ziel dienen. Die eindeutige Aufforderung meiner Mutter an mich, das gemeinsame Überleben zu organisieren, ließ genügend Platz für die Entwicklung eines weiblichen Altruismus. Meine aufopfernde Tatkraft wurde im ganzen Gefangenenlager gelobt. Soziale Situationen gestalten das Geschlecht. Ich folge der männlichen Herausforderung und verhalte mich wie ein Krieger, denn männliche Sozialisation und Krieg haben offenbar vieles gemeinsam. Bei Tieffliegerangriffen in Deckung gehen, aber nicht schreien. Bei Annäherung an ein Dorf mit Unschuldsmiene eines Kindes, besser noch eines kleinen Mädchens ausspionieren, ob es verlassen ist und der Flüchtlingszug Unterkunft findet. Die Aufgabe des Spähers habe ich perfekt gelöst.

Beim Anblick von Hingerichteten, Verwundeten oder Gefangenen nicht mit der Wimper zucken und den Schreck verbergen. Später in russischer Gefangenschaft: aus der Lagerküche oder dem russischen Kasino Brot besorgen; wenn die Vergewaltiger kommen, mit Geschrei die Mutter verteidigen. Auf jeden Fall: Heldenmut statt Zimperliese. Keine Schwäche zeigen, das bringt Anerkennung auch von denen, die weinen. Hart zu bleiben, wo alles in einem nach Hinschmelzen drängt, das erzeugt Durchhaltevermögen – eine wichtige Tugend für das Überleben nicht nur im Krieg. Als mich der Arzt in Friedland am Ende der Gefangenschaft entlaust, sagt er zu mir: Du bist ja

ein tüchtiger Kerl! – Ich bin ein Mädchen, konnte ich trotz all meiner männlich-kriegerischen Fähigkeiten antworten.
In unserer Familie war man stolz darauf, eine Frau zu sein und nie ist ein Zweifel darüber aufgekommen, daß eine Frau alles das kann, was auch ein Mann kann, erst recht dann, wenn kein Mann da ist. Und im übrigen: Kerle waren mir bisher nur als Ausweicher und Angreifer begegnet, als die entfernte, oft unsichtbare Front, die man während der Fluchtwanderung immer spüren und hören konnte und die manchmal den Nachthimmel blutrot färbte. Kerle, das waren die, die sich von oben mit ihren Maschinen im Tiefflug auf hilflose unbewaffnete Frauen, Kinder und alte Leute stürzten und feige abhauten. Kerle, das waren die, die am Tor des Lagers gelangweilt mit einer Knarre herumstanden, als gäbe es ernsthaft etwas zu tun. In meiner Kindheit erfuhr ich, daß Frauen und Mädchen ihren Mann standen, nicht die Kerle! Der Krieg hatte die geschlechtsspezifische Front für mich vom Augenschein her verdreht. In Wirklichkeit hatte er mir gezeigt, daß nicht der kleine Unterschied zwischen den Beinen entscheidend ist, sondern das, was man daraus macht, weil man es braucht. Was nicht gebraucht wurde, kam in meiner Lebensperspektive auch nicht vor, obwohl ich ein Mädchen war: die Lust zur Passivität, die Sehnsucht nach Schönheit, Spontaneität ohne Rückversicherung, Irrationalität statt planende und vorsorgende Rationalität – genug Sprengstoff unter der männlichen Decke, wie sich später zeigte.
Wenn wir überleben wollen, mußt du etwas organisieren! – dieser Erfolgsberater aus dem Krieg gilt auch später. Das Organisieren ist nun allerdings vorrangig keine sinnlich- anschauliche Betätigung mit konkreten Erfolgen mehr, sondern Lernen und Leistung auf dem langen Weg aus dem Sumpf der Sozialhilfe, von der wir abhängig sind. Für den Weg nach oben ist Sublimation angesagt, Frustrationstoleranz. Dieser Verzicht auf Leben im Nachkriegsweg ist dem des Kriegers sehr ähnlich. Die Hoffnung zu überleben wurde durch die Hoffnung auf Erfolg ersetzt. Nur wer was wird, wird Wirt – sagt meine Mutter und übt die Hausmacht wie ein Mann aus. Statt Trost gibt es Prügel, geweint wird immer noch nicht. Aus Not darf man manches tun, nur erwischen darf man sich nicht lassen. Gegen die da oben ist man mißtrauisch, aber man zeigt sich höflich. Das gegenwärtige Leben ist nichts – das, was man Leben nennen könnte, kommt irgendwann dann, wenn man die berühmte Leiter, deren Ende man nie sehen kann, erklommen hat. Als Motivation reicht das Gefühl entrechtet und benachteiligt zu sein und die Hoffnung, daß dies mit großer Anstrengung zu überwinden sei. Nur das Ziel gilt, nicht der Weg – nur die Resultate zählen, die Prozesse dorthin sind ohne Bedeutung.
Lebensverleugnung wird zum Überlebensprinzip, ein sehr männliches Verhalten, das noch viele Frauen kennen, nur daß sie damit weniger Erfolge verbuchen können.
Aus der vielleicht lebensnotwendigen Ausrüstung für das Überleben im Krieg wird allmählich eine Rüstung, die jedes Leben verhindert und alles in

den definitorischen Würgegriff der sachlichen, später politischen Notwendigkeit nimmt. Vom Leben spricht man nicht, schon gar nicht vom eigenen – das ist eine Erfahrung, die meine familiäre Sozialisation wie ein roter Faden durchzieht und die mit Beginn meiner politischen und wissenschaftlichen Sozialisation in den sechziger Jahren, der Phase der Studentenbewegung und der Herausbildung der pädagogischen Linken, zu einem politischen Glaubensbekenntnis wird. Jetzt bin ich so weit, das, was bisher noch in einer reaktiven Beziehung zu lebendigen Alltagserfahrungen stand, so zu abstrahieren, daß die äußere Rüstung zur inneren wird. Ich entdecke die, die noch unterlegener sind, als ich mich je fühlte und muß mich auf ihre Seite schlagen, noch ehe sie – wie meine Mutter damals – mich dazu auffordern. Wenn Krieg ist, muß man für andere kämpfen – und nach meinen soziologischen Kenntnissen ist in unserer Gesellschaft immer Krieg. Ich kann gut gebrauchen, was ich als Kind gelernt habe und darüberhinaus: ich kann es jetzt auch begründen. Wieder eine mögliche weibliche Schwäche ausgeschaltet.
Obwohl ich also, nach Ansicht meiner Mutter, mit dem erfolgreichen Abschluß des Studiums und meiner Berufung zur Professorin 1971 das von ihr gestellte Ziel erreicht habe, gelten für mich zu ihrem Entsetzen und Erstaunen die Prinzipien aus unseren Kriegen weiter. Sie wurden geradezu untermauert und wie ein Eisenring um alles gezogen, was auf Abweichung sinnt. Krankheit bleibt auch weiterhin Verdienstausfall, Körperstreik gilt allenfalls als mißliebige Unterbrechung. Für private Dinge habe ich keine Zeit. An die Stelle des konkreten Leistungsprinzips aus der Kindheit im Krieg tritt ein abstrakter Begriff von Perspektive, selbstverständlich fortschrittlich voranschreitend. An der Spitze der Demonstration gehen, hieß an der Spitze der Bewegung sein, auch wenn die Knie schlottern. Daß Glaube das Gefühl vom Leben in einem selbst sei und daß Selbstsicherheit und Stärke auch aus dieser inneren Bewegungskraft begründet sind, hätte ich bei Wilhelm Reich in jenen Jahren mit Sicherheit überlesen, auch wenn ich seinen politischen Kampfschriften viel Glauben schenkte. Wie im Krieg lebte ich ständig über meine Kraft, hatte Angst vor der Angst und entwickelte mich mitten in dem, was wir für einen Ausdruck von Leben hielten, eher zum Anhänger, zum Bewunderer, zum Verehrer des Lebens, aber nicht zu einer, die selbst lebt. Schon damals taten wir so, als hätten wir noch ein zweites Leben in der Tasche, als könnten wir erst mit dem eigentlichen Leben beginnen, wenn unsere politischen Forderungen eingelöst und unsere apokalyptischen Vorhersagen vom kurz bevorstehenden Zusammenbruch des verhaßten Systems endlich eingetroffen sind.
Ich sehe in diesem Verhalten weibliche und männliche Anteile: denn ob man sich nun für den Beruf und die Revolution oder die Kinder aufopfert, ist dem eigenen Leben egal. Die besseren Gründe für das Opfern machen es nicht lebendiger.

Frauen sind verpflichtet, ihre Kleidung, ihr Gesicht und ihre Schminke mit

der Mode zu ändern – als Teilgebiet weiblicher Sozialisation habe ich das als Kind und als Jugendliche nie erlebt. Aus Geldmangel und aus Überzeugung fiel diese Art von Feminisierung aus. Unterstreiche ich nun meine Männlichkeit, wenn ich manchmal in gedeckten Farben verschwinde (braun, beige, dunkelblau) und bin ich besonders weiblich, wenn ich die hellen, bunten Farben wähle? Sind das Spaltungserscheinungen? Vielleicht! Auf jeden Fall immer mehr von meiner eigenen Stimmung und Situation abhängig als von meinem Geschlecht.
Daß meine Karriere für eine Frau untypisch ist, merke ich an den Lehrstühlen neben mir. Die Art des psychischen und somatischen Verarbeitungsmusters der mit dieser Karriere verbundenen Irritationen, Überforderungen und Anforderungen teile ich jedoch eher mit den männlichen Kollegen, die mir subjektiv, politisch und wissenschaftlich nahestehen als mit Frauen, die mir fern stehen. Die geschlechtsspezifischen Differenzen bestehen vor allem darin, daß der Zusammenhang zwischen Arbeitsform und Leidensdruck von Männern weniger offengelegt wird als von Frauen. Das soziale Leben läßt sich zumindest nicht widerspruchslos und beliebig in Fixierungen an eine Ideologie polarer Begabungen der Geschlechter einschnüren: manchmal spielen ganz andere Polaritäten und Differenzierungen eine viel größere Rolle, wie beispielsweise die der politischen und moralischen Überzeugungen.
Vielleicht hatte ich die falschen Freundinnnen und wir gemeinsam nicht den richtigen Blick, aber ich kann mich auch mit psychoanalytischer Nachhilfe nicht an einen Penisneid erinnern, wohl aber an eine Wut auf die, die nur deshalb, weil sie einen haben, sozial bevorzugt werden. Andererseits: mit der angeblich besonderen Potenz der weiblichen Sexualität, ihren ozeanischen Lustfluten, weiten und stürmischen Zärtlichkeiten und uferlosen Räuschen, die nur noch durch die Mechanik der männlichen Sexualität gebremst werden, hatte ich auch meine Schwierigkeiten. Weder der Softie mit den, wie es in der Titanic einmal hieß, vom vielen Streicheln aufgeweichten Händen schien mir eine akzeptable Alternative noch der Entwurf einer geschlechtsspezifischen Sexualität, in dem der Mann als das jeweils andere Geschlecht nur noch stört. (vgl. dazu 67, 114 ff)
Wir alle kennen gewaltsame Phantasien in unserer Sexualität, den Zusammenhang von Lust und Schmerz, die Angst vor dem Orgasmus als Angst vor dem Fallen, Begehrlichkeit und Aggressivität, Täuschung und offensive Überraschung. Wenn das alles fehlt, dann ist Sexualität langweilig, dann wird auch die Frage, welches Geschlecht das sadistische sei, zu einer Flucht vor der viel wichtigeren Frage: wie kommen wir in der Sexualität zu Verhältnissen, in denen keine an Geschlechtsrollen festgeschriebenen und durch sie reduzierten Aktions- und Reaktionsmuster vorherrschen, in denen Frauen und Männern ein Subjekt-Objekt-Sein erlaubt ist und in denen das Selbstbewußtsein der/des Begehrenden mit dem Selbstbewußtsein des/der Begehrten vereinbar bleibt. Ohne die je andere Dimension des Subjekt- Objekt-

Seins laufen auch die Liebe und mit ihr die Sexualität als zentrale soziale Gestaltungsprinzipien des Lebendigen und wichtige Bastionen von Zwischenmenschlichkeit in die Leere eines sexuellen Verkehrs, der von Eroberung, Beherrschung, Erduldung, Pflicht zur Fortpflanzung und viel Erniedrigung von allen Seiten bestimmt ist. Mehr als für andere Bereiche der männlich-weiblichen Interaktion gilt für den Austausch der Geschlechter die Parole der Hausbesetzerjugend: Instandsetzen statt Kaputtbesitzen!

Wohin ich in meiner Geschichte auch blicke, die Eindeutigkeiten liegen eher in den gesellschaftlich produzierten Rollen des Geschlechtsverhältnisses, mit denen Frauen und Männer immer wieder auch in Konflikt geraten – und es ist nicht zufällig, daß, je privilegierter die soziale Situation der Beteiligten ist, desto eher Ausbruchsversuche möglich sind. Jenseits jener politischen, von Beherrschungs- aber nicht Lebensabsicht definierten, sich ausschließenden Gegensätzlichkeiten von Frauen und Männern sehe ich in meiner und der Geschichte anderer Männer und Frauen viel Widersprüchliches, das dennoch in einer Einheit eingebunden ist.
Ich verschwinde manchmal sehr – männlich – hinter meiner Zeitung, während mein Freund das Essen vorbereitet und auf Aufmerksamkeit hofft. An anderen Tagen dienere ich geschäftig mit dem Essen, um meinen Freund zu entlasten. Ich kann mir vorstellen, daß auch ich zum Anwalt gehe, während mein Mann weint. Meinen Kaiserhappen trete ich auch nicht freiwillig ab. Meine dienende Seite hält der befehlenden durchaus die Waage. Jenseits hierarchischer Wertungen und degradierender Mythen finde ich Frauen oft natürlich, spontan, intuitiv, sensibel, listig, nervös, altruistisch und Männer eher formalistisch, rationell, brutal, stark, muskulös und egoistisch, aber ich selbst erfahre immer wieder wie angstmachend meine Intuitionen sind, wenn ich sie nicht auch formalistisch bändige und was aus meiner Sensibilität wird, wenn ich nicht ganz brutal nein sage: Ich ersticke an den Sorgen anderer. Wo bleiben Frauen mit ihrer Körperbetonung, wenn sie den Intellekt als Teil dieses Körpers aussperren und nur noch auf ihren Bauch glotzen und wo die Männer, wenn sich ihre Körpererfahrung auf das Geschlechtsteil reduziert und alle anderen Sensationen aus der Erfahrbarkeit herauskatapultiert werden? Den Mangel an körperlicher Potenz kann eine zärtliche Hand mehr als wettmachen. Aber niemals kann Stoßkraft seelische Impotenz ausgleichen. Was bedeutet eine Aktivität, die aus der Passivität keine Kraft mehr schöpft und was der Blick nach innen ohne die Reflexion des Außen? Man muß schon einen bösen Blick auf die Menschen nehmen, wenn man Frauen und Männern unterstellt, sie wären mit der ihnen geschlechtsspezifisch zugedachten Teilidentität glücklich und könnten sich jenseits dieser Vereinseitigung auch nichts mehr vorstellen. Nur mit Hilfe antithetischer Paare war für mich lebensgeschichtlich eine Orientierung in der Komplexität der Realität möglich. Männlich-Weiblich, aktiv-passiv, positiv- negativ, intuitiv-formalistisch, stark-schwach, emotional- intellektuell und wie immer wir die Polari-

täten beschreiben, sind soziale Gestaltungsprinzipien des Lebendigen Spielarten des Menschlichen, die Leben und Überleben in den biologischen wie in den gesellschaftlichen Bedingungsgefügen ermöglicht. Es stimmt: diese Polaritäten haben hierarchische Wertungen erhalten, sind beispielsweise mit dem Ziel der Überbewertung des Männlichen auf Kosten des Weiblichen aus ihrer gegenseitigen Abhängigkeit gelöst und zu biologischen Argumenten in der Geschlechtsdiskriminierung umfunktioniert worden. An der anderen Tatsache aber, daß diese Polaritäten soziale Gestaltungsprinzipien des Lebendigen sind, ändert dies meiner Meinung nach nichts.
Wenn wir der Versuchung widerstehen, jeden lebendigen Mann mit dem Himmel, der Sonne, dem aktiven Schöpfer, dem geistigen Erzeuger zu identifizieren und jeder lebenden Frau die Attribute der liebenden, schützenden, gebärenden Erde zuzuschreiben, dann können wir aus dem kosmologischen auf gegensätzliche Komplementarität bedachten Modell der geschlechtlichen Entgegensetzung Männlich-Weiblich jene Prinzipien und Gestaltungsformen entnehmen, die mehr denn je für den Weg in eine solidarische Gesellschaft, d.h. eine Gesellschaft, die sich an der Frage des Lebens und nicht der Vernichtung orientiert, erforderlich sind. Als Interaktionsmodell zur Rechtfertigung des gegenwärtigen Geschlechtsverhältnisses eignet sich das Modell einsichtigerweise nicht, denn die Geschichte dieser Gegenwart ist gegenteiligen Prinzipien und Absichten geschuldet. Der Weg in die solidarische Gesellschaft ist nicht der gleiche wie in die patriarchalische. Sein Fundament kann nicht die Verhöhnung, Ausbeutung und Entrechtung des Weiblichen sein, seine Wegweiser nicht die der Beraubung, Ausgrenzung und Vereinseitigung, d.h. der Liquidierung eines Teils der menschlichen Entwicklung. Die Verschiedenheit und Gleichheit der Geschlechter (67, 162) nicht nur zu denken, sondern als Realisierung der verschiedenen Spielarten des Menschlichen und Lebendigen handelnd zu ermöglichen und zur Grundlage von Solidarität, d.h. Zusammengehörigkeitsgefühl, Gemeinsinn und Übereinstimmung der beiden Geschlechter zu machen, ist Ziel des Weges und Sinn des genannten kosmologischen Modells.

Weiblich-Männlich
Komplemente einer Ganzheit des Lebendigen

Die für das Leben konstitutive Ordnung ist, wie jede Biographie zeigen kann, anti-logisch. Sie ist nicht nach dem Prinzip des Entweder-Oder kausallogisch organisiert, sondern mehr als komplementäre Zuordnung des Sowohl-als-auch. Die Geschichte unseres Lebens ist dem Ablauf eines mechanischen Uhrwerks keineswegs so ähnlich, wie Descartes es vermutete. In Gedanken verglich er den kranken Menschen mit einer schlecht gemachten Uhr und die Idee vom gesunden Menschen mit einer gut gemachten Uhr.

Daß diese Vorstellung von der gut gehenden Uhr im Menschen ihre Auswirkungen hatte, steht außer Frage. Die nachteiligen Folgen dieses reduktionistischen Trugschlusses sind vor allem in der Medizin deutlich geworden, wo der Glaube an dieses Modell die Ärzte daran hindert, Krankheit ganz allgemein und beispielsweise Zivilisationskrankheiten im besonderen in ihrer vielfältigen ökologischen Struktur zu begreifen.
In der Interaktion Weiblich-Männlich stehen Sozialisationsagenturen bereit, um die geschlechtsspezifischen Uhren einzustellen. Sie sollen dem, was als Frau oder Mann im Rahmen der gesellschaftlich definierten Geschlechtsrolle zu funktionieren hat, das richtige Maß und den automatischen Ablauf der Stundenfolge eingeben. Daß dieses Unterfangen in besorgniserregender Weise gelingt, davon zeugt unsere Berechenbarkeit. Wir sind zuverlässig geworden, im Takt der Uhr unsere Runden als Männer und Frauen zu gehen. Aber manchmal bleiben wir stehen. Noch schlimmer: wir laufen rückwärts und in die Gegenrichtung. Wir überspringen Abschnitte und wiederholen andere. Wir machen Reisen jenseits von Zeit und Raum und folgen in uns einer Uhr, die keinen mechanischen Zeittakt hat, sondern dem Rhythmus des Lebens folgt, der zwischen Geburt und Tod, zwischen Werden und Vergehen seine täglichen, wöchentlichen, jährlichen Stunden hat, die niemand genau berechnen kann, weil sie eben nicht objektiv und gesetzmäßig sind, sondern Ausdruck der Subjektivität alles Lebendigen. Der Mensch ist in seiner Person als Frau oder Mann und in seinen Lebensbeziehungen mehrdeutig, er verhält sich zu sich selbst, aber immer zugleich auf ein Gegenüber hin.
»Das Leben ist Individuum und Sozialität« (V. v. Weizsäcker) – bei Reich heißt es: das Leben als Ausdrucksweise des Menschlichen, ist Ausdruck natürlicher Sozialität. Männlich- Weiblich sind als Ausdrucksformen der Gestaltungskräfte des Lebendigen sozial, das heißt auch an ihren jeweiligen Gegenpolen orientiert.
Verschiedenheit und Gleichheit, Entgegensetzung in der Einheit, als Ausdruck des Lebendigen immer in Bewegung und definitorisch nicht zu greifen, ein Umgang von Allem mit Allem, versehen mit dem objektiven Faktor Subjektivität – das alles ist zu denken, wenn wir jener Spielart des Menschlichen, die sich in der Interaktion Männlich-Weiblich ausdrückt, nachgehen. Als Teil des Lebendigen ist der Ausdruck von Prinzipien des Lebens selbst und insoweit exemplarisch auch für das Modell anderer Lebensbeziehungen und ihrer Einbindung in eine Umwelt, die den Kosmos mit einschließt. Was wir dieser Beziehung Männlich- Weiblich antun, das tun wir dem Leben an. Was wir einer Frau oder einem Mann als Einseitigkeit zumuten, schlägt sich auch in der Eindimensionalität der gesellschaftlichen Verhältnisse und der Beziehungen nieder. Die Verachtung der empfangenden Seite gegenüber der erzeugenden ist der Verachtung gegenüber der Natur mehr als ähnlich – und die sterbenden Bäume nehmen den Sauerstoff mit, den wir zum Leben brauchen. Diese Wechselbeziehungen zu verstehen, heißt offen zu sein für die Wirkungsweise des Schöpferischen wie für den Prozeß ihrer Behinde-

rung, bedeutet auch, unter bestimmten Bedingungen im Bereich des Irrationalen die Stätte des wirklich Rationalen zu sehen und den wissenschaftlich rationalen Charakter der Phantasie zu entdecken – für unser mechanistisches, an die Resultate gekettetes Denken eine geradezu absurde Aufforderung. Der Weg in eine solidarische Gesellschaft setzt ein Denken und Empfinden in Prozessen voraus, ein Denken, das, weil es der Bewegung des Lebendigen folgen muß, mit ständiger Verunsicherung zu rechnen hat, und ein Empfinden, das ein immer neues Abtasten der Wirklichkeit verlangt.
Immer wieder müssen wir deshalb aus unserer konkreten Realisierung der Interaktion weiblich-männlich heraustreten, um unser Leben in und mit dieser Beziehung neu zu ordnen. Es ist die einzige, wenn auch verunsichernde Möglichkeit, um die alltägliche Erfahrung mit ihren wiederkehrenden Selbstverständlichkeiten immer wieder aufs neue und verändernd mit jenen frühen Anfängen, Stationen und Weichenstellungen, aber auch den Träumen und Alternativen aus den ungelebten Teilen dieser Beziehung in Verbindung zu bringen und zu verknüpfen. Das Perspektivische, die Hoffnungen und Pläne, mit denen wir unser Leben als Frauen und Männer und als Bezugspunkte aufeinander zu gestalten versuchen, werden in der Geschlechtsrolle zugemauert und zu inhaltslosen Routinen verdrängt. Man kettet uns an die Ergebnisse, um eine Einsicht in die Entwicklungen und Prozesse, die auch die Alternativen dieser Interaktion Weiblich-Männlich und vor allem ihre soziale Gestaltungskraft erkennen lassen, zu verhindern. Durch die Vertreibung des Perspektivistischen und der Prozesse um jene Wechselwirkung zwischen Männlichem und Weiblichem wird der systematische Zusammenhang dieser Beziehung von Gegensätzen, der immer von Veränderung und Wandel begleitet ist, zugeschüttet. Die Festlegung in der Geschlechtsrolle bedeutet also Verlust von Veränderung. An die Stelle eines bewegenden sozialen Gestaltungsprinzips des Lebendigen tritt ein biologistisch reduzierter sogenannter kleiner Unterschied zwischen den Beinen – mit wahrlich nicht begrenzten Folgen, denn diese Reduktion ist Ausschluß eines Weltbildes, in dem die Verfolgung des Lebendigen sich nicht nur in der Verfolgung des weiblichen Prinzips ausdrückt, sondern inzwischen die Strategie einer Gesamtvermählung der Menschheit angenommen hat. Auf diese Weise ist das Männliche tatsächlich in dieser Gesellschaft zur tötenden Tendenz geworden! – Im System des Lebendigen ist sie das nicht.
Das »Gesetzmäßige« dieser Wirksamkeiten des Lebendigen stand im Mittelpunkt der Arbeiten von Wilhelm Reich, der mit seiner Untersuchung zur grundlegenden Antithese des vegetativen Lebens, also zur Funktionsweise der Lebensenergie und der dynamischen Wechselbeziehung nach dem Pulsationsprinzip von Spannung und Entspannung, das alles Lebende bestimmt, mein Denken auch über die Wechselbeziehung von Weiblich-Männlich nachhaltig beeinflußt hat. Seine Identifizierung der Christusfigur mit dem Lebensprinzip schlechthin und die Beschreibung der Menschlichkeit Christi über seine göttlichen Eigenschaften sowie die Darstellung des Chri-

stusmordes als durch die Geschichte der Menschheit sich hindurchziehende Manifestation des Hasses gegen das Lebendige (vgl. 56) hat mich tief berührt. Für ihn ist Glaube nicht der Rettungsanker in der Verzweiflung, sondern Ausdruck von Lebensenergie. »Glaube ist das Gefühl von Gott oder vom Leben in einem selbst. Glaube ist Selbstsicherheit, Stärke und Bewegungskraft« (56, 62). Daß diese Art von Glaube Berge versetzen könnte, kann ich eher nachvollziehen als das, was ich um mich herum als »gläubig« erlebe und das, wie Reich an anderer Stelle beschreibt, durch das Sitzen auf der Stelle als Ausdruck der Immobilisierung des Menschen gekennzeichnet ist. Die Kluft zwischen dem Traum vom Leben und der Fähigkeit, das Leben zu leben, führt zur Verfolgung des Lebendigen. Die Kluft zwischen dem Traum von einer solidarischen Geschlechterbeziehung und der Fähigkeit, diese Beziehung bewegend-beweglich zu gestalten, läßt uns meistens auf den Stühlen mit patriarchalisch-männlicher Polsterung hocken. »Die Immobilisierung mittels der körperlichen und gefühlsmäßigen Panzerung macht den Menschen nicht nur zu diesem Sitzen fähig, sondern läßt ihn sogar gerne sitzen« (56, 120.

Auf unser Thema bezogen heißt das: Bei der Starrheit jener seelischen und körperlichen Haltung, die wir im Kontext unserer gesellschaftlichen Geschlechtsrollendifferenzierung angenommen haben, wird jede Bewegung schmerzvoll. Man kann in seiner Familie, seiner Nachbarschaft, seinem Kollegenkreis beobachten, wie Frauen und Männer über Jahre hinweg jeden Tag zur gleichen Zeit immer wieder dasselbe tun. Noch einmal Reich dazu: »Das Sitzen hält den Energiestoffwechsel auf niedrigster Stufe, erlaubt keine hochschlagende Begeisterung. So wird es leicht, alles leicht zu nehmen, immer nett zu sein, die Dinge so zu nehmen, wie sie kommen...Das Sitzen ist für den zivilisierten, gepanzerten Menschen ein «Segen». Das Sitzen auf der Stelle wird so zu einer der am meisten geschätzten Eigenheiten der Menschheit.« (56, 121)

Die Sitzbank der Beziehung Weiblich-Männlich ist die Geschlechtsrolle. Das Sitzen in dieser Form aber verkümmert das Leben, – die psychosomatischen und anderen Symptome der Menschen, auf diese Art zu leben, sprechen inzwischen wirklich Bände. Als soziale Gestaltungskraft des Menschlichen ist Leben Bewegung und zwar Bewegung nach vorn in unbekannte Bereiche. Dazu braucht es Unterstützung, Ermutigung, Gesellschaft, Bündnispartner; kurz es bedarf dazu menschlicher Nähe und Vertrautheit. Frauen werden nicht nur geschlagen, sondern durch Bewunderung und Verehrung um die Ecke gebracht, wenn diese dazu dienen, sie am Leben zu hindern. Der Ausdruck des Lebens ist nach Reich von natürlicher Sozialität – die Prinzipien des Lebendigen antithetisch: Wechselwirkung polarer Energien, Perioditát und Rhythmisierung, Integration auf allen Ebenen der Entfaltung, Ganzheitlichkeit statt Dualismus, offene Beziehung zwischen Innen und Außen.

Den gleichen Prinzipien geht v. Weizsäcker in seinem Entwurf vom »Gestaltkreis« nach, der Vorwegnahme und Antizipation einer Methode, in der nicht nur das Subjekt und die Prozeßhaftigkeit des Lebendigen anerkannt sind, sondern vor allem die kreisartige, gestaltende Verbundenheit zwischen Organismus und Umwelt, Welt und Ich formuliert wird. Eine einseitig gerichtete Einflußnahme des einen auf das andere besteht nicht, denn das Subjekt ist ausgezeichnet durch seine Fähigkeit zur spontanen Bewegung. Die Variationen dieser Beziehung drücken Leben und Gesundheit aus, nicht die Regelmäßigkeit – das gilt auch für die Spielart Weiblich–Männlich. Der Gestaltkreis soll nicht ein ruhiges Nacheinander von verschiedenen Akten, also ein ruhendes Gleichgewicht zwischen Ich und Umwelt, sondern die konstitutive Gleichzeitigkeit von Gegensätzen in der Einheit darstellen. Man kann den Gestaltkreis weder denkend noch anschauend besitzen, man muß ihn durchlaufen und seine Gegensätze erleiden. Er verkörpert das Erleiden von Trennung, Widersprüchen und von sich wiederherstellender Nähe, das Begegnung überhaupt charakterisiert. Sitzenbleiben gilt nicht: Wer das Leben verstehen will, muß sich auch am Leben beteiligen - aber wer sich daran beteiligt, muß es auch verstehen. Der schon von Weizsäcker zitierte Umgang von Allem mit Allem ist plastischer Ausdruck für diese Art der Beteiligung: nur in der Bewegung, im Umgang mit dem Lebendigen ist vom Lebendigen etwas zu erfahren – das gilt auch für die Kategorien des Biologischen, die nicht nur subjektive, sondern auch soziale sind. Identitäten, die sich vom Werden und von der Veränderung ausschließen, Autonomie, die als Unabhängigkeit von Natur und Umwelt formuliert wird, Willensfreiheit jenseits der Anbindung an die Funktionsweise des Lebendigen, hält v. Weizsäcker für metaphysische Irrtümer, die nicht zuletzt dazu dienen, die wahren Herrschaftsverhältnisse zu mystifizieren. Die These von der eindeutigen männlichen oder weiblichen Identität ist genauso ein metaphysischer Irrtum wie die Leugnung der Verschiedenheit des Männlichen und Weiblichen. Daß gerade diese Irrtümer eine militante gesellschaftliche Realität erzeugt haben, ist unbestritten.

So verständlich historisch die Beantwortung einer Begradigung mit einer Gegengerade ist, der Weg der Segregation, der Aufhebung von Wechselbeziehungen, der Trennung von Natur und Gesellschaft, von Mann und Frau und vieles mehr endet, wie Reich es nennt, immer wieder mit dem Christusmord, der Abtötung des Lebendigen in den Menschen und ihren Beziehungen zueinander, zur Umwelt und zum Kosmos. Auch die Frauenbewegung blieb trotz anderer Vorzeichen von dieser Praxis der Selbstverstümmelung nicht verschont. Sie verlor ihre Gegenprinzipien, noch ehe sie diese als Lebens- und Überlebensformen ausgestaltet hatte. Wollen wir denn überhaupt das, was Männer können, schon lange können? Natürlich kann eine Frau so Politik machen wie die Männer – mit Härte, Unnachgiebigkeit, mit sozialem Abbau und nationaler Aggressivität wie Maggie Thatcher. Aus der Tatsache, eine Frau zu sein, folgt allein noch nichts für den Charakter einer Politik, die im Alltag ihres Vollzuges am Interesse der Menschen am Leben und an lebendigen Wechselbeziehungen gesellschaftsfähig macht. Erst dann, wenn Frauen auf geschlechtsneutrale Politik und die leblosen Kopien von Männerrhetorik in den internationalen Parlamenten verzichten, könnten sie aufzeigen, warum das Frau- Sein als eine Ausdrucksform der Menschlichkeit in dieser Gesellschaft irrelevant ist und bleiben soll, und weil diese Gesellschaft nichts so sehr fürchtet als die Vereinbarkeit der Gegensätze, nämlich ihre wirkliche Humanisierung. Deshalb auch ist das Kindsein in dieser Gesellschaft so irrelevant und wird als Ausdruck des Lebendigen verfolgt. Erst wenn das jedem Kind eigene soziale Lebenspotential verzogen, zivilisiert, zugerichtet und auf das erträgliche Maß reduziert worden ist, dürfen Kinder in das tote Lager der Erwachsenen hinübertreten. Dann kann man ihnen irgendwann auch gleiche Rechte geben, weil sie nichts »Gefährliches« mehr damit anfangen können. Mit der Gleichheit der Frauen scheint mir das ähnlich. Die Gleichheit, die die Differenzierungen, die Widersprüche und die vielen Interaktionsbeziehungen und Identitätsformen von Männlichem und Weiblichem glattbügelt, vertreibt das für die herrschenden Verhältnisse immer wieder Gefährliche, weil auf Neugestaltung und Veränderung bedachte, individuelle wie soziale Gestaltungsprinzip des Lebendigen. Diese Gleichheit der Uniformität und Linearität, in der neben Superman vielleicht eine Superwoman auftaucht, kann nicht die Gleichheit für den Weg in eine solidarische Gesellschaft sein, sie würde uns weiter verstümmeln. Männlich-Weiblich in Interaktion, das bedeutet naheliegend die Frage: Wie muß eine am Leben orientierte Gesellschaft aussehen, um nicht nur anderen Ausdrucksformen des Männlichen Platz zu machen, sondern vor allem Frauen wirklich Raum, Selbstbestätigung und Teilnahme an der Gestaltung des öffentlichen Lebens, das heißt einen gleichwertigen, aber verschiedenen Platz zu geben? Gisela Erler formuliert diesen Zusammenhang so: »Solange die Partialität des Frau-Mann-Seins in der Substanz des sozialen Lebens nicht existieren kann, ist die Gesellschaft verstümmelt und, für uns, verstümmelnd.« (16, 95) Diese Partialität ist Ausdruck einer sich gegenseitig bedingenden, aber sich nicht gegenseitig aufhebenden Polarität, wie ich gleich genauer analysieren will – und sie ist ihrerseits in der Berechtigung der Ungleichheiten zwischen Männlichem und Weiblichem wie in den gemeinsamen Verbindungslinien zwischen beiden als Ausdruck der Funktionsweise des Lebendigen Grundlage jeder menschenwürdigen, sozialen Existenz, in der Frauen und Männer leben möchten. Die Diskriminierung der Lebensmöglichkeiten läßt sich mit Sicherheit auch an der Diskriminierung der Frauen ablesen – aber nicht allein an der Zahl der weiblichen Karrieren, der sexuellen Übergriffe, der sonstigen Benachteiligungen, sondern zu allererst und vor allem an der Verhinderung einer weiblichen oder frauengerechten Logik oder besser der Durchsetzung partieller weiblicher Lebensmuster im Zusammenspiel und in der Auseinandersetzung mit männlichen Mustern von Qualifikationen, Planungsweisen, Denkmodellen, Produktions- und Reproduktionsformen. Wenn dieses weibliche Prinzip (ich ergänze: des Lebendi-

gen) nicht offensiv formuliert wird, wenn wir weiter auf die traditionelle Karte der geschlechtsneutralen Anpassung setzen, wie Gisela Erler zu recht behauptet, dann haben wir im kommenden Zeitabschnitt wie in den bisherigen keine Chance, eine Umgestaltung der öffentlichen und privaten Institutionen, in denen sich unser Leben bewegt, von innen her voranzutreiben und mitzuprägen; das heißt wir werden uns auf immer noch spezifische Weise an der Verfolgung des Lebendigen beteiligen, zum Beispiel dadurch, daß wir als Männer und Frauen im stahlharten Griff der uns zugedachten Rollen uns selbst oder unsere Kinder ersticken. Jenseits dieser aus der Produktivität der Polarität von Männlich-Weiblich sich speisenden Alternative des Denkens und Handelns gibt es nur die apokalyptische Sackgasse. (Vgl. dazu 38, 64f)
Auf unser Thema bezogen: Je nach Position wird der Mann der letalen Tendenz von Wissenschaft, Technik und Industrie zugeordnet und die Frau als Gegensatz zu dieser Tendenz als Leben, Intuition, Religion und Transzendenz. Indem aber die Erklärung für diesen Gegensatz des Entweder-Oder verweigert wird, findet eine willkürliche Emanzipation von Erfahrung und Wirklichkeit statt.
»Weiterleben kann die Menschheit nur, wenn sie von Grund auf anders denken lernt: komplex statt linear, in Netzen und Bögen statt in Zielgeraden, in Werten statt in Quantitäten. Denn die Welt ist mehr als die Summe ihrer Teile« – schreibt Fritjof Capra in seinem Buch »Wendezeit«. Bausteine einer anderen, ganzheitlichen, ökologischen Anschauungsweise, die unser bankrottes mechanistisches Denken ablöst, habe ich im bisher Gesagten angedeutet – und vieles von dem, was Capra zusammenträgt, ist in Werken von W. Reich und v. Weizsäcker zu finden. Ihr Denken wiederum ist an der Frage orientiert, wie das Leben lebt und dieser Frage erneut folgend, will ich abschließend jenes Modell vorstellen, aus dem man die Funktionsweise des Lebendigen besonders klar studieren kann. Es ist das Modell des Yin und Yang und als Beispiel einer ökologischen Denkweise dem Versuch dienlich, Grundlagen für eine offensive Formulierung des weiblichen Prinzips zu finden, ohne das Männliche in der Gesellschaft und in uns zu vertreiben. Wenn dieses Modell des Yin und Yang Ausdrucksbeschreibung einer kosmologischen Ordnung wie der Ordnung des Menschlichen ist, müßten wir dieses Modell in uns wiederfinden können, wenn wir danach suchen. Wenn das weibliche Prinzip in uns selbst keine materielle Basis hat, wie verkümmert sie auch immer sein mag, dann würde es sinnlos sein, es offensiv zu formulieren, denn woher sollte die Energie für die Offensive kommen. Ich will deshalb das Modell des Yin und Yang am Leitfaden unseres Leibes und mit Beispielen veranschaulichen.

Das System des Lebendigen Polarität und Wechselwirkung

Komplemente einer Ganzheit, das sind auch Yin und Yang. Im gegenseitigen Abhängigkeitsverhältnis zueinanderstehend nimmt das eine zu, wie das andere abnimmt. Was Reich mit fließender Energie, Pulsation, Verhältnis von Anspannung und Entspannung umschrieb, sind in der Anschauung der chinesischen Philosophie ständig zu beobachtende Wechselerscheinungen in der Natur ebenso wie im menschlichen Organismus. Solche Wechselerscheinungen treten mit einer bestimmten, sinnhaften Periodität auf. Im Verlauf der einzelnen Perioden gibt es Umkehrungen dieser Prozesse. So geht der Tag aus der Nacht hervor, Helligkeit ist nur im Vergleich zur Dunkelheit erfahrbar, bezogen auf psychische und körperliche Vorgänge entspricht dem Wachsein der Schlaf, dem Ausatmen das Einatmen, dem Männlichen das Weibliche. Auch Gesundheit und Krankheit stehen in dieser Dialektik der Prozesse. Umwandlung und Wechsel sind wesentliche Merkmale des Lebendigen. Jede Wandlung ist eine Manifestation des Zusammenspiels zwischen den Gegenpolen Yin und Yang, nicht Ergebnis von Sieg oder Niederlage des einen Pols über den anderen. Die beiden Pole Yin und Yang setzen den Zyklus des Wandels in seine Grenzen!
Die ursprüngliche Bedeutung des Yin und des Yang, nämlich die der schattigen und sonnigen Seite des Berges, gibt eine gute Vorstellung von der Relativität der Pole. In der Natur wie im menschlichen Organismus herrscht ein ständiger Wechsel – und manchmal Kampf – der entgegengesetzten Kräfte, dynamisch aufeinander bezogen, sich gegenseitig ergänzend, indem sie ihre Polarität unterstreichen. Yin und Yang sind die beiden Gesichter der in allen Erscheinungen sich wiederspiegelnden Kraft der allumfassenden Energie und ihre Funktionsweise ist in ihrem Symbol sehr anschaulich dargestellt. (vgl. 53) »Dieses ist auch jenes. Jenes ist auch dieses...Die eigentliche Essenz des Tao ist, daß 'Dieses' und 'Jenes' aufhören, Gegensätze zu sein. Diese Essenz allein, als Achse gleichsam, ist der Mittelpunkt des Kreises und reagiert auf die endlosen Wandlungen.« (10, 117) Die Achse ist nicht Trennung, Abgrenzung, Aussonderung, sondern Verbindung und Übergang, Einbezug des anderen Teils.
Aus der Sicht des Taoismus ergibt sich daraus natürlich auch eine Grundregel für das menschliche Verhalten. Wer irgendetwas erreichen will, soll mit dem Gegenteil beginnen. Um zu nehmen, soll man erst geben; um zu verkleinern, muß man sich erst erweitern; um zu schwächen, wird man sicher erst stärker. Vor allem aber: wenn man etwas behalten will, soll man darin etwas von seinem Gegenteil zulassen.

Sei gebogen, und du wirst gerade bleiben.
Sei leer, und du wirst voll bleiben.
Sei abgenutzt, und du wirst neu bleiben.
(41, Kap. 22)

Die Eigenschaften der Dinge sind verschieden und man kann dem Himmel nicht folgen, ohne die Erde in Betracht zu ziehen. Kaltes erwärmt sich, Warmes kühlt ab, Feuchtes trocknet und Trockenes wird feucht. Die Bewegung des Tao ist das Zurückkehren, seine Aktivität die Fähigkeit, der natürlichen Ordnung zu folgen und im Strom des Tao zu fließen.
Durch Nicht-Handeln etwas tun – im Taoismus ist das die Enthaltung von gegen die Natur gerichteten Handlungen. Das Hervorkehren der weiblichen, nachgiebigen Eigenschaften ermöglicht der menschlichen Natur am leichtesten ein ausgeglichenes Leben in Harmonie mit dem Tao. Dieser Begriff ›weiblicher Passivität‹ ist ebenso weit von weiblicher Gefügigkeit und Unterwerfung im Sinne patriarchalischer Bewertung entfernt wie der taoistische Begriff der männlichen Aktivität von der blindwütigen Aktion gegen das Leben, das unseren Zeitgeist prägt.
Der Wechsel der beiden Kraftwirkungen ist, wie in der Natur, auch im menschlichen Organismus rhythmisch. Bezeichnen wir zum Beispiel den Einatmungsprozeß als positiv oder als eine Seite eines Spannungsbogens, so bereitet sich mit dem Auffüllen der Lunge bereits der als negativ oder der als andere Seite zu benennende Ausatmungsprozeß vor. Dieses Wechselspiel, die Schwankung der beiden Wirkungskräfte, entspricht dem Wesen aller Lebenserscheinungen und die Regelmäßigkeit solcher periodischer Schwankungen entspricht dem gesunden Zustand. Alle Entwicklungen in der Natur, in der physischen Natur und in der menschlichen Situation weisen zyklische Strukturen des Kommens und Gehens, der Ausdehnung und Kontraktion auf. Was später als Regel des Lebens aufgefaßt wurde, war zunächst von der Bewegung der Sonne und des Mondes und vom Wechsel der Jahreszeiten abgeleitet. Eine Situation, die sich zum Äußersten entwickelt, muß sich wenden und in ihr Gegenteil umschlagen. Rhythmus ist das Grundmuster allen Lebens, er ist der ständige Wechsel zweier Pole. Zerstört man Rhythmus, zerstört man Leben. Wer sich weigert auszuatmen, kann nicht mehr einatmen. Die Pole sind zwei Aspekte ein und derselben Wirklichkeit. Ein Pol lebt vom anderen, auf keinen wäre zu verzichten. Nimmt man einen weg, verschwindet auch der andere. (13, 30) Wir leben immer mit dem Schatten, auch wenn wir uns auf der von der Sonne beschienenen Seite des Berges befinden. Der Schatten ist jener Bereich, der nicht vom Licht des Bewußtseins erhellt wird und somit dunkel, das heißt unbewußt ist. Das Unbewußte ist eine andere Art von Bewußtsein, nicht bewußtlos. Daß wir uns so vorbehaltlos nur mit unserem Tagesbewußtsein identifizieren und dies für die ganze Wirklichkeit halten, ist lediglich Auswirkung jener weiter vorne beschriebenen Haltung des ›Entweder-Oder‹ oder des ›Ich denke – also bin ich‹. Ich

träume – also bin ich, wäre vielleicht eine weibliche Gegenformulierung! Das Wirksame wie die Wirklichkeit soll in unserer Vorstellung etwas Festes sein, am besten zum Anfassen, Messen und Wiegen. Weil man die Lebensenergie nicht anfassen kann, gibt es sie nicht und Reich war deshalb ein Verrückter – so einfach ist das.
Der taoistische Weg des Denkens und Fühlens im Modell des Yin und Yang ist eine ständige Konfrontation mit dem Wandel und der Bewegung und letztlich mit dem Nichts. Dazu Lao-Tse im 11. Kapitel seines Tao-Te-Ching:

Dreißig Radspeichen formen eine Nabe:
das Nichts in der Mitte
bedingt des Wagens Verwendbarkeit.
Aus Ton bildet man ein Gefäß:
das Nichts darin
bedingt des Gefäßes Benutzbarkeit.
Durch Wände bricht man Türen und Fenster:
das Nichts dazwischen
bedingt des Hauses Bewohnbarkeit. Øo bildet das Materielle die äußere Form,
das Nichts aber die Wirksamkeit.

Das Auftreten von unregelmäßigen Perioden der beiden Kraftwirkungen, ihre Vereinseitigung oder ihr Ausbleiben kennzeichnen einen meistens durch die sozialen Lebensbedingungen hervorgerufenen Prozeß des Ungleichgewichts, zum Beispiel den der Krankheit. So kennen wir aus der Psychosomatik inzwischen Krankheitssysteme, die sich aus der Überreizung des Aktivitätspotentials ergeben wie auch Krankheitssysteme, die auf die Vereinseitigung des Passivitätspotentials zurückgehen. Und wir kennen spezifische männliche oder weibliche Erkrankungen, die unter anderem darauf zurückzuführen sind, daß spezifische Anteile aus dem Bedeutungszusammenhang des Yin-weiblich und des Yang- männlich nicht leben dürfen und können. Das System dieses Lebens möchte ich am Beispiel unseres Organismus deutlich machen.

Die antagonistische Steuerung physiologischer Gleichgewichte – Beispiele aus dem System des Lebens

Die bipolare Struktur begegnet uns bei der Regelung der Körpertemperatur wie bei der des Blutzuckers, bei den Muskeln und im Herzschlag. Es handelt sich dabei offenbar um ein allgemeines Naturprinzip des Lebendigen. Jede Wirkung bedarf zur entgegengesetzten Wirkung eines Gegenspielers. So steht bei der Blutzuckerregelung der erhöhenden Wirkung vom Adrenalin und den anderen Hormonen das blutzuckererniedrigende Insulin gegenüber. Auch übergeordnete Zentren weisen eine Zweiteilung auf: die Abwehr der Kälte wird von einem anderen Zentrum gesteuert als die Wärme,

das aktivierende Appetitzentrum ist anders gelagert als das hemmende Sättigungszentrum und es gibt ein getrenntes Schlaf- und Wachzentrum. Die Aufgabe all dieser Zentren ist es, die Konstanz des Körpergewichtes der Körpervorräte oder insgesamt des Gleichgewichts zu halten – eine äußerst komplizierte Aufgabe der langfristigen Regelung. Die Vermaschung all dieser biologischen Teilsysteme im System des Lebens ist nach wie vor ein wissenschaftliches Rätsel. Wie sollte es auch anders sein in einer Wissenschaft, die nicht an Zusammenhängen, sondern lediglich an Detailfragen arbeitet. Für den Organismus im Ganzen ergibt sich eine Bipolarität der Steuerung und in diesem Sinne spricht man von dem Antagonismus des vegetativen Systems. Gruppen von Nerven, die man als sympathische und parasympathische zusammenfaßt, stehen in ihrer Wirkungsweise als Antagonisten einander gegenüber, desgleichen Gruppen von Hormonen, so daß fast jedes Organ und jede Funktion des Körpers wie von zwei Kräften und energetischen Feldern gehalten und gesteuert wird. Wichtig dabei ist, daß die gegeneinander gestalteten Systeme asymmetrisch sind (ich erinnere an das Modell des Yin und Yang, an den Begriff der Rotationssymmetrie bei Capra), was das Verständnis erschwert.
Warum macht die Natur anders als die Technik einen so ausführlichen Gebrauch von diesem schwierigen Antagonismus? Gerade das Ausschalten von Schwankungen, wie im System der Technik gefordert, ist für lebendige Systeme tödlich. Die Schwankungen des lebendigen Systems um die Gleichgewichtslage und die Einheit herum, sind lebensnotwendig. Die Schwingung um die Mittellage oder besser die Schwingung der Pole in der Einheit sind rhythmisch. In jedem organismischen Geschehen hat der Rhythmus eine große Bedeutung. Wie Reich bereits in seinen Versuchen gezeigt hat, weist schon das Leben der Zelle und der Einzeller rhythmische Prozesse auf – und unbestritten ist in der Naturwissenschaft längst das umfassende Naturprinzip der Spannung und Entspannung, das Reich für Analyse und Umgang psychischer Probleme zum Ausgangspunkt der Arbeit machen wollte. Derartige Rhythmen werden in ihrer Periodizität durch die organismische Struktur festgelegt – und passen sich gleichzeitig in gewissem Umfang äußeren Bedingungen an. Der Schlaf-Wach-Rhythmus ist nur eine Form der Schwingung zwischen trophotropher und ergotropher Phase, andere Rhythmen gehen über längere Perioden, von Wochen wie der weibliche Keimdrüsenzyklus, von Monaten oder Jahren und wieder andere Schwingungsprozesse werden kurzfristig situativ ausgelöst und klingen schnell wieder ab. »Die Rhythmik ist ein Ökonomieprinzip universell beanspruchter Systeme. Es gestattet die Arbeitsteiligkeit im Zeitablauf und ermöglicht die Höchstleistung auf Kosten der Dauerleistung. Die Voraussetzung ist eine unsymmetrische, antagonistische Steuerung der Systeme.« (64, 91)

Beispiel 1: Sympathikus – Parasympathikus, zwei lebensnotwendige Gegenspieler

Die Polarität in der Einheit finden wir auch im Modell unseres Organismus wieder: im Ein- und Ausatmen, im Aufnehmen und Abgeben der Verdauung, in unserer linken und rechten Seite, und vor allem in den beiden Antagonisten unseres vegetativen Nervensystems, dem Sympathikus und dem Parasympathikus, die das Gehirn mit allen inneren Organen, den Muskeln, dem Adersystem und der Haut verbinden. Das vegetative Nervensystem ist für die Konstanthaltung des inneren Milieus und für die Umweltreaktion des Organismus bei Belastung verantwortlich. Sympathikus und Parasympathikus arbeiten als Systeme mit einer gewissen Arbeitsteilung. Es sind in gewisser Weise zwei Gegenspieler, die Aufbau und Abbau, Erregung und Hemmung innerhalb der Lebensvorgänge regeln. Verschiedenheit in der Gleichheit auch hier. Das Bild ihrer Arbeit ist höchstens kompliziert. Sie lösen sich wie die Schalen einer Waage ab und sie arbeiten gleichzeitig, einander regelnd und steuernd, ausgleichend und oft sich überkreuzend. Hierdurch entstehen komplizierte Bilder, aber ihre Gegensätzlichkeit bleibt dennoch bestehen. In letzter Linie sind alle Organe sympathisch und parasympathisch versorgt. Im Verlauf zu den Organen verschlingen sich parasympathische und sympathische Bahnen zu großen Geflechten. So werden bei erhöhtem Sympathikustonus die Bewußtseinshelligkeit erhöht, Herz und Kreislauf aktiviert, dagegen die Aktivität des Verdauungskanals gehemmt, also die Fähigkeit zur Arbeitsleistung, zu Angriff oder Flucht erhöht (ergotrophe Reaktion). Überwiegt an mehreren Organen der Parasympathikustonus, so wird die Kreislaufleistung herabgesetzt, das Herz schlägt im Schongang, die Tätigkeit der Verdauungsdrüsen und der Darmmuskulatur wird erhöht, alles Vorgänge, die der Restitution, der Erholung dienen (tropotrophe Reaktion). Was das Ziel, nämlich die Leistungsfähigkeit des Organismus zu erhöhen und zu erhalten, anbetrifft, ist die eine Reaktion genauso notwendig wie die andere. Ein einseitiges Überwiegen der einen Reaktion wird auf die Dauer die Leistungsfähigkeit des Organismus genauso herabsetzen wie ein Überwiegen der anderen. Auf einer höheren Ebene sind die beiden Systeme nicht mehr Antagonisten, sondern Synergisten. Jede genaue Analyse zeigt, daß man kaum je entweder nur sympathische oder parasympathische Reizeffekte erzielt, sondern jeweils bestimmte Kombinationen. Der Gegenpunkt ist in jedem Teil bereits enthalten.
Ziel der gesamten vegetativen Steuerung ist es, alle Körperfunktionen in einen ausgeglichenen Zustand zwischen Anspannung und Entspannung, Belastung und Erholung zu halten. In einem lebendigen Organismus bedeutet dieses Gleichgewicht natürlich nicht Stillstand. Die einzelnen Funktionen – Blutdruck, Körpertemperatur und anderes schwingen ständig innerhalb bestimmter Grenzen und kehren beim gesunden Menschen auch nach Fehl-

steuerungen verhältnismäßig schnell wieder in den Normalbereich zurück. Am Beispiel der Grundformen vegetativer Fehlsteuerungen und ihrer Entstehung lassen sich auch »geschlechtsspezifische«, das heißt gesellschaftlich mitproduzierte Fehlsteuerungen beschreiben. So wie diese Gesellschaft eher auf das männliche als auf das weibliche Prinzip setzt, bringt sie dem Organismus bei, eher auf den Sympathikus, das heißt das System der Aktivierung, als auf den Parasympathikus, das System der Erholung und des Aufbaus zu setzen. Was man nicht braucht, drängt man dann trotzdem in die Passivität, wie beispielsweise das Aktivierende im weiblichen Prinzip.

Die sogenannte vagotone Fehlsteuerung (parasympathisch) hat als wichtigstes Kennzeichen das ständige Absacken aller vegetativen Reaktionen. Dazu gehört in erster Linie das Kreislaufversagen, das Nachlassen der Herztätigkeit, das Absinken des Blutdruckes. Zur vagotonen Spannungslage gehört jenes »heulende Elend« mit dem Zusammenziehen des Magens, den Durchfällen und Verstopfungen, dem Erröten, dem Aufsteigen der Tränen usw. Man lebt mit dem Gefühl, jederzeit könne etwas Schlimmes passieren. Und man hat das Gefühl, nicht mehr gebraucht zu werden oder nicht mehr brauchbar zu sein.

Die sympathikotone Fehlsteuerung ist das genaue Gegenteil. Alarm- und Widerstandsphasen sind ständig verlängert und gehäuft; die Erholung kommt nicht nur zu kurz, sondern tritt möglicherweise gar nicht mehr ein. Man atmet ständig tief durch, könnte zerspringen, die Muskeln sind angespannt, der Blutdruck steigt, man ballt die Fäuste, beißt die Zähne zusammen, ist auf dem Sprung, reißt sich zusammen. Die »Verdauungsfunktion« im engeren wie im weiteren Sinne ist gestört. Man könnte auch sagen, die weibliche Funktion ist gestört.

Das Vegetativum mit seinen beiden Kräften Sympathikus und Parasympathikus folgt den Gesetzen des Lebendigen, wie sie im Yin und Yang-Modell ausgeführt wurden. Auch das Vegetativum ist ein natürliches Gestaltungsprinzip des Lebendigen und gleichzeitig eine Simultanübersetzung der sozialen Strukturen in den Organismus. Reich nannte dieses Vegetativum das stofflich Unbewußte. Vegetative Fehlsteuerungen werden erlernt: wir sind das Ergebnis eines Gleichgewichtsverlustes, den der Mensch nicht natürlicherweise durchmacht, sondern infolge von Herausforderungen und Überforderungen, die er nicht bewältigen kann. Werden momentane Belastungen zu Dauerbelastungen, zum Dauerkonflikt, so verfestigt sich der Dauerkonflikt zum Dauerzustand der Streßreaktion. Wer seinem ständigen Kritiker nichts zu entgegnen wagt, wird allmählich gelähmt, entwickelt kein Selbstwertgefühl mehr und verstopft sich. Wer ständig mit dem Gefühl der Unberechenbarkeit fertig werden muß, chronifiziert die Angstbereitschaft. Wer überbehütet wird, dem wird das nackte Leben zum Streß.

Gerade an diesen letzten beiden Aspekten können wir studieren, warum die Blutdruckgeschädigten bereits auf den Schulbänken des ersten Schuljahres hocken. Laß dir nichts gefallen, schlag zurück! – ein Satz, den Jungen öfter hören als Mädchen. Angriff ist die beste Verteidigung, jene gute Lösungsformel, um eine chronische Kampfhaltung des Organismus zu erzeugen. Leben ist Kampf oder Leistung. Schneller sprechen lernen, schneller sauber sein, auf jeden Fall immer so sein, wie die anderen es haben wollen. Konkurrenz und Kampfreaktion werden sozusagen zum Reflex: aus jedem Zusammensein – auch aus dem zwischen Mann und Frau – wird ein Kampf um Sieg oder Niederlage. Der Organismus ist ständig auf dem Sprung und nur so können die Leuchten der Leistungsgesellschaft auch leuchten. Daß das Licht der Mädchen trüber sein darf, lernen sie bereits auf der Schulbank. Sie sollen weniger sympathisch sein, also weniger aktiv, aggressiv, rational bewegend, sondern in Ruhe verharren, sich auf ihre Gefühle verlassen und dennoch keine Heulsusen sein, sich auf jeden Fall einordnen und damit für Harmonie im Klassenverband sorgen.

Die linke und die rechte Hälfte des Lebens

Wie im Sympathikus und Parasympathikus findet sich die Polarität des menschlichen Lebens – und Bewußtseins auch in der Anatomie des Großhirns als Signatur wieder. Das Großhirn gliedert sich in zwei Hemisphären, die durch den sogenannten Balken miteinander verbunden sind. Beide Hemisphären unterscheiden sich deutlich in ihrer Eigenart und Zuständigkeit. Die Nervenbahnen überkreuzen sich lateral, so daß die rechte Körperhälfte des Menschen von der linken Gehirnhälfte innerviert wird und die linke Körperhälfte von der rechten Hemisphäre. Die linke Hemisphäre könnte man die »verbale« nennen, denn sie ist zuständig für Logik und Struktur der Sprache, für Lesen und Schreiben und viele rationale Tätigkeiten. Sie schlüsselt die Welt analytisch und rational auf, sie rechnet und zählt und ist für die Zeit zuständig. Kein Wunder also, daß die rechte Körperhälfte in dieser Gesellschaft besonders betont wird.
Alle hierzu polaren Fähigkeiten finden wir in der rechten Hirnhälfte: statt Analyse finden wir hier die Fähigkeit zur ganzheitlichen Erfahrung komplexer Zusammenhänge, Muster und Strukturen. Diese Hirnhälfte ermöglicht die Erfassung der Ganzheit aufgrund eines kleinen Teils. Die archaischen Sprachformen folgen eher der Klangbildung und Assoziation. Analogiedenken und Umgang mit Symbolen ist hier verhaftet, Bild und Traumbereich der Seele.
Je nach der Tätigkeit, die der Mensch ausführt, ist jeweils eine der beiden Hemisphären dominant. Logisches Denken und Rationalität erzwingt eine Dominanz der rechten Hemisphäre. Über den Balken zwischen den beiden Anteilen findet dennoch ein reger Informationsaustausch statt. Die polare Spezialisierung der beiden Hemisphären deckt sich aber sehr genau mit uralten esoterischen Polaritätslehren. Die taoistischen Prinzipien des Yin und Yang, des weiblichen und männlichen Prinzips drücken den Zusammenhang

ja sehr ähnlich aus. Die linke Seite ist hier die Sonne, das aktive, männliche Prinzip, das Tagesbewußtsein. Die rechte Seite vertritt das Mondprinzip, das negative, weibliche, aufnehmende Prinzip, das Unbewußte des Menschen. Beide Teile aber sind Ausdruck des Tai Chi, welches einen Kreis (Ganzheit, Einheit) in eine weiße und in eine schwarze Hälfte unterteilt, die jeweils wieder einen gegenpolaren Kern enthalten.

Es ist leicht einzusehen, wie unheil ein Mensch wäre, der nur eine der beiden Hirnhälften besäße. Genauso unheil ist eine Wissenschaft, die nur noch am Weltbild der linken Hemisphäre arbeitet. Aus dieser einen Sicht gibt es natürlich nur das Rationale, Vernünftige, Analytische, gibt es nur eindeutige Ursache-Wirkung-Beziehungen, und gibt es vor allem jene zentrale Unterstützung und Bewertung für all das, was als soziale und politische Vorstellung zum Männlichen existiert. Ein solches Weltbild ist nicht nur die halbe Wahrheit, es ist auch nur das halbe Bewußtsein, nur das halbe Leben, das Gehirn ist amputiert. Die gegenpolaren, überlebenswichtigen Fähigkeiten des Menschen, die Welt und sich auch irrational und transzendent zu begreifen, Zusammenhänge zu integrieren und Phantasie zu entfalten sind hierbei ausgeschlossen.

Die Natur selbst schätzt anders ein als die Wissenschaft. In lebensbedrohlichen Gefahrensituationen schaltet sie automatisch von der Dominanz der rechten Hälfte um auf das Yin, die Erde, das Weibliche, die Lebenserhaltung. Denn eine gefährliche, unmittelbare, spontane Situation kann durch analytisches Vorgehen nicht adäquat gelöst werden. Viele der körperlichen Alltagsklugheiten kommen aus dieser Hemisphäre.

Auch auf der Ebene des Gehirns muß das Entweder-Oder zu einem Sowohl-Als-Auch werden, muß das Nacheinander in ein Gleichzeitig verwandelt werden. Solange wir irgendetwas aus unserem Bewußtsein ausschließen, auch das Unbewußte, sind wir nicht heil. Auch der modernen Hirnforschung erscheint die sogenannte untergeordnete rechte Hemisphäre im Vergleich zur dominanten linken Hemisphäre längst nicht mehr so mangelhaft wie noch vor Jahren. Vielmehr ordnet man ihr heute viele interessante und wichtigste Funktionen zu – so vor allem ihre räumlichen Fähigkeiten mit dem hoch entwickelten Sinn für Bilder und Muster. Die dominante Seite hat überhaupt keinen Sinn für Bilder und Muster, sie ist eine arithmetische, aber keine geometrische Hemisphäre. Beide Hemisphären verhalten sich grundsätzlich komplementär. Und die Hirnforschung hat vor allen anderen Forschungsgebieten die vielfältigsten Informationen über das leistungsfähige Kommunikationssystem herausgefunden, das über den sogenannten Balken läuft.

Die wichtigste Essenz der östlichen Weltanschauung stimmt überein mit dem, was Capra in seinen Büchern als Veränderung unserer Anschauungen über das Leben durch die Forschungsergebnisse der modernen Physik – also vor allem der Relativitätstheorie und der Quantentheorie schlußfolgert und was Reich und v.Weizsäcker auf ihre Weise und mit ihren Fragen über die

Funktionsweise des Lebendigen herausgefunden haben. Hinter der erfahrbaren Bewegung alles Lebendigen, hinter der Polarität und dem ständigen Wechsel steht das Gewahrsein der Einheit und gegenseitigen Beziehung aller Dinge und Ereignisse, die Erfahrung aller Phänomene in der Welt als Manifestation einer einzelnen fundamentalen Identität. Diese Identität kann man nicht beobachten, man muß sie erfahren, der Mensch ist Teil dieser Identität. Man muß am Leben teilnehmen, um es zu erforschen. Auch die moderne Physik sieht das Universum als zusammenhängendes Gewebe physikalischer und geistiger Beziehungen, dessen Teile nur durch ihre Beziehungen zum Ganzen definiert werden können. (10, 143)
Wenn die östlichen Mystiker sagen, daß sie alle Dinge und Ereignisse als Manifestationen einer Grundeinheit erfahren, so heißt das nicht, daß sie alle Dinge für gleich erklären. Die Individualität wird erkannt, aber in dem Bewußtsein, daß innerhalb der alles umfassenden Einheit alle Unterschiede und Gegensätze relativ sind. Gut und Böse, aktiv und passiv, Lust und Schmerz, erzeugend und empfangend sind keine absoluten Werte, sondern zwei Seiten einer Realität, zwischen denen das Leben schwingt.
Eine der Grundpolaritäten im Leben ist die zwischen der männlichen und der weiblichen Seite der menschlichen Natur. Wie mit der Polarität von Gut und Böse, Geburt und Tod fühlen wir uns mit dieser Polarität des Männlichen und Weiblichen in uns oft unbehaglich und geben daher mit kräftiger Unterstützung der gesellschaftlich definierten Geschlechtsrolle der einen oder anderen Seite das Übergewicht. Unsere Gesellschaft hat – wie schon verschiedentlich erläutert – die männliche Seite bevorzugt. Sie hat die Polarität und das Zusammenspiel männlicher und weiblicher Elemente in der Persönlichkeit jeder Frau und eines jeden Mannes geleugnet und eine statisch-statistische Ordnung errichtet, in der alle Männer männlich und alle Frauen weiblich zu sein haben.Diese Gesellschaft gab Männern die führenden Rollen, weil in ihrer Form der mechanistischen Lebensbetrachtung nur eine Überbetonung der Yang-Aspekte der menschlichen Natur jenen Fortschritt garantieren konnte, der auf der grenzenlosen Zerstückelung und Ausbeutung der Natur beruhte. Aktivität, rationales Denken, Konkurrenzkampf, Aggressivität. Die Yin- oder weiblichen Formen des Bewußtseins, die als intuitiv, religiös (vom Ursprung kommend), integrativ und bewahrend oder auch als psychisch beschrieben werden können, wurden unterdrückt und als für diese Gesellschaft beunruhigender Teil verfolgt. Was von der Basis kommt, gefährdet solche Überbauten, wie wir sie überall vor uns sehen. Ein voll entwickelter Mensch ist nach Lao-Tses Worten der, »der das Männliche kennt und doch das Weibliche hält«.
Die bisherigen Ausführungen liefern uns eine Basis, um das Verhältnis Männlich-Weiblich anders zu bestimmen als mit dem Maßstab hierarchisierter Bewertungen. Yin und Yang sind Ordnungsprinzipien zur Unterscheidung von polar-gegensätzlichen Eigenschaften, Verhaltensweisen und Ausdrucksformen des Lebendigen. Sie drücken für sich allein nichts Krankhaf-

tes aus, auch nichts Negatives. Fülle oder Leere – zur einen wie zur anderen Seite – als Ausdruck von Zuviel oder Zuwenig – sind Anzeichen dafür, daß das Gleichgewicht aus den Fugen gerät, wobei dieses Gleichgewicht nicht statisch, sondern dynamisch ist. Yin und Yang – weiblich und männlich – hervorbringen und in Bewegung setzen – Erde und Himmel – Passivität und Aktivität – Kälte und Wärme – empfangend und erzeugend – Körper und Geist – Parasympathikus und Sympathikus – Spontaneität und Formalität – und wie die entgegengesetzten Kräfte heißen mögen, natürlich sind sie im Unterwerfungswunsch, den jede Herrschaft, auch die Männerherrschaft in sich wachhalten muß, nachhaltig pervertiert worden. Was für ein Glück die Fähigkeit zur Passivität sein kann, ist einer Gesellschaft, die mit dem Prinzip der ausbeutbaren Aktivität die Menschen in den Tod treibt, nicht mehr einsehbar. Als Ordnungsprinzip von Verschiedenheit in der Gleichheit dessen aber, was im Lebendigen unabdingbar zusammengehört wie das Ein- und Ausatmen sind diese Kategorien überaus sinnvoll für den Versuch, das weibliche Prinzip offensiv zu formulieren und endlich als eine Form der sozialen Existenz gesellschaftlich zu verankern. Ohne diese andere Spielart des Menschlichen kann es nicht nur keine solidarische Gesellschaft geben, sondern auf Dauer vor allem keine Gesellschaft, in der Frauen wie Männer als Menschen überleben können.

Grundprinzip des Universums

YIN — **YANG**

YIN	YANG
Yin bringt Yang hervor	*Yang setzt Yin in Bewegung*
Erde Wasser Dunkel Mond	*Himmel Feuer Licht Sonne*
Yin - Nacht beendet den Tag	*Yang - Tag der die Nacht ablöst*
in Ruhe und unten	*oben und in Bewegung*
weiblich - macht das Wesentliche zur Anwendung reif	*schöpferische Kraft - Schutz des keimenden Wesens männlich*
Yin überwiegt - nie absolut - Frau	*Yang überwiegt - nie absolut - Mann*
Yin ist materiell	*Yang ist energetisch*
Yin - Gedanken: intuitiv komplex naturverbunden	*Yang - Denken: rational ableitend detailliert*
Yin ist okkult Nacht versponnen Traum	*Yang ist konkret analytisch Tag klar*

YIN	YANG
Yin - stille nachdenkliche Ruhe der Weisen	*Yang - starke schöpferische Kraft des Königs*
Bewußtsein der Nacht - Vor- und Unbewußtes »Traumsein«	*Bewußtsein des Tages - Bewußtes »Wachsein«*
Yin - löscht aus bläht auf, zerstreut erweicht	*Yang - häuft an, preßt, verdickt hält fest*
Yin - zerteilt lichtet, lockert löst	*Yang - verhärtet und verstofflicht*
Kälte Kaltes erwärmt sich	*Wärme Warmes kühlt sich ab*
Yin ist Herbst und Winter	*Yang ist Frühling und Sommer*

Energieformen

Lebensformen

YIN	YANG
Yin sind die Füße	*und Yang der Kopf*
Körperinneres Körpervorderseite und Rumpf	*Körperoberfläche Rücken und Glieder*
linke Körperseite rechte Hirnhälfte linke Hand	*rechte Körperseite linke Hirnhälfte rechte Hand*
»Speicherorgane« Lunge Milz Herz Leber Nieren	*»Hohlorgane« Dickdarm Magen Blase Dünndarm Gallenblase*

Anm.: Wandzeitung für Lehrveranstaltungen u. Vorträge. Zusammengetragen aus Lehrbüchern zur chinesischen Medizin.

WENN DAS LEBEN ANGST MACHT
BEFINDLICHKEITSSTÖRUNGEN UND DIE ENERGIE DER ANGST

Vortrag im Rahmen des Kreis-Landfrauentages der Landfrauenvereine Kreisverband Stade, Januar 1986

Die Angst ist ein Stachel im Leben. Sie begleitet das, was wir Lebenslauf nennen, bestimmt unsere Geschichte, zeigt an, wie wir uns befinden. Ein Beispiel:

1939 werde ich geboren, in die Angst des Krieges hinein, begleitet von der Angst, ob es ein Überleben und eine Hoffnung auf Leben geben wird.
Ich wachse in einem Heim auf und jeden Abend begleitet mich die Angst, ob die Kinderschwester auch mein Bett noch erreichen wird, um mir gute Nacht zu sagen. Die Reihe der wartenden Kinder ist sehr lang.
1945 beginnt die Flucht und ein Satz meiner Mutter begleitet mich: Ein Mädchen weint nicht; Tapferkeit, nicht Angst ist gefragt. Typhus und Ruhr sind meine Kinderkrankheiten.
Nach zweijähriger russischer Kriegsgefangenschaft lande ich 1947 in einer kleinen, vom Krieg unberührten Stadt in Nordrhein- Westfalen: ich bin für alle das Polakkenkind und hinter all meinem Kampfgeist lauert die Angst: werden diese Kinder mich jemals akzeptieren? Was muß ich dafür tun? Ich bin unterernährt.
Ohne männlichen Ernährer leben meine Mutter und ich von der Sozialhilfe: die Angst, daß das Geld nicht reicht für Essen, Wohnen und Kleidung ist allgegenwärtig. Immer wieder bekomme ich eitrige Mandelentzündungen und schwere Erkältungen.
Ich mache Abitur, arbeite in der Fabrik, dann beginnt das Studium. Eine neue Angst tritt auf: werde ich unter all den Akademikerkindern das Studium schaffen? Und vor allem: wie kommt man ohne Beziehungen, nur mit Leistung zum Ziel, das man sich vorgenommen hat? Migränen und Rückenschmerzen sind an der Tagesordnung.
Ich absolviere mein Studium ohne Probleme – äußerlich gesehen. Aber bei der ersten Bewerbung nach der Promotion taucht eine neue Angst auf: Frauen unterliegen einer schärferen Auswahl. Sie müssen bessere Wissenschaftlerinnen sein als ihre männlichen Konkurrenten und man muß sie gleichzeitig als Frau akzeptieren können, was immer das heißen mag. Meine Galle hat viele Steine gebildet und wird operiert.
Ich werde Professorin und wieder tritt eine Angst auf: werde ich diese Position so erfüllen, daß ich meinem politischen Anspruch aus der Studentenbewegung und meinem Gewissen gegenüber aufrichtig bleibe, daß ich eine Lehrerin werde und bleibe, die Wissen und Gefühl nicht trennen muß? Drei Fehlgeburten begleiten mich.
Nach Abschluß der Karriere werde ich schwer krank. Die Angst hat sich einen anderen Weg gesucht. Mein Herz streikt. Ich hatte nicht gemerkt, daß in all der Leistung für andere mein Leben zu kurz gekommen war.
Seit einigen Jahren erst versuche ich die Angst, meine Sehnsucht nach Schwäche und Ruhe mehr zu integrieren. Ich begegne dabei vielen dunklen Seiten in mir und auch das erzeugt Angst, eine Angst allerdings, die ich als vorwärtstreibend empfinde, als heilsame und nicht destruktive Angst.

Das tägliche Gesicht der Angst

Angst gehört unvermeidlich zu unserem Leben. Sie ist die Partnerin unserer Lebenslust. In der Angst drückt sich unser Befinden aus und die Befindlichkeitsstörung ist ihr Signal. Mit vielen Gesichtern begleitet sie uns von der Geburt bis zum Tode. Die Geburt selbst ist ein dramatisches Ereignis, ein tiefgreifendes emotionales Geschehen im Leben eines jeden Menschen. Wir treten in eine Welt ein, die uns unbekannt ist und verlassen eine Welt, die wir kennen und die im Idealfall unsere Bedürfnisse voll gestillt hat. Das macht Angst, denn es geht erst einmal um Verlust. Im späteren Leben wird dieses erste große Angsterlebnis des Geburtsvorganges zum Vorbild für all jene Ängste, die wir empfinden, wenn wir eine vertraute Situation verlassen, um uns auf eine neue noch unbekannte Situation einzulassen.
Eintritt und Austritt, Geburt und Tod sind die beiden Pole des Lebens, das sich selbst als Spannungsbeziehung zwischen dem ›Stirb und Werde‹ darstellt. Der Mensch, der geboren werden will, der zu sich selbst kommen will, der auf eigenen Füßen stehen will, kommt nicht umhin, die Angst vor dem Ungewissen des Ausgangs einzugehen. Die Geburt zum Leben ist ein Risiko und die Angst signalisiert Bedrohung des Lebens und Möglichkeit zum Leben zugleich. Das ›Neugeborene ohne Risiko‹ gibt es nicht, sei es ein Kind, eine geistige Idee, eine soziale Veränderung, ein spirituelles Erwachen, das Heraustreten aus einer psychotischen Episode, die Gesundung nach einer Krankheit. Geburt ist eine Form, durch die Leben und Lebendiges aus dem Unsichtbaren ins Sichtbare, aus dem Dunkel ans Licht, aus dem Inneren in das Außen dringt. Als Tor zum Leben ist der Geburtsakt eine Begegnung mit dem Tod, die Überwindung der Angst vor dem Leben, das als Aufgabe, Arbeit und Gestaltung immer wieder neu auf uns zukommt. Die Notwendigkeit zum Daseinswandel erfahren wir im Augenblick der Geburt. Eine wärmende, schützende und nährende Lebenssituation, in der die Bedürfnisse von Mutter und Kind in der vegetativen Interaktion fein abgestimmt und optimal erfüllt werden, muß verlassen werden. Von einer Stunde zur anderen wird aus einer Welt der Ruhe, der Befriedigung, der Geborgenheit eine Welt voller Unlust und angstmachender Bedrohung: Hunger und Durst, Lärm, Licht und Dunkel, Kälte, Einsamkeit, Trennung, Verlust, Entfremdung. Auf sich allein gestellt hätte das Neugeborene keine Überlebenschance. Unsere Hilfsbedürftigkeit macht Angst und zwingt und gleichzeitig in die Suche nach Hilfe, Kontakt und Austausch. Im nachgeburtlichen Milieu, in der Kälte der extrauterinen Welt muß die Einheit in der Mutter-Kind-Beziehung von beiden erst wieder hergestellt werden. Die schützende Urhöhle zu ersetzen, wird zur Aufgabe für das Kind, die Mutter, aber auch für die beide umgebende Welt. (vgl. 25)

Es gibt Ängste, die durch körperlichen Schmerz erzeugt werden oder aus einer Erinnerung an einen erlebten Schmerz entstehen. Es gibt die Angst des alleingelassenen Säuglings und all die Ängste, die aus den Bedrohungen und Unterdrückungen des sozialen Lebens entspringen. Es gibt Gewissensängste und Ängste um die Selbstverwirklichung.
Wenn wir uns mit der Energie der Angst beschäftigen, dann geht es um das ›Werden der Angst‹, die Art ihrer Bewegung, die Form ihres Prozesses. Angst entsteht im Erlebnis der Bedrohung, sie ist eine Reaktion auf Gefährdung, die von außen oder innen kommen kann. Angst kann die Bedrohung auch antizipieren.
Angst ist als Erlebnis von Gefährdung ein umfassender Erregungszustand, der durch die Bedrohung des Wohlgefühls hervorgerufen wird. An diesem Zustand ist der gesamte Organismus beteiligt. Er ist in Erregung, Spannung, Unruhe und Unwohlsein – und dennoch muß dieser Zustand nicht als Angst bewußt sein.
Die Angst ist die Begleiterin unseres Lebens – sie ist Bedrohung und Herausforderung zugleich. Eine Bedrohung insofern, als ihre Energie die Kraft unserer Lebensfähigkeit und Lebenslust aufs äußerste gefährden kann. Eine Herausforderung dadurch, daß sie uns Mut, Vertrauen, Erkenntnis, Hoffnung, Demut und vor allem Liebe zum Leben abverlangt, wenn wir bereit sind, ihr zu begegnen und uns mit ihr auseinanderzusetzen.
Zu den normalen, uns herausfordernden Ängsten gehören vor allem die alters- und entwicklungsmäßigen Ängste, die wir in einem ständigen Ringen zwischen Lebenslust und Lebensangst durchstehen müssen, weil sie für unsere Entwicklung wichtig sind. Dazu gehören unsere ersten Laufschritte als Kind, bei denen wir erstmals die haltende Hand der Mutter loslassen und unsere Angst überwinden müssen, im großen Raum alleingelassen zu werden. Die Angst vor dem Alleingehen ist die Angst vor der Trennung, das Alleingehen ist aber auch die Voraussetzung für Autonomie, auf eigenen Beinen stehen zu können!
Die Lust, in das Leben hineinzugehen ist gepaart mit der Angst, allein gelassen zu sein und je schöner das Zusammensein war, desto größer vielleicht die Angst und gleichzeitig in der Überwindung dieser Angst die beglückende Erfahrung, daß der andere (hier die Mutter) nicht weg ist, nur weil ich mich wegbewege. Wenn Kinder ohne Intervention von außen diese ersten Schritte tun, kann man die Weisheit sehen und spüren, mit der sie diesen Prozeß durchschreiten. Es ist eine Weisheit, die uns später verlorengeht. Als Erwachsene empfinden wir die Autonomie des anderen vielfach als Bedrohung. Der Partner, der auch eigene Wege geht, macht uns Angst. Immer schwerer können wir vertrauen, daß dasein nur möglich ist, wenn man auch weg sein kann.
Zu den altersmäßigen Ängsten, die wir leicht überwinden können, gehört auch der Schuleintritt, jene große Zäsur in unserem Leben. Aus dem Schoß der Familie müssen wir in eine neue, zunächst fremde Gemeinschaft hinein-

wachsen. Das ist neu und bedrohlich. Aber Kinder sind neugierig, gierig nach neuen Erfahrungen, nach Kontakten. Die Schuleintrittsangst braucht zu ihrer Überwindung viel Zeit. Wenn Kinder an dieser Herausforderung wachsen und reifen sollen, brauchen sie ihre je individuelle Zeit! Wie schwierig das ist, haben wir alle mehr oder weniger gravierend erfahren. Das Kind, das seine normale Angst schon deshalb gar nicht bearbeiten und bewältigen kann, weil ihm schon vorher gedroht wurde »Komm du erst einmal in die Schule« oder das in seinem Schulranzen die ganzen Erwartungsängste und -hoffnungen der Eltern mitschleppt, das die Schulkarriere seiner Geschwister vor Augen hat oder mit einem Lehrer konfrontiert wird, der letztlich Angst vor den Schülern hat und von vornherein die Angst als Unterrichtsmittel benutzt, wird nur sehr schwer diesen Schuleintritt als zu überwindende Bedrohung und als Versuchsfeld seiner eigenen Lebensbedürfnisse begreifen können.
Was wir an diesem Beispiel sehen können:
Zur normalen Angst tritt die manipulierte Angst, jene Angst, die für die Prozesse der Sozialisation und Persönlichkeitsentwicklung offenbar eine unerläßliche Bedingung darstellt. Offenbar ist keine Form der Pädagogik denkbar, die völlig angstfrei wäre, ganz ohne Repression auskäme, nicht mit der Angst manipulierte. Angst entsteht im Sozialisationsprozeß z.B. durch Rivalitäts- und Konkurrenzverhältnisse – und auf den bezieht sich diese angstmachende Erziehung.
Nehmen wir die Pubertät und die ersten Begegnungen mit dem anderen Geschlecht: Unter dem Drang erotischer Sehnsucht, sexuellem Begehren und dem Wunsch nach anerkennender Partnerschaft liegt das Angstmachende auf der Hand, zumal in einer Gesellschaft, in der die erste Begegnung mit Sexualität primär unter dem Aspekt der Verhütung steht, also der Androhung einer Gefahr, die mit Sexualität verbunden ist. Im Aids-Zeitalter ist die Gefahr sogar tödlich, eine unglaubliche Bedrohung für die Lust auf Leben. Sexualität erscheint öffentlich viel weniger als eine zu bewältigende und beglückende Herausforderung, sondern vielmehr als eine Bedrohung, auf die man sich erst später – wenn überhaupt – einlassen sollte. Wie wird man reif in dieser Frage? Wie erfährt man, daß die Fähigkeit zu lieben, die Fähigkeit ist, sich ohne Angst und Vorbehalte, aber auch ohne Bedingung, hinzugeben?
Wir können die Beispiele fortsetzen: Berufsbeginn, die Gründung einer eigenen Familie oder auch der bewußte Verzicht darauf, Mutter- und Vaterschaft, das Erreichen der gesteckten Ziele in der Mitte des Lebens, das Altern und die Begegnung mit dem Tod – immer ist an einem Anfang auch eine Angst gesetzt, eine Angst, die uns scheitern lassen kann und eine Angst, die uns aktiv macht, von uns angenommen und gemeistert wird. Alle diese Ängste gehören gleichsam organisch zu unserem Leben, sie sind der Prozeß des Lebens selbst, weil sie mit körperlichen, seelischen, geistigen, sozialen und spirituellen Entwicklungsabschnitten zusammenhängen, mit der Übernahme von Aufgaben, mit der Veränderung in uns selbst. Solche Schritte in das

Leben sind immer Grenzüberschreitungen und fordern uns auf, uns vom Gewohnten, Vertrauten, von uns auferlegten Grenzen zu lösen, um Neues und Unvertrautes zu wagen.
Dieser heilsamen Angst, die uns in Auseinandersetzung mit den Verhältnissen, in denen wir leben, zu Kritik und Aktivität auffordert, steht die destruktive Angst gegenüber. Die destruktive Angst überwältigt, sie geht an die Grundfesten, raubt das lebensnotwendige Vertrauen zum anderen und das Vertrauen zu sich selbst, zerstört die mitmenschlichen Bezüge. Sie unterbricht Sein und Werden, verstört den klaren Blick, verwirrt die Gedanken, besetzt den Betroffenen – sie hat immer etwas Terroristisches, weil sie oft die Folge von Terror ist, Folge der totalen Ächtung und Entwürdigung eines Menschen. Als namenloses Grauen erzeugt die destruktive Angst ein undeutliches Gefühl drohender Vernichtung, man kann ihr nicht ausweichen. Körperlich drückt sich diese Angst manchmal in Herzklopfen, Herzjagen, Beklemmungsgefühlen, Zittern, Schwindel, Schwitzen, innerer Unruhe aus, in Symptomen also, die wir unter der Sammelbezeichnung ›psychovegetatives Syndrom‹, ›Herzneurose‹ oder ›Herzphobie‹ als Krankheit übersetzt wiederfinden.
Ein 36jähriger Patient leidet seit ca. einem Jahr unter anfallsweise auftretenden Herz-Kreislauf-Beschwerden, wie Herzjagen, Schwächegefühlen und Schweißausbrüchen. Begleitet werden diese Beschwerden von einem intensiven Gefühl der Todesangst. Der Patient ... schildert vor allem seine berufliche Situation als außerordentlich belastend. (76, 503)
Um das ängstliche Herz kann man keinen Bogen machen, auch wenn solche Patienten organisch ganz gesund sind und vielleicht sogar andeutungsweise erkennen, was den Terror im Organismus auslöst. Der Grund diffuser Angst ist in der Regel verborgen und das beunruhigende Körpergefühl selbst wird oft nicht als Ausdruck von Angst vergegenwärtigt. Im Alltag nehmen wir z.B. die verinnerlichte Zeitangst gar nicht mehr zur Kenntnis. Wir haben uns daran gewöhnt, uns zu beeilen, auch wenn der Organismus dabei ständig im Aufruhr ist.
Wenn die Angst auftaucht, versuchen wir ihr auszuweichen, sie zu vermeiden. Wir entwickeln vielerlei Techniken und Methoden, um die Angst zu verdrängen, zu betäuben, zu überspielen und zu leugnen. Manchmal lassen wir uns auch nur überwältigen, setzen ihr nichts mehr entgegen.

Ängste verändern sich, denn in ihren konkreten Ausformungen sind sie abhängig von der uns umgebenden Arbeits- und Lebenswelt. Wir haben heute weniger Angst vor Donner und Blitz, vor der Fahrt in ein anderes Land oder spezifischen Errungenschaften der zivilisierten Welt. Aber wir kennen andere Ängste: die Angst vor Bakterien, vor Krankheiten wie Aids oder Krebs. Ängste um den Verlust des Arbeitsplatzes nehmen zu, auch die Angst, unsere Kinder könnten drogenabhängig werden. Das Alter macht uns mehr Angst als je einer anderen Generation zuvor und Einsamkeit scheint in einer

Gesellschaft, in der jeder von Kontakt und Kommunikation redet, zu einem besonderen Anlaß von Angst zu werden!
Kontakt zu verlieren, das heißt in unserer Gesellschaft Ausgrenzung und schon sehr früh lernen wir, darauf zu achten, daß wir nicht zu sehr auffallen, daß wir unsere Wünsche nach Abgrenzung und Andersartigkeit in Schach halten, der geforderten »Normalität« unterwerfen. Viele Menschen bemühen sich verzweifelt, das Erwartete zu tun – aus Angst, den Anschluß zu verpassen. Aber was wird erwartet und wie unterschiedlich ist es? Die Verwirrung ist groß, wenn man sicher gehen will. Die Angst, verrückt zu werden, quält drei Viertel aller Hilfesuchenden in psychosozialen Einrichtungen und ein Drittel der Normalbevölkerung denkt – zumindest gelegentlich – an die Möglichkeit, den Verstand zu verlieren. (54,39)
Und es gibt eine spezifisch neue Angst, eine Angst allerdings, die von vielen mit großer Anstrengung verdrängt wird. Es ist die Angst vor dem menschlichen Tun selbst, die Angst vor einem Handeln, das sich gegen uns als Menschen wendet. Es ist die Angst vor den zerstörerischen Kräften in uns selbst, die uns atem- und hoffnungslos macht, wenn wir an den atomaren Holocaust oder an die unglaublichen Eingriffe in die natürlichen Lebensabläufe denken. Sieht man die Realitäten dieser unserer Welten, den täglichen Prozeß der Zerstörung, Gewalt und Gleichgültigkeit, so müssen wir tatsächlich Angst vor uns selbst haben!

Jede Angst hat eine Geschichte

Wir erleben diese ›organischen‹ Ängste alle, aber dennoch höchst unterschiedlich. Niemand wird einfach nur eingeschult, sondern bringt eine höchst unterschiedliche Schulung im Umgang mit Ängsten mit. Niemand fängt einfach an zu lieben, sondern hat bereits Erfahrungen im Umgang mit der Liebe. In die normalen Ängste verwoben ist die Fülle individueller, lebensgeschichtlich geprägter Ängste – und diese Prägung beginnt, wie wir heute wissen, lange vor der Geburt. Noch ehe ein Kind geboren wird oder gar den Begriff Angst zur Verfügung hat, hat es als Embryo die körperliche Erfahrung der Angst im Zusammenhang mit dem mütterlichen Organismus gemacht.
Die individuelle Lebensgeschichte erzeugt Ängste, die wir bei anderen deshalb oft nicht verstehen können, weil wir sie bei uns selbst nicht einmal kennen. So kann Einsamkeit bei dem einen schwere Angst auslösen, für den anderen ist sie die Voraussetzung, zu sich selbst zu finden. Der eine fürchtet sich vor jeder Art von Menschenansammlungen, der nächste badet sich am liebsten in der Menge. Ein anderer Mensch kann sich nicht in geschlossenen Räumen aufhalten, hat Angst vor Spinnen, Käfern und Mäusen – ein anderer Mensch wiederum genießt den engen Raum des Flugzeugs als Lust des

Fliegens.
Angst ist eine Erfahrung des Lebens – und deshalb, weil sie nur als erlebte und empfundene erfahrbar ist, gibt es nicht die Angst, so wie es auch nicht das Leben schlechthin gibt. Leben manifestiert sich konkret in den Lebenden, Angst wird erlebt und gespiegelt von historisch konkreten Menschen, von jedem von uns auf die ihm spezifische Weise. Wir können allgemein über das Thema Kriegsangst sprechen, aber die persönliche Kriegsangst hängt mit unseren persönlichen Erfahrungen und individuellen Lebensbedingungen zusammen. Jede Angst hat ihre Entwicklungs- und Entstehungsgeschichte, die schon vor unserer Geburt beginnt und sie ist eingebettet in die Zeitgeschichte und Kulturepoche, in der wir aufwachsen. Ob unsere Geburt und Kindheit zeitgeschichtlich in der Nachkriegszeit unter dem Stichwort Katastrophe, Überleben, Wiederaufbau oder Überfluß fällt, entscheidet auch darüber, wie wir unsere Angst erleben. Ob unsere Angst uns lähmt oder aktiv macht, ob wir sie körperlich, seelisch, geistig oder sozial ausdrükken, ob wir sie anderen Menschen mitteilen können oder sie verschweigen, hängt wesentlich davon ab, welche Lebenserfahrungen mit unserer Angst verbunden sind. Dieser Umgang mit der Angst in unserem Leben beginnt mit dem Akt der Zeugung.
Ob das Ei sich einnisten kann, ist eine Frage von Leben und Tod. Im Austausch mit dem mütterlichen Organismus und dieser Abhängigkeit von der familiären und sozialen Umwelt erlebt schon das Embryo die Auseinandersetzung von ›Lebenslust‹ und ›Lebensangst‹ auf eindrücklichste Weise.
Angst wird als Signal der Bedrohung erlebt und als Aufforderung, sie zu überwinden. Wir alle aber wissen, daß wir Hoffnung und Mut verlieren können. Damit verschwinden aber auch die lebensentscheidenden Impulse, die Angst zu überwinden. Das Annehmen und Meistern der Angst bedeutet Entwicklung und Bewegung, das Ausweichen vor ihr läßt uns stagnieren. Wir erstarren dann wie das berühmte Kaninchen vor der Schlange. Keine oder nie Angst zu haben ist bei denen, die so siegessicher und selbstbewußt davon sprechen und die Ängstlichen für Panikmacher halten, eher Ausdruck der Bannung der Angst, denn ein Ausdruck ihrer Überwindung. In dem Satz: ›Mich kann man nicht bange machen‹, spürt man jenen Trotz, sich nicht überwältigen zu lassen.

Ein Mann, Ende Dreißig, bekommt während der Arbeit einen schweren Herzanfall und wird von der Arbeitsstätte weg sofort in die Klinik gebracht. Der Arzt fragt den Kranken, dessen Anfall noch nicht vorüber ist, ob er Angst habe. Der Kranke antwortet sachlich, als ob es sich gar nicht um ihn selbst handele: »Sterben muß jeder.« Die Stationsschwester fragt ihn, ob sie seine Frau benachrichtigen solle. Der Kranke beruhigt sie (!). Das sei nicht nötig, das würde schon sein Betrieb besorgen (!). Zwei Stunden später ist er tot. Er hat seine Frau nicht mehr gesehen. (32, 123)

Was wie Angstlosigkeit erscheint, ist Gleichgültigkeit gegenüber sich selbst.

Die Verschiebung der Angst ins Symptom

Eine gesellschaftlich akzeptierte Umgangsweise

Angst ist fast immer Ausdruck einer Überforderung. Wir sind einer Situation nicht gewachsen und werden ängstlich. Immer wieder lassen wir uns auch in solche Situationen treiben: wir wollen perfekter, schöner und schneller sein, höher und weiter hinaus; wir sind ehrgeizig und konkurrenzbereit. Wir lassen uns wider besseres Wissen zwingen und werden gezwungen. Wir holen unsere Maßstäbe nicht aus uns selbst, sondern von außen, vom Nachbarn, von den Eltern, von den Partnern, von den gesellschaftlichen Autoritäten, die jenes gesellschaftliche Interesse an uns und unserem Leben mit so viel Nachdruck vertreten. Durch unsere Erziehung lernen wir die Unterdrückung unserer passiven Gefühle, wir verbergen unser Schutzbedürfnis, wir schämen uns unserer weichen Gefühle und erst recht unserer Angst. Diese Abwehr kostet Kraft, sie versetzt uns in eine Dauerspannung, denn überall lauern Ansprüche, denen wir nicht gerecht werden und überall gibt es die Möglichkeit, daß wir scheitern.
Manche Menschen fürchten sich, noch ehe ein Anspruch an sie gestellt worden ist, allein vor der Möglichkeit, daß sie gefordert werden könnten. Sehr schnell werden sie als Drückeberger verurteilt. Dazu ein Beispiel aus der psychosomatischen Medizin. Zwei Patienten kommen mit krampfartigen Herzschmerzen in die Sprechstunde. Obwohl sich die Symptome ähneln, handelt es sich im einen Fall um einen ausgedehnten Vorderwandinfarkt, im anderen Fall um ihre Herzneurosen, ein funktionelles Syndrom bei organisch gesunden Herzen. Die scheinbar identischen Symptome entstammen ganz unterschiedlichen Lebenswirklichkeiten, Lebenswünschen und Lebensängsten. Im Fall des Patienten mit der Herzneurose ist die persönliche Wirklichkeit vollständig von einem ängstlichen, rücksichtheischenden Herzen eingenommen. Jede Anforderung der Außenwelt wird ängstlich umgangen, jede körperliche Beschwerde als gravierendes Alarmsignal überbewertet. Der Herzinfarktpatient dagegen leugnet die Alarmmeldung seines Körpers. In seiner Wirklichkeit haben die Arbeits- und Leistungsanforderungen von außen einen absoluten Vorrang. Der Körper muß erst zusammenbrechen, das Herz sich verschließen, bevor sie die Chance bekommen, gehört zu werden. Wir alle kennen Beispiele zu diesem Zusammenhang, die weniger gravierend sind, aber zeigen, wie unterschiedlich wir mit Über- und Unterforderung umzugehen gelernt haben.
Wir alle kennen auch die Anlässe zu solcher Angst und wenn wir uns nur offen genug anschauen lernen, dann erkennen wir auch die Art und Weise, mit der die Energie der Angst sich in unserem Lebenshaushalt einrichtet. Was immer die eigentlich angstmachende Situation ausmacht, in der Regel bleibt

sie eher unbewußt, wird geleugnet und verdrängt. An die Stelle der Auseinandersetzung mit der angstauslösenden Überforderung und der Kritik und Vereinbarung der Situation treten Körpersymptome. An die Stelle der Über- oder Unterforderung tritt die Flucht in die Krankheit, und die ist gesellschaftlich akzeptiert. Dann hämmert ES im Kopf, ES liegt schwer im Magen, ES sitzt im Nacken, Es juckt, ES nimmt uns die Luft, ES durchbohrt uns den Rücken. Vereinfacht ausgedrückt, Angst und Aggression werden von der angstauslösenden Welt abgezogen und nach innen in den eigenen Körper und in die eigene Seele verlagert.
Ängste, die wir in Form von Symptomen spüren, sind konvertiert, in eine andere Konfession übergetreten. Wenn von Konversionssymptomen gesprochen wird, ist die Bildung von Körper- und Zwangssymptomen aufgrund verdrängter psychischer Inhalte gemeint, wobei Affekte mit Hilfe von Konversionssymptomen zum Ausdruck und zur Entladung gebracht werden.
Bei der Umwandlung geschieht mit dem verdrängten psychischen Inhalt der Angst zweierlei:
der Inhalt der Angst wird verkleidet, bis zur Unkenntlichkeit verstümmelt und in symptomatischer Weise zur Darstellung gebracht;
der Inhalt wird mit diesem Symptom (z.B. dem Bluthochdruck, der Erschöpfung, der Schlaflosigkeit) abgewehrt. Man lebt nicht nur ›in‹ Angst, sondern man lebt Angst.

In unserer Gesellschaft ist Angst ein Zeichen von Schwäche, der Störung, des Defekts. Angst ist allenfalls ein zu bewältigendes, gegebenenfalls zu verdrängendes, aber kein erlaubtes oder berechtigtes Gefühl. Vor Gericht steht jemand, der aus Angst gehandelt hat, unter der Ausnahmebestimmung der ›Unzurechnungsfähigkeit‹. Mit Angst wird nicht gerechnet: sie ist eben auch unberechenbar, also gefährlich. Wir selber nehmen diese gesellschaftliche ›Warnung‹ ernst – und greifen zum Mittel der Konversion. Aus Unerlaubtem muß Erlaubtes werden. Ein Weg dazu ist die Konversion ins Körperliche. Der verdrängte Inhalt wird gewissermaßen aus einer psychischen, geistigen oder sozialen Dimension in eine körperliche abgewandelt. Angst ›ergreift‹ das Organ in einem energetischen Prozeß von Wahrnehmung und Bewegung. Der Organismus reagiert auf den gequälten Ruf der Seele und bietet ihr über das Symptom eine Entlastung an. Auf den Verlust einer wichtigen Beziehungsperson reagiert der eine Mensch in kürzester Zeit mit einem Herzinfarkt, der andere versucht über Jahre ›vernünftig‹ zu reagieren, niemandem zur Last zu fallen und nur der Körper übersetzt die Hoffnungslosigkeit und Depression langsam in ein Karzinom.
Die Konversion der Angst kann aber auch auf anderem Gebiet erfolgen: man ›flieht‹ in andere Verhaltensweisen oder Charaktereigenschaften, also von einem psychischen Gebiet in ein anderes.
Das Gefühl, man sei ein leistungsstarker, immer aufgeschlossener und für öffentliche Auftritte äußerst geeigneter Mensch, ist ja wesentlich leichter zu

ertragen und anzunehmen als die Erkenntnis des viel peinlicheren Gefühls, daß hinter diesen öffentlichen Auftritten die Angst vor der Begegnung mit sich selbst und vor der wirklichen Beziehung verdrängt wird. Es ist also nicht leicht, hinter einem sehr ›mutigen‹ Verhalten die Angst zu entdecken. Der forciert vorgetragene Mut ist das genaue Gegenstück zu dem, was insgeheim abgewehrt wird; die Überaktivität also keineswegs Ausdruck innerer Freiheit, sondern oftmals die Verdrängung der Wünsche nach Ruhe, Passivität und Hingabe. Über den hart arbeitenden, erfolgsgetriebenen, ruhelosen, konkurrenzbereiten, nur selten Angst zeigenden Menschen, den wir auf der Herzinfarktstation antreffen, schreibt Horst Eberhard Richter:

Es ist nicht ein echter Überschuß an Kraft und Unternehmensfreude, die sich hier lustvoll Ausdruck verschafft. Sondern ganz im Gegenteil: dieser Typ steht unter der Folter eines fortwährenden Müssens. Er ist es nicht, der aus freier Selbstbestimmung nach Erfolg jagt. Sondern er ist selbst der Gejagte. (58)

Im Prozeß der Verinnerlichung des Leistungszwangs, in dem die Peitsche des Sklavenantreibers nicht mehr sichtbar ist, wird viel Energie verbraucht, um die Angst, die jeder Gejagte hat, zu unterdrücken. Was nach außen nur tatkräftig und schaffensfreudig aussieht, trägt innen bereits den Keim tödlicher Krankheit.

Aber ist das nur ein individuelles Problem? Die Verlagerung der Lebensängste in das sogenannte ›Durchhaltesyndrom‹ ist einer Leistungsgesellschaft besser angepaßt als Rückzug und Ausweichen. Die Getriebenheit, der Tatendrang und die Überstrenge Selbstanforderung der Patient/inn/en mit sogenannten Überforderungskrankheiten wie etwa den Herz-Kreislauferkrankungen und den Bandscheibenerkrankungen sind gesellschaftlich akzeptierte und belohnte Verhaltensweisen und kommen in der Bewertung besser weg als die Leistungsverweigerung.

Ich kann nicht stillsitzen. – Ich muß immer unter 2000 Volt stehen. – Ohne mich läuft nichts. – Ich kann mich auf niemanden verlassen, nur auf mich. – Dies sind typische Äußerungen solcher Patienten. Stärke beweisen – Rückgrat zeigen – von Arbeitswut besessen sein – das sind Verhaltensweisen im Zusammenhang des Durchhaltesyndroms, die oft aufzeigen, daß Menschen z.B. in ihrer Kindheit durch frühe Verantwortung überfordert wurden, daß sie durch Strenge und Entbehrung klein gehalten wurden, daß Angst zu einem Fremdwort in ihrem Leben wurde und daß sie oftmals eine frühe Selbständigkeit aufbauten, die nur in dauernder Überanstrengung aufrechterhalten werden kann. (39,198)

Schwer durchschaubar bleibt für den Betroffenen wie die Außenstehenden der Zusammenhang zwischen übermäßiger Aktivität und vitaler Lebensfreude auf der einen Seite und unterdrückter Angst und Überforderung auf der anderen Seite. Dennoch: die Diskriminierung und Stigmatisierung der ›Ängstlichen‹ ist unübersehbar: im Elternhaus, im Kindergarten, in der Schule, am Arbeitsplatz, in allen gesellschaftlichen Lebensbereichen. Der

Verinnerlichung des totalen ›Leistungszwangs‹, nicht der Leistungsbereitschaft oder der Freude an der Leistung steht Angst als Abwägung subjektiver Bedingungen, Fähigkeiten und Bedürfnisse im Wege. Diese Gesellschaft züchtet Menschen, die zu jeder Zeit, an jeder Stelle und gegenüber jeder Anforderung von außen letztlich bereit sind, alles zu geben. Für diese Menschen muß Faulheit oder Muße ein verabscheuungswürdiges Fremdwort bleiben, das Wort Gammler jenen aggressiven Ausdruck annehmen, mit dessen Hilfe man die anderen ausgrenzen kann. Die Verdrängung der Angst scheint die gesellschaftlich akzeptierte Form des Umgangs mit der Angst zu sein.

Was passiert?
In der Verdrängung wird mit der Angst auch das Leben vertröstet. Krankheit und festhaltende Angst sind Ausdruck ungelebten Lebens. Niemand kann auf Dauer von der Vertröstung leben. Doch während der Geist sich vielleicht auf die weit entfernt liegenden Zukünfte einstellt, also das wirkliche Leben auf die Zeit nach der Pensionierung vertagt, während die Seele sich noch arrangiert und den augenblicklichen Verlust in Frustrationstoleranz verwandelt, probt der Körper bereits den Aufstand. Aus dem unterdrückten Bewegungsdrang bei Kindern wird ein Hyperkinetisches Syndrom, jene neue Kinderkrankheit, in der die Bewegungsunruhe mit starken Medikamenten ruhiggestellt wird. Der Zappel-Philipp hat gegen die moderne Art medikamentöser Ruhigstellung keine Chance mehr. Der Körper als Störenfried. Auch Seele und Geist sind verstört, ziehen sich zurück, spalten ab, nehmen nicht mehr wahr, was wirklich geschieht. Existenzielle Bedrohungen werden abgewehrt. Eine solche Abwehr kann autistisch werden, wie der italienische Psychiater Jervis schreibt. Mit der Zeit riegelt sich der Mensch ab, aus Angst, vereinnahmt zu werden, aufgrund des Mangels an seelischer Autonomie.
Noch einmal die Frage: was passiert?
Die körperlichen Symptome wie die neurotischen Verhaltensweisen oder Charaktereigenschaften entstehen durch Aufstauung eines Affektes. Die Lebensenergie, die für die Verwandlung und Umsetzung benutzt wird, ist die gleiche Energie, die wir zum Leben benötigen. Daraus resultiert die Idee fast aller Therapien – ganz gleich, ob sie sich nun mit der Frage der Energie auseinandersetzen oder nicht – den zur Erhaltung des Symptoms verwendeten Affektbetrag, der sozusagen auf falsche, nämlich lebensfeindliche Bahnen geraten ist, auf ›normale Wege‹ zu leiten, was immer das dann konkret heißen mag.
Die Energie der Angst – die Lebensenergie auf Abwegen – ist voller Phantasie. Sie verwandelt erotische Gefühle in Schmerzen im Oberschenkel, in Lähmungserscheinungen oder Kopfschmerzen; sie macht aus der Orgasmuslust ein tiefes Schlafbedürfnis, aus der Unfähigkeit zur Selbst-Lust ein Mamma-Carzinom. Das körperliche Leiden ist als Krankheit gesellschaft-

lich und moralisch akzeptabel, das seelische nur dann, wenn es sich gleichzeitig in Form gesellschaftlich akzeptierter Charaktereigenschaften ausdrückt, also in Leistungsbereitschaft und nicht in Resignation. Gerade diese, meistens oft nicht bewußte Verknüpfung von innerer und äußerer Moral läßt die Menschen an ihren Ängsten und Ersatz-Symptomen festhalten.
Sie sperren sich gegen Interventionen, die aufdecken könnten, wie verhängnisvoll sie sich in ihrem Leben für fremde Interessen benutzen lassen und wie sehr sie sich gegen ihr eigenes Leben verschworen haben. Je ›peinlicher‹ die verdrängten Gefühle sind, umso fester die Abwehr. Es ist also ein schwieriger und langsamer, von tausendfachen Rückschlägen begleiteter Versuch, die Energie aus diesem Prozeß der Lebensabwehr abzuziehen und den eigentlichen Bedürfnissen zuzuführen.
In seinen Werken führt Freud aus, daß autoerotische auf uns bezogene Lustgewinnung, die nicht rationalisiert und gelebt werden kann, in die Phantasie bzw. ins Unbewußte abgedrängt wird. Wir alle kennen diesen Umgang mit unserer Lebensenergie. Was wir nicht leben können, ist energetisch nicht einfach weg, sondern sucht sich einen Weg. Einen dieser Wege hat Freud die Sublimation genannt, das heißt die Fähigkeit, die sexuelle und unmittelbare triebhafte Erregung auf ein sogenanntes ›höheres Ziel‹ abzulenken. Was ich nicht bezweifele ist, daß dies ein wichtiger und oftmals auch sehr befriedigender Weg ist, die eigene Lebensfreude zu leben. Viele unserer Lebenserfolge sind auf solche Prozesse der Sublimation zurückzuführen. Was ich bezweifele ist, daß es sich dabei immer um ›höhere‹ Ziele handelt und daß sie in jedem Fall mit einer Befriedigung der Lebensbedürfnisse der Subjekte einhergehen. Wilhelm Reich hat in seiner Kritik dieses Sublimationsbegriffes einmal gefragt: Werden Kinder in hundert Jahren nur noch sublimieren oder auch noch leben? Sublimation kann unter den Bedingungen spezifischer gesellschaftlicher Strukturen zur Rationalisierung der Abstinenz gegenüber dem Lebendigen werden, das heißt zum Lernfeld tiefster neurotischer, pathologischer und schizophrener Strukturen werden.
Was man Verinnerlichung oder Sublimation nennt, kann auch ein Prozeß der Kollaboration durch Unterwerfung sein. Unterwerfung und Selbstverachtung stehen in vielfältiger Verbindung miteinander und beide bilden den Hintergrund für die Anpassung an eine gesellschaftlich definierte Normalität, hinter der der Wahnsinn lauert. Umweltzerstörung, fortschreitende militärische Aufrüstung, Atomwaffen, Kriege sind Beispiele eines versteckten Wahnsinns, der auf der Allmachtsphantasie der Menschen beruht, daß sie all das, was sie tun können, auch tun müssen. (vgl. 28) Die Phantasie, die die Menschheit mit Hilfe der Sublimation in Wissenschaft und Technik entfaltet, um die Erde mehr als nur einmal zu vernichten, zeigt, wohin der schlichte Wunsch der Menschen zu leben, politisch konvertieren kann und wie der waffenstarrende Mut aussieht, hinter dem sich die Angst vor dem Leben verbirgt.
Fassen wir zusammen:

Die Angst und ihre Symptome sind, psychoanalytisch gesehen:

- immer ein Erinnerungssymbol an etwas, das nicht leben kann; ein traumatischer Eindruck; ein Ergebnis – das heißt etwas, das produziert worden ist, das uns nicht angeboren, natürlich ist. Wir sind nicht einfach im Vergleich zu anderen Menschen ›ängstliche Menschen‹, von Natur aus;
- ein Ersatz, nicht nur für das Lebensbedürfnis, sondern auch für die Wiederkehr des traumatischen Erlebnisses der Unterdrückung;
  Ausdruck einer Wunscherfüllung, wenn auch in nicht befriedigender Weise, das heißt Ausdruck unserer Fähigkeit zu überleben, uns zu bestätigen;
- energetisch gesprochen der Kompromiß zwischen dem, was leben darf und dem, was nicht leben darf. Diese Art des Kompromisses hat eine politische Dimension, die über die individuellen Verhältnisse hinausweist und uns daran erinnert, daß ein Teil unserer Angst das ist, wovon diese Gesellschaft lebt – auf unsere Kosten!
  Dies läßt den Zusammenhang zwischen Politik und Therapie aufleuchten. In krankmachenden Verhältnissen kann nicht nur der einzelne Mensch begleitet werden, es gilt auch, die Verhältnisse anzuschauen und zu verändern, in denen unser Verhalten entsteht.

Die Energie der Angst
Psychovegetative Störungen als Flucht in den Körper

Der Patient mit »vegetativer Dystonie« begeht eine Sünde, weil er sich nur sehr schwer in die Vorstellungswelt und die Kriterien der rein naturwissenschaftlichen Medizin fügt. Oder anders ausgedrückt: die Hälfte der Patienten einer Allgemeinpraxis leiden an Symptomen, die dem Formenkreis der Funktionsstörungen zugeordnet werden. Was hier funktioniert ist die Energie der Angst und die Störungen sind Ausdruck der Verunsicherung des Lebensgefühls und Zeichen für die Störung des Wohlbefindens eines Menschen auf allen Ebenen seiner Existenz.

Am stärksten davon betroffen sind Menschen des dritten bis fünften Lebensjahrzehnts; Frauen mehr als Männer. Die Patient/inn/en erleben ihre Beschwerden ausdrücklich körperlich und wünschen, daß das Mißbefinden und die Erschöpfung, die Schlafstörung und die Kopfschmerzen, die Magenbeschwerden und das Herzjagen auch so interpretiert werden. Nicht umsonst haben sie schließlich ihre Angst psychovegetativ in körperliche Symptome verwandelt. Die seelischen Hintergründe werden von den Betroffenen selten angesprochen und umso angstmachender ist dann für sie die Tatsache, daß die somatischen Befunde unauffällig sind, daß, wie die Medizin sagt, lediglich Funktionsstörungen an strukturell intakten Organen vorliegen. (17, 3) Psychovegetative Störungen sind nur Störungen des Allgemeinbefindens – aber was wäre umfassender als dies? Auch wenn die Betroffenen nicht gebrechlich oder schwer krank wirken, kaum eine andere Patientengruppe klagt so viel und hat so viele Beschwerdekomplexe. Die innere Angst und die mit ihr verbundene Verleugnung der Gefühle, der inneren Spannungen und der zwischenmenschlichen Konflikte suchen sich unterschiedliche Orte im Körper, um ihre Beschwerden vorzutragen und plädieren gerade deshalb für eine körperliche Ursache der Beschwerden. Wird diese Erklärung nicht akzeptiert, gehen die Betroffenen in den Widerstand, fühlen sich unverstanden, das Leid vermehrt sich, die Symptome verstärken sich. Versuchs- und Fehlbehandlungen, Dauertherapien, medizinische Odysseen und bewertende wissenschaftliche Analysen, in denen die Menschen mit psychovegetativen Störungen als Angsthasen, als phantasiearm und erlebnismäßig eingeschränkte Querulanten beschrieben werden, sind die Folgen und heben nicht gerade das Selbstgefühl. Gereizt, erschöpft, niedergeschlagen und voller Angst – je länger die Symptome dauern – kommen die Patient/inn/en in die Sprechstunden. Einerseits wird die Angst als unheimliche »Anspannung in der Brust«, »Benommenheit im Kopf«, »immer Zittern«, also körperlich beschrieben, werden die Betroffenen aber ernsthaft nach dem Zustand ihres Allgemeinbefindens befragt, so sprechen doch viele von ihrer Neigung zum

Weinen. (17, 13) Sieht man sich die Aufgaben der relativ jungen Patient/inn/en an, die diese zwischen dem dritten und fünften Lebensjahrzehnt zu lösen haben, so ist die Neigung zum Weinen und die Angst zu versagen nicht unerklärlich: Berufswahl, Ausbildung und berufliche Bewährung, Partnerwahl und Eheschließung, Geburt von Kindern und Partnerschaftskrisen, Trennung und Neuorientierung, von allgenmeinen Zukunfts- oder Kriegsängsten mal ganz zu schweigen. Wer bleibt da nicht einmal abgeschlagen, matt, gereizt und angstvoll auf der Strecke? Manifestiert sich die Störung aber zur Krankheit, dann ist das Krankheitsgefühl stark und von Angst und Besorgnis begleitet. Die Krankheit chronifiziert, wird zu einem Dauerzustand.
Die Symptomatik ist daher eher wellenförmig als kontinuierlich, aber es kommt auch zu ausgesprochenen Anfällen wie bei Kopfschmerzen und Migränen, bei anfallsartigen Magenbeschwerden oder periodisch auftretenden Durchfällen. Es gibt Phasen der Beschwerdefreiheit, aber fast immer existiert eine Angst vor der Wiederholung des Krankheitsgeschehens. Die Patienten sehen sich von »nervösen Beschwerden« geplagt und sitzen im Teufelskreis ihrer Krankheit fest. Sie liegen auf der Lauer vor dem nächsten Symptom und bekanntlich zieht die Angst vor der Angst die Angst herbei.
Die Chronifizierung der Symptome hängt vielfach mit dem Zustand der »Enthoffnung« zusammen und diese Verstrickung läßt auch in symptomfreien Zeiten nur schwer Freude aufkommen.
Die Ich-Verstrickung führt zu Kontaktstörungen und in der Folge auch zu Liebesunfähigkeit, was besonders schlimm deshalb ist, weil diese Patienten fast alle die Erfahrung gemacht haben, nicht genug geliebt worden zu sein. Süchtigkeit ist an der Tagesordnung: rauchen, essen, trinken, betäuben.
Die »Angstkranken« sind die Asozialen in der naturwissenschaftlichen Medizin. Die Heilungsquote ohne Psychotherapie ist gering. Patient/inn/en mit Störungen der Befindlichkeiten sind auf Wanderschaft – zu den Ärzten, zu Drogen, auf der Suche nach Hilfen. Befindlichkeitsstörungen sind Suchbewegungen zum Leben. Das regulative System, das uns immer noch ein großes Geheimnis ist, bringt die Unruhe des ungelebten Lebens zum Ausdruck, gibt der Angst einen Ort. Gleichzeitig sind die Menschen diesem körperlichen Geschehen mehr oder weniger ausgeliefert, können es willentlich nicht beeinflussen, obwohl sie auch Gestalter dieser Körperprozesse sind.
Dieses Machtlos-ausgeliefert-Sein empfinden nicht nur die Angst- Kranken sehr stark. Diese Erfahrung ist für uns alle angstmachend. Eine Patientin formuliert das so: »Aber diese Krankheit geschieht einfach mit mir, das ist unheimlich und das macht mir solche Angst.«
Jede stärkere Gemütsbewegung hat eine bestimmte organische Repräsentanz. Vor Schreck stehen einem die Haare zu Berge und es bleibt einem die Spucke weg. Die Angst ist eine Bewegung des Gemüts und des Körpers.
Wenn es um die Dinge der Liebe in des Wortes weitester Bedeutung geht, dann geht es um das Herz. Das Herz ist das Ausdrucksorgan für die Liebe. Galle und Magen sind die Organe des Ärgers, für die Wut das eine, für das

stille und äußerungsunfähige Gekränktsein der Magen. Der Hinweis auf das psycho-vegetative Simultangeschehen ist auch in dem Begriff der »Organ-Neurose« enthalten.
Affektkrankheiten sind Krankheiten um die Angst. Als Weisheit des Körpers drücken sie aus, daß dem Leben die Ganzheit verlorengegangen ist. Die »Affekte« und »Gefühle« drücken sich körperlich aus, werden aber aus ihrer seelischen Entstehung nicht mehr verständlich. Ein Kind erlebt noch untrüglich über die Körpersprache, ob es geliebt wird oder nicht.
Diese uns allen als Menschen wesentliche Erkenntnisstruktur kann aber zerreißen!
Enthoffnung ist die Ursache der vegetativen Dystonie schlechthin – und Enthoffnung und Liebesunfähigkeit – aus welchen Gründen auch immer – stehen in einem Zusammenhang. Grundlage aller Liebesfähigkeit aber ist die Selbstliebe – ein Mangel, den alle Patienten mit Angstsymptomen haben. Enthoffnung, Entwurzelung und Vereinzelung sind Anzeichen für das Fehlen des Erlebnisses der Mitte und des eigenen Wesens. In der Regel besteht zwischen dem auslösenden Konflikt, der diese Gefühle entstehen läßt, und dem ersten Auftreten der Symptomatik ein sehr enges, zeitliches Verhältnis. In der Kontinuität von Symptomatik und Verhalten aber verliert sich dieser Zusammenhang und damit oft die Erkenntnis der Ursache.
Dann aber kann sich die Energie der Angst erst richtig entfalten. Sie wird frei flottierend und heftet sich an irgendeinen Gegenstand oder an irgendein Ereignis. Die sogenannte irreale Angst ist die Reaktion des Menschen auf eine innere Bedrohung, deren wirkliche Gründe im Unbewußten verborgen sind. Der Mensch verfällt in einen Angstzustand – Angst ist dann das Primäre und es hängt von den lebensgeschichtlichen Erfahrungen und Situationen ab, woran sich diese Angst heftet, das heißt, woran die Menschen geheftet bleiben, wenn sie diesen Teufelskreis nicht unterbrechen.

Angst und Depression
Die Stillegung der Seele

Die Angst hat viele Gesichter. Ein anderes Gesicht ist die Depression, die, wie ihr Name sagt, die Seele niederdrückt. Was sie drückt, ist die Lust zu leben. Eine Patientin: »Denn was steht hinter Depression, wenn man tief hinschaut, dann ist es die Angst. Unheimliche Ängste.« Diese Krankheit, auch ein Leiden an der Gegenwart, ist eine weltweit sich ausbreitende Zivilisationskrankheit, die sich schleichend und epidemisch entwickelt, sich hinter Magen- oder Kopfschmerzen, hinter Geschwüren, düsterer Schwermut, verzweifelter Sinnlosigkeit oder panischer Angst verbirgt. Nach Angaben der WHO erkranken jährlich 150 Millionen Menschen an dieser »Verdüsterung des Gemüts«.

Gertrud, 27 Jahre, Erzieherin, hat seit ihrem 27.Lebensjahr mit Depressionen zu tun. Sie berichtet:

Ich habe überhaupt keinen Sinn mehr gesehen, ich hab ja nur noch gelebt für die anderen, ich hab überhaupt keinen Sinn gesehen, überhaupt zu leben. Und das ist fast nur nachts gekommen und am Tag hab ich's dann nicht zugegeben, daß ich da nicht ich bin, sondern ich hab halt so weitergelebt, wie das alle Menschen von mir erwartet haben.«

Auch wenn man tätig bleibt, der drive ist weg. In der Angst wie in der Phase der Leugnung der Angst wird jede Anstrengung doppelt schwer. Alles ist verlangsamt.

Angst lähmt, das ist nicht nur bei Kaninchen und Schlange oder Katze und Maus so! Der Tonfall ist monoton und falls ein Lächeln zum Vorschein kommt, ist es müde. Mimik und Gestik verarmen, Bewegungen verlangsamen sich, das Denken hat kein hoffnungsvolles Motiv für die Zukunft, der Blick geht schuldabrechnend nach hinten, man hat zu nichts mehr Lust. Die Energie der Angst führt zu einem Leben auf Reserve.

Die Sprache der Angst und ihrer Niedergeschlagenheit in der Depression ist offenbarend: die Menschen sprechen von sich als dem Bündel Unglück, als lebendem Tod, als dumpf und stumpf, als gefangen. Sie fühlen sich bleiern, das Lebensgefühl ist abgedreht, die Freude gestohlen, sie sind abgestürzt. All diese Worte sagen etwas über die Art und Weise der Kraft und der Energie, mit der die Angst wirkt. Wenn die Angst in der Depression tief genug ertränkt ist, dann empfinden Menschen nicht einmal mehr Traurigkeit, dann herrscht ein Gefühl der Gefühllosigkeit vor, eine Art Weinen mit trockenen Augen. Gesteigert führt diese Angst auch zum Tod, als letzten Ausweg: der freiwillige Untergang als Heimkehr zu sich selbst. Lieber ins Wasser gehen als in die Sprechstunde, lieber einschlafen, als sich wach gegenübertreten.

Die Depression zeigt sehr viel über die Energie der Angst, denn in ihr selbst steckt das Geheimnis. Depressionen sind eine Form gefrorener Wut, »frozen rage«, eine Form dressierter Unterwürfigkeit, wie sie die Gesellschaft verlangt. Im Zusammenhang der »andressierten« Rollenstrukturen ist es kein Wunder, daß gerade Depressionen bei Frauen oft zu ihrer geheimen, wenn auch letzten Waffe werden, sich für die Unterdrückung ihres Lebens zu rächen. Nur die Rache trifft uns selbst auch, am Ende bleibt nur noch der Zorn auf sich selbst. Zwei von drei depressiven Menschen sind Frauen. Für Männer ist es offenbar noch schlimmer, diese Art Angst zu haben und das Gesicht ihrer Angst zeigt sich weniger in der Depression, der die Angst im Gesicht geschrieben steht, als im Herzinfarkt, im Bandscheibenschaden, im Durchhaltesyndrom.

Menschen wissen oft gar nicht, wie sehr sie unter depressiven Ängsten leiden. Verborgen hinter einer abwehrenden Aktivität am Tage können sie sich ihre Angst nicht mehr eingestehen, weil sie sich nicht mehr erinnern können, wie dieser Umschlag von Lebenslust in Lebensangst anfing und jene Emotions-Risse entstehen ließ. Hilflosigkeit und Gefühle des Alleingelassenseins sind die Einstiegstüren depressiver Angst. Wir kennen das aus vielen Alltagssituationen. Es ist das Gefühl zu versagen, was viele Menschen sehr detailliert und in seiner energetischen bleiernen Wirkung als Depression genau beschreiben können. Auch die Depression geht grundsätzlich auf eine als Bedrohung erlebte Situation zurück. Auch depressive Angst hat zunächst eine Alarmfunktion. Sie wird immer dann ausgelöst, wenn wir an die Grenze unseres Weltbildes oder unseres Selbstbildes geraten.

Das gilt für den physischen Bereich genauso wie für den psychischen. Es gibt psychische Verletzungen, vor denen wir Angst haben. Und die Angst mobilisiert wiederum physische Vorgänge, die die psychische Verletzung verhindern sollen. Depressive Menschen machen oft einen bewegungslosen, starren Eindruck. Jeder Schritt scheint beschwerlich, schon der Gedanke an eine Besserung wirkt wie Blei und drückt die Betroffenen in die Erde.

Die Angst hat also auch hier eine sinnvolle Funktion, nämlich den Schutz anzubringen, die Aufmerksamkeit zu wecken, sich gegen solche Gefahren rechtzeitig zu wappnen, keine Panik aufkommen zu lassen. Sie macht die Angst zu leben zu einem stillen Wegbegleiter und die Betroffenen ohnmächtig.

Die Formen, in denen Ängste auftreten und das Verständnis für diese Ängste ist sehr unterschiedlich. So wird eine stark intendierte, das heißt phobische Angst vor einer Prüfung eher verstanden als die Angst vor einem großen weiten Platz, vor Pferden, Spinnen, Hunden oder Schlangen. Es gibt »soziale Phobien«, bei denen eine rasende Angst durch die Vorstellung entsteht, vor einer Gruppe sprechen zu müssen.

Phobische Beschwerden können sich häufen: zur Angst vor überfüllten Räumen tritt die Angst vor Tunneln und Brücken, vor öffentlichen Verkehrsmitteln, die Angst zu weit von zu Hause entfernt zu sein oder an Plätzen zu sein, wo kein Arzt ist, die Angst unter Fremden zu sterben, verrückt zu werden, auszuflippen.

Auch das »schlechte Gewissen« ist eine Form der depressiven Angst. Die moralischen Normen jagen uns manchmal vor unserem Leben her, sie verhindern den Zugang zu dem, was Reich die natürliche Moral nannte und machen unser Leben zu einem regelrechten Wettlauf mit der Angst.
Beziehungsängste sind auch Wettläufe um die Frage: Wer versagt? Wer ist als erster am Ziel? Wer ist als erster am Ende?

Grundformen der Angst

Es gibt nichts, wovor wir nicht Angst entwickeln können und das Phänomen der Angst ist höchst vielfältig, so vielfältig wie das Leben aller Menschen verschieden ist und dennoch bestimmte Grundformen entwickelt, die immer wieder auch das Gemeinsame aufzeigen. So geht es bei genauerem Hinsehen auch bei der Angst ständig um Varianten ganz bestimmter Ängste. Fritz Rieman hat diese Varianten als »Grundformen der Angst« bezeichnet (vgl. 60).
Diese Grundformen der Angst haben ihre Entstehungsbasis in der Polarität alles Lebendigen, das heißt in den grundsätzlichen Gegensätzlichkeiten, in denen auch unser Leben geprägt ist. Leben vollzieht sich in der Spannung zwischen diesen Polen: zwischen männlich und weiblich, Statik und Dynamik, oben und unten, hell und dunkel, Geburt und Tod. Auf keine Seite können wir verzichten, keiner ausweichen. Unser lineares Weltbild des Entweder-Oder ist lebensfeindlich, denn Leben als Prozeß in der Polarität ist eher gekennzeichnet durch das sowohl-als auch. Eine Welt, die aber Eindeutigkeit, Objektivität, Rationalität, einfache Ursache-Wirkung-Relation bevorzugt und auf Teufel komm heraus fördert, muß Menschen, die immer wieder mit der Gegensätzlichkeit und Komplexität konfrontiert sind und in Entscheidungsprobleme kommen, ängstigen. Die Menschen sind grundlegenden Forderungen ausgesetzt, die wir einerseits als widersprechend und andererseits als sich ergänzende Strebungen in uns wiederfinden. In wechselnder Gestalt durchziehen diese auch den Kosmos prägenden Prinzipien unser ganzes Leben und wollen in immer neuer Weise von uns beantwortet werden.
So wie die Erde in bestimmtem Rhythmus die Sonne umkreist und sich gleichzeitig um die eigene Achse dreht, das heißt eine Eigendrehung ausführt, so wie die Schwerkraft unsere Welt gleichsam zusammenhält, indem sie in die Mitte strebt, sozusagen »festhält« und die Fliehkraft, die Mitte fliehend, nach außen drängt, sozusagen »losläßt« – so gibt es Gegenimpulse in unserem eigenen körperlichen, psychischen und geistigen Organismus, auf deren Ausgewogenheit wir angewiesen sind. Nur die Ausgewogenheit aller Impulse im tätigen Zusammenspiel und unter Beibehaltung ihrer gegensätzlichen Wirkung garantiert die lebendige Ordnung. (vgl. 60) Ohne Ausatmen gibt es kein Einatmen; ohne Aufnahme keine Verdauung; ohne Anspan-

nung keine Entspannung. Abhängiges Sicheinfügen und unabhängige Eigenbewegung sind die Spannungspole, zwischen denen wir unser Leben gestalten. Wir sind gefordert, ein einmaliges Individuum zu werden, unseren Eigensinn zu bejahen und kein austauschbarer Massenmensch zu werden.
Im Prozeß dieser Individuation, wie C.G. Jung diesen Entwicklungsvorgang genannt hat, fallen wir immer wieder aus der Geborgenheit im Anderen heraus, gehören nicht mehr dazu – und erleben diese Einsamkeit des Individuums mit Angst. Der Schrei des Kindes, wenn die Zimmertür abends zugeht und es allein bleibt im Dunkel der Nacht, ist ein symbolischer Schrei, unsicher und voller Angst, nicht mehr verstanden und abgelehnt zu sein.
Riskieren wir andererseits nicht, uns zu eigenständigen Individuen zu entwickeln, so bleiben wir unserer menschlichen Würde etwas Entscheidendes schuldig. Wir sind aber nicht nur gefordert, wir selbst zu werden, sondern auch, uns einzulassen auf das Fremde, den Austausch, auf all das, was wir nicht sind. Damit verbunden ist die Angst, unser Ich zu verlieren, abhängig zu werden, uns auszuliefern. Selbstbewahrung und Selbstverwirklichung, Selbsthingabe und Selbstvergessenheit, Angst vor der Ich-Werdung, beides soll als Widerspruch und Ergänzung gleichzeitig gelebt werden.
Der Schwerkraft entsprechend sollen wir uns niederlassen und einrichten, zuverlässig sein und Dauer garantieren. Zielstrebigkeit für die Zukunft heißt Kontinuität, heißt Sicherheit, mit dem Bleiben rechnen. Und im Wissen um die Vergänglichkeit, um die Tatsache, daß unser Leben jeden Augenblick zuende sein kann, taucht die dieser Tendenz zugehörige Angst auf. Die Angst vor dem Wagnis des Neuen, vor Risiko, vor dem Planen ins Ungewisse, vor dem ewigen Fließen des Lebens. Wir können auf Dauer nicht verzichten, aber sie kann uns klammern, festhalten, an notwendigen Schritten hindern: Haus, Möbel, Besitz, Kinder, Partner – sie alle gehören zur Dauer und gleichzeitig zu dem, was wir jeden Augenblick verlieren können.
Der Fliehkraft entspricht die Aufforderung an uns, für Veränderung, Wandlung und Entwicklung bereit zu sein. Die Fähigkeit, Abschied zu nehmen, gehört hierher. Vertrautes aufzugeben, Tradition und Gewohntes hinter uns zu lassen, wenn es notwendig ist. Mit dieser Forderung ist die Angst verbunden, durch Konventionen, Regeln und Gesetze festgehalten zu werden, sitzen zu bleiben, zu erstarren. Wie stark dieses Moment des Verhaftetseins, der Gewöhnung, der erstarrten Wiederholung und der Eintönigkeit im Leben vieler ist, davon zeugen nicht nur die vielen verzweifelten Ausbruchsversuche, sondern auch die vielen psychosomatischen Erkrankungen, die man als »Erstickungsprozesse« kennzeichnen kann: Langeweile, Sinnlosigkeit, ewige Müdigkeit, keine Interessen mehr.
Was wir kennengelernt haben, sind Grundformen der Angst, deren Ursache und Herkunft die Polarität des Lebens ist. Dem Streben nach Selbstbewahrung und Absonderung korrespondiert das Gegenstreben nach Selbsthingabe und Zugehörigkeit. Dem Streben nach Dauer und Sicherheit korrespondiert das Gegenstreben nach Wandlung und Risiko. Zu jeder Strebung ge-

hört die Angst vor der Gegenstrebung. Dieses Gleichgewicht aller Strebungen zu leben, fällt uns schwer, je nachdem wie diese Grundformen der Angst vor Selbsthingabe, Selbstwerdung, Wandlung oder Notwendigkeit unser Leben geprägt haben. Die Umwelt, aus der heraus wir unser Leben entwickeln, kann bestimmte Ängste begünstigen, andere zurücktreten lassen. Wer in seinem Entwicklungsprozeß weniger gestört wird, wer auf die eigenen Beine kommen darf und dennoch geliebt ist, wird im allgemeinen leichter mit Ängsten umgehen und sie in der Herausforderung überwinden können als der, der in seiner Entwicklung in der Weise ständiger Überforderung gestört wird. Am schwersten wirken Ängste, die zu früh in der Kindheit erlebt werden, in einer Zeit, in der wir ihnen nicht gewachsen sind. Dies Prinzip gilt auch später: wenn wir krank, arbeitslos, ohne Perspektive sind, gerade eine schwere Trennung hinter uns haben, treffen uns Ängste härter und dauerhafter: der aktivierende, positive Aspekt der Angst fällt dann fort. Qualität und Quantität der Angst überschreiten das Maß des Erträglichen gerade oft im Kindesalter, wenn sie nicht altersgemäß sind und das Kind keine Hilfe von außen bekommt.
Ängste können auch bei Erwachsenen die Toleranzgrenze überschreiten. Ausnahmesituationen wie Lebensgefährdung, Krieg und Naturkatastrophen können uns zu Tode fürchten, uns in Panik versetzen und zu Kurzschlußhandlungen treiben.

Flüchten und Standhalten Befindlichkeitsstörungen sind Suchbewegungen

Die Frage, wie und wo man sich eigentlich befindet, kann nicht mehr ohne weiteres beantwortet werden, wenn die Störung der Befindlichkeit eingetreten ist. Sicher ist nur: die Lebenssituation löst nicht mehr das Gefühl aus, sich wohl zu befinden, sie ängstigt. Wenn das Befinden gestört ist, sollte das Suchen losgehen: ein Weg ist zu finden, auf dem es sich besser gehen läßt, vor allem zu sich selbst.
Schon die Störung hat es schwer, akzeptiert zu werden, einen klar umrissenen Platz in der medizinisch-psychiatrischen Diagnostik zu finden. Von der Suchbewegung wird erst gar nicht gesprochen. Was haben die Betroffenen schon in ihrer Krankheit zu suchen? Wer sucht, gilt oftmals ohnehin als gestört, ein Unruhestifter, der immer noch nicht begriffen hat, daß bereits alles gefunden worden ist, was ein befriedigendes Leben ausmacht. Wenn eine Frau Mann, Kind, Haus und Hof hat, warum sollte sie dann noch Störungen im Befinden haben? Sich leben zu lassen, gelebt zu werden ist schließlich das gesellschaftliche Angebot. Wer selber zu leben versucht, muß ja verrückt werden.
Auch den Befindlichkeitsstörungen der Frau, die ihren Mann ermordet und

nun mit Schlafstörungen und psycho-vegetativen Herzbeschwerden lebenslang im Knast hockt, ging jahrelanges Schweigen voraus. Unauffällig und unscheinbar ist der Weg in die Passivität und gerade deshalb gesellschaftlich akzeptiert. Das Leben wird mit einem gemacht, das ist das Gefühl vieler Frauen, die stören oder irgendwann Störungen empfinden. Man wird geheiratet, man wird im Haushalt eingesetzt, als Mutter verwendet, als Reservearmee für schlechte Arbeitsplätze in Verfügung gehalten, gedemütigt, vielleicht auch geschlagen und am Ende gar umgebracht, wenn man nicht vorher selbst zum Dolch gegriffen hat.
Befindlichkeitsstörungen sind behinderte Suchbewegungen, Signale auf dem Weg des Lebens zwischen Gesundheit und Krankheit. Die Erkenntnis, daß eine Störung des Befindens vorliegt, ist gefährlich. Der Betroffene könnte etwas finden, was ihn wirklich zu Veränderung veranlaßt, zur eigenen wie zur Veränderung der Verhältnisse, aus denen die Störung resultiert. Um aus einem Gefängnis auszubrechen, muß man erst einmal wissen und zugeben (!!), daß man in einem Gefängnis sitzt. Diese individuelle wie gleichzeitig gesellschaftlich-politische Suchbewegung zu behindern, scheint in der Regel Aufgabe und Funktion derer zu sein, die sich professionell mit Befindlichkeitsstörungen insgesamt bei Frauen beschäftigen, d.h. die Frauen behandeln, analysieren, therapieren, vor allem aber medikamentisieren. Die Lebensrettung scheint halbherzig. Gert Udo Jerns hat das in einem Text zum Thema Medizin wie folgt beschrieben:

Wenn das Herz blutet, kann man nicht mit Bluttransfusionen antworten. Wenn der Magen nach Liebe und Trost schreit und sauer wird, dann löst der weiße Saft von Maalox 70 (oder wie die Mittel heißen) nur scheinbar ein Problem. Wenn Erschöpfung, allgemeine Nervosität, Schlaflosigkeit und Hitzewellen die Störungen des Befindens anzeigen, dann stärkt auch Librium das Ich nicht durch Angstbefreiung. Wenn inmitten der eigenen Unruhe Lexotanil und Limbatril zu »Inseln der Ruhe« werden, dann ist der Weg von der Befindlichkeitsstörung in die manifeste Krankheit schon eingeleitet. (34, 15)

Befindlichkeitsstörungen sind Lebensstörungen

Als Krankheit, ob als Migräne, als Herzneurose, als Schlaf- oder Verdauungsstörung ist die Störung des Befindens, Ausdruck einer biopathischen Störung, einer Störung, die die Zentren des Lebens zu erreichen droht oder schon erreicht hat und in deren Folge Angst, gestörter Gleichgewichtssinn, allgemeine physische Schwäche, Bewegungslosigkeit und -vermeidung, Störungen des Körpergefühls und anderes sich einstellen.
Wer als Arzt abwinkt und erleichtert nur eine »Funktionsstörung« diagnostiziert, weiß ganz offenbar nicht, was er diagnostiziert: den Beginn einer Störung an den Quellen des Lebens – biologisch/physiologisch, seelisch, geistig und sozial.
Was Lexotanil als Ruhe verspricht, ist die Ruhigstellung des Lebens. Diese Ruhigstellung kann zu einer Chronifizierung werden, deren zentrale Ele-

mente, nämlich die Dissoziation und der Auseinanderfall von Gedanken, Gefühlen und Willen und die zunehmende Isolierung von der Realität, jene immer dramatischer werdende Schwierigkeit ankündigen, auf spontane Weise seinen Lebensbedürfnissen Ausdruck zu verleihen, die soziale Unruhe hinter der inneren Unruhe zu nennen, sich weder psychiatrisieren noch in den Schwierigkeiten des eigenen Lebens einmauern zu lassen.
Das Zentrum der Lebensstörung, die in der Befindlichkeitsstörung zunächst noch warnend und mahnend erscheint, ist der drohende Verlust der eigenen Wahrheit, die sich nicht als moralischer Anspruch von außen, sondern als eine Fähigkeit manifestiert, mit sich und dem eigenen Leben in Kontakt zu bleiben und sich nicht auf dem Opfertisch der Nation, der Familie, des Mutter-Seins aushungern zu lassen.
Die Vertreibung der mit dem eigenen Leben verbundenen Freude und Lust, deren Kern Kontakt, Berührung, Austausch, schöpferische Kreativität, Neugierde, Spannungsbeziehungen, Pulsation und Risikobereitschaft sind, hat jene Befindlichkeitsstörungen zur Folge, die genau durch das Gegenteil gekennzeichnet sind: Isolation, Abwendung, Erschöpfung, Apathie, Spannungsverlust und Verkrampfung, Vereinseitigung und permanente Suche nach Halt, Sicherheit und Absicherung, wo längst alles ins Wanken geraten ist.
Wenn unser Befinden gestört ist und Symptome diese Lebensstörung anzeigen, dann kommen wir mit den Ersatzkontakten in Berührung, mit denen wir uns und unser Leben umstellt haben. Diese Ersatzkontakte sind Ausdruck des Kompromisses zwischen Lebenswillen, gesellschaftlich bedingter Lebensangst sowie Lebens- und Arbeitsbedingungen, die wir vorfinden. Eine Behandlung von Befindlichkeitsstörungen muß zuallererst zu diesem Tatort der Störungen vordringen.

Befindlichkeitsstörungen sind Botschaften aus dem Unterbewußten zum Prozeß der Unterdrückung

Befindlichkeitsstörungen mahnen die Zukunft mit der Geschichte der Vergangenheit und vermiesen uns die Gegenwart. Der Körper spricht, setzt sich in Szene, gibt Vermutungen preis – das Bewußtsein steht hilflos vor der Vielfalt der Signale. Die herrschende Medizin kann keine Klarheit schaffen, denn angesichts psycho-vegetativer Symptome ohne Organbefund verschlägt es auch ihr die technische Sprache der Diagnose. Was ist, muß man messen, sehen und greifen können. Wer ständig im Werden ist, mal da und dann wieder weg, kann leider aus methodischen Überlegungen nicht ernsthaft in Erwägung gezogen werden und muß letztlich auf Einbildung des Betroffenen beruhen. Das stofflich Unbewußte, das im Vegetativum über die Befindlichkeitsstörungen Alarm schlägt, ist der Medizin nach wie vor trotz aller Einzelkenntnisse ein großes Rätsel. Das medizinische Denken, wie

überhaupt unser wissenschaftliches Denken ist nicht an der Frage orientiert, wie das Leben lebt. Es ist nicht in der Lage, Wechselwirkungen zu analysieren, die eben nicht kausal nach der Formel, daß einer Ursache auch eine Wirkung folgt, funktionieren.
Für die Beurteilung der Befindlichkeitsstörungen, jenem körperlichen Aufruhr von innen, hat dieses Denken schwerwiegende Folgen. Weil nicht sein kann, was nicht sein darf, weil es als Befund nicht erhoben werden kann, ist die Gefahr groß, den realen Sachverhalt zu leugnen, der sich hinter der Störung verbirgt. Auf diese Weise wird übersehen, daß die Symptome als Signal dafür auftreten, daß mit diesem konkreten Leben etwas nicht in Ordnung ist, daß hier ein Mensch ist, der den Sinn seines Lebens zu verfehlen droht. Enthoffnung ist die Ursache der Befindlichkeitsstörungen schlechthin. Der Zusammenhang zwischen »Enthoffnung« und gesellschaftlich erfahrener Unterdrückung im lebensgeschichtlichen Zusammenhang bleibt bei der Erforschung der Ursachen von Befindlichkeitsstörungen wie bei ihrem Verlauf in der Regel außer acht. An dieser Verdrängung hat auch der/die Patient/in teil, denn das Nicht-Bewußtsein der Unterdrückung und die Verweigerung dieser Bewußtmachung (aus welchen Gründen auch immer) sind Teil der Unterdrückung.
Unterdrückung kann auf vielerlei Arten auf das Individuum ausgeübt werden - durch Armut, Hunger, soziale Ungerechtigkeit und politische Gewalt oder durch die familiären und persönlichen Zusammenhänge, in denen sich Gewalt eher psychisch auswirkt. Der Betroffene versucht, die Erfahrung der Unterdrückung zu kompensieren: durch Abstumpfung des Bewußtseins, durch Anpassung, durch Ersatzzuwendungen, viel seltener durch Auflehnung und Kampf. Die häufigste Schwierigkeit aber, auf die Erfahrung der Unterdrückung zu reagieren, tritt uns gerade in den Befindlichkeitsstörungen gegenüber: die Ursachen der Unterdrückung und damit die Ursachen über die Störungen des Befindens werden verkannt. Es herrscht Verwirrung über das Wesen der Unterdrückung. Diesen Ursprung zu verkennen, bedeutet nicht nur, unglücklich zu sein, ohne zu wissen warum, sondern etwas sehr viel Schlimmeres: es bedeutet die Annahme, daß es unsere Schuld ist, wenn wir unglücklich sind. der Arztbesuch bestätigt oft genau dies: Es i s t nichts! Reißen Sie sich einfach etwas zusammen! Machen Sie sich keine dummen Gedanken! Alles geht vorbei. – Die Folge: die Betroffenen hören auf zu denken, noch ehe sie wirklich damit begonnen haben. Sie werden orientierungslos und konfus, irren sich bei der Suche nach der Verursachung, weichen auf Nebenschauplätze aus. Bleibt die wirkliche Unterdrückung und die Entfremdung von sich selbst unerkannt, dann gibt es auch wenig Hoffnung auf Veränderung. Das bedrohte Gleichgewicht geht endgültig verloren, die Pulsation schlägt in Stillstand um. Was noch ansatzweise über das Symptom einen Weg ins Leben suchte, mündet in die Chronifizierung als manifeste Krankheit. Der Aufbruch aus dieser Situation ist ungleich schwerer, weil die Angst immer tiefer in die Verdrängung geht und den Körper als Schutzschild

benutzt.
In der Angst stoßen wir an die Grenzen unseres Welt- und Selbstbildes. Wir können vor dieser Grenze weglaufen, sie gar nicht wahrnehmen. Wir können aber auch die Angst benutzen, um uns diese Grenze anzuschauen. Wo sind die Bilder, die ich mir von der Welt und von mir selbst mache, unrealistisch? Wo bin ich zu eng, wo zu optimistisch oder zu pessimistisch? Die Wahrnehmung der Grenze und die Arbeit an ihr ist Arbeit am Selbst, ist Wachsen und Entwickeln, ist das Wiederaufsuchen von Möglichkeiten zu leben. Die Angst ist ein Hinweis, eine Risikobereitschaft kann sie werden. Nur so aber entsteht auch neues Leben – in der Akzeptanz der Unsicherheit.
In früheren Kulturen versuchte man, durch Rituale »die Götter« zu besänftigen. Das enthielt die Einsicht, daß der Mensch mit all seiner Weisheit nicht die Krone der Schöpfung ist. Die Fiktion, alles beherrschen zu können, hat die innere Angst ins Unermeßliche gesteigert. Und gerade dieser Zwiespalt ist der Vater unserer Angst.
Wir können der Angst nicht ausweichen, wenn wir die Lust an unserem Leben gewinnen wollen. Wir können sie verdrängen – aber das heißt auch, daß wir unser Leben verdrängen, denn die Energie, die wir für die Verdrängung der Angst brauchen, geht unserem Leben verloren. Was wir tun können, ist Antworten finden auf die Angst, sich ihr zu stellen, indem wir sie zuallererst als etwas zu uns Gehöriges akzeptieren und nicht als etwas Feiges und Böses, als etwas zu bekämpfendes verdammen, uns der Angst schämen. Wehren können wir uns erst dann, wenn wir die angstauslösende Situation durchdenken und erkennen. Erst wenn wir wissen, woher die Angst kommt, können wir sie verstehen und nach Hilfe suchen. Erst dann können wir Gefährdungen richtig einschätzen. Erkenntnis allein ist nicht die Lösung. Oftmals brauchen wir professionelle Hilfe, um überhaupt zu erkennen, auf welcher Stufe oder in welcher Grundangst wir uns festgefahren haben.

Wenn es jemanden gäbe, der sowohl die Angst vor der Hingabe in echtem Sinne verarbeitet hätte, und sich in liebendem Vertrauen dem Leben und den Mitmenschen öffnen könnte; der zugleich seine Individualität in freier, souveräner Weise zu leben wagte, ohne die Angst, aus schützenden Geborgenheiten zu fallen; der weiterhin die Angst vor der Vergänglichkeit angenommen hätte, und dennoch die Strecke seines Lebens fruchtbar und sinnvoll zu gestalten vermöchte; und der schließlich die Ordnungen und Gesetze unserer Welt und unseres Lebens auf sich nähme, im Bewußtsein ihrer Notwendigkeit und Unausweichlichkeit, ohne die Angst, durch sie in seiner Freiheit zu sehr beschnitten zu werden – wenn es einen solchen Menschen gäbe, wir würden ihm zweifellos die höchste Reife und Menschlichkeit zuerkennen müssen. Aber wenn wir uns dem auch nur eingeschränkt nähern können, erscheint es doch als wesentlich, überhaupt das Bild einer vollen Menschlichkeit und Reife als Zielvorstellung zu haben; sie ist keine von Menschen erdachte Ideologie, sondern eine Entsprechung der großen Ordnungen des Weltsystems auf unserer menschlichen Ebene. (60, 212f)

Warum gerade jetzt?

Warum gerade hier?

Gestaltsprache der Organe

Kreislauf

Es drückt mit das Herz ab
Zu Herzen nehmen
Mit ganzem Herzen bei der Sache
Auf Herz und Nieren prüfen
Das Herz zerspringt vor Freude;
es hüpft
Auf das Herz hören
Engherzig; ein Herz ist aus Stein
Das Herz auf dem rechten Fleck
Das Herz fällt in die Hose
Herzliche Gefühle

Organ der Liebe des Gemüts Fließen und Widerstand

Bluthochdruck Herzinfakt

Unter Druck stehen
Höchstanforderung
Abwehr inneren Erlebens
Konkurrenzbereitschaft
mangelnde Entspannung

die Grenze nicht herausfordern
"ohn-mächtig", sich niederlegen
(bei niederem Druck)

Blut Symbolisierung des Lebens

Atmung

Die Luft bleibt weg
Halt die Luft an
Der Atem stockt
Es verschlägt den Atem
Sich Luft machen
Die Luft ablassen;
Dampf ablassen
Atemberaubende Situation
Ich puste Dir was
Keine Luft bekommen
Hol' mal tief Luft
Außer Atem

Organ der Seele Leben und Tod Innere Haltung

Asthma

Angst - traumatische Erlebnisse
Anklammerung und
Unabhängigkeit
Störungen zwischen
Ideal-Ich und Über-Ich

Atmung - Assimilation des Lebens

Haut

Das geht unter die Haut
Das Fell juckt
Bleib' mir vom Pelz
Auf den Pelz rücken
Man ist aufgekratzt
Vor Scham erröten
Das läßt mich kalt
Jemand hat eine dünne Haut
Vornehme Blässe

Kontakt, Abgrenzung Abwehr, Grenze Ausdruck, Darstellung

Allergien Ekzeme Neurodermitis

Überempfindlichkeit als
Lebenshaltung
Konflikt zwischen
Anlehnung und Selbständigkeit
Lebendigkeit und Keimfreiheit
Erwartungsangst
Juckreiz: Form des Scharrens und
Grabens, Form der Leidenschaft

Haut - das Gefühl wird sichtbar

Anm.: Wandzeitung für Lehrveranstaltungen u. Vorträge.
Zusammengestellt aus Lehrbüchern zur psychosomatischen Medizin.

Kopf und Hals

Brett vor dem Kopf
Sich den Kopf zerbrechen
Den Kopf oben behalten
Mit dem Kopf durch die Wand
Zuviel am Hals
Das Wasser steht am Halse
Das kann den Hals kosten
Es geht um Kopf und Kragen
Den Hals nicht voll genug bekommen
Geizhals, Geizkragen
Halsstarrig, Hartnäckig
Vom Halse schaffen
Mit hochgezogenen Schultern

Projektionsort des Bewußtseins
Verstand - Verstehen
Organ des Ausdrucks

Halsentzündungen

Migräne Kopfschmerz Nackenschmerz

"morgendliches, biologisches Tief"
Orgasmus im Kopf
Gefäßkrampf und Erweiterung
Unruhe, Wut, Getriebenheit
Schädel brummt, tobt

Bewußtsein
Selbstbewußtsein

Sinnesorgane Ohr Nase Auge Mund

Feine Nase haben
Kann jemanden nicht riechen
Guten Riecher haben
Verschnupft sein
Die Nase voll haben
Ich huste Dir was
Einen bitteren Geschmack auf der Zunge
Auf jemanden ein Auge werfen
Mit Blindheit geschlagen
Auf jemanden hören
Jemandem Gehör schenken
Die Liebe macht blind
Die Zähne zeigen
Den Mund zu voll nehmen

Pforten der Wahrnehmung
Innen u. Außen
Fenster der Seele

Bindehautentzündung

Kurz- und Weitsichtigkeit

Konflikt, die Augen schließen
Auge - Träger non - verbaler Kommunikation
Auge als subjektives Organ

Hörsturz

Weltanschauung - Anschauung der Welt

Rücken- und Bewegungsmuskeln

Ein Mensch ohne Rückgrat
Jemandem das Rückgrat brechen
Sich etwas auf den Buckel laden
Halte Dich senkrecht, steif
Der hat einen breiten Rücken
Mit dem Rücken zur Wand
Gram gebeugt
Der aufrechte Gang
Haltung annehmen
Eine Sache überziehen
Jemanden prellen, zusammenstauchen
Den Kopf verdrehen

Organe der Aufrichtung
Beweglichkeit
Haltung zur Welt

Rheumatische Erkrankungen (Weichteile)

stille Auflehnung
Körper ist voll Zündstoff
Steifheit, Zwangsjacke
Glieder - Reißen
Gelenke - die Wendepunkte werden fest, eiserne Hand

Lumbalgien Bandscheiben Ischias

Gesicht wahren
Durchhaltesyndrom
bloß keine Entgleisungen
Hochspannungsmast

Schiefhals Schreibkrampf

Halten und Gehalten werden

Verdauung Magen Darm Galle

Es ist zum Kotzen
Es verschlägt den Appetit
Etwas schlägt auf den Magen
In sich hinein fressen
Im Hals stecken bleiben
Looh in don Bauch ärgern, Wut im B.
Jemand wird sauer
Korinthenkacker, Dukatenscheißer
Jemanden anscheißen
Man kann etwas nur schwer verdauen
Gift und Galle spucken
Man ärgert sich grün und blau
Ich habe Schiß
Schöne Bescherung
Sich durchbeißen
Das Essen fällt aus dem Gesicht

Verarbeitung
Einverleibung u. Ausscheidung
Reinigung

Magenbeschwerden Ulkus

Sehnsucht nach Liebe, Schutz
ehrgeiziger Leistungswille
Kränkung, weniger Zeit
verkniffen, genau, perfekt
Säure greift an, zergeht innen

Dickdarmentzündung - Colitis ulcerosa

Sorge, Angst, Schwierigkeiten um Arbeitsplatz, Geldverlust
Verlusterlebnisse
Immobilität
Passivität

Obstipation

Zurückhaltung, Festhalten
besonders Besitz, Gefühl
Hingabestörung, Trotz
"etwas kommt nicht ans Licht"

Durchfall

den Dingen den Lauf lassen
immer hergeben müssen
Agressivität, die sich nicht äußern kann

Integration u. Ausscheidung als Lebensprinzip

PATIENTIN LIEBE
BEZIEHUNG ALS ENTWURF ODER: UNTERWERFUNG

Öffentlicher Vortrag im »Centrum für Selbsterfahrung« (Bremen), April 1987
für Herbert in schwieriger Zeit

Tschernobyl und wir – die Liebe ist unteilbar

In diesen Tagen jährt sich die Katastrophe von Tschernobyl. Tausende von Menschen sind unmittelbar zu Patient/inn/en geworden; wir alle sind betroffen. Tschernobyl hat wie viele Katastrophen vorher auch die Liebe getroffen: die Liebe der Menschen zum Leben und zu der Welt wie der Natur, mit der und in der sie leben. Und die meisten von uns schweigen oder erheben nur zögernd ihre Stimme, wie immer, wenn der Liebe Gewalt angetan wird.
Die Krise, in der wir uns befinden, ist im Grunde eine Folge allgemeiner Unfähigkeit und Unmöglichkeit der Menschen, über das eigene Leben zu bestimmen. Die Katastrophe ist nicht nur draußen – die Katastrophe sind wir selbst. Unsere Unfähigkeit, auf Tschernobyl, auf Hiroshima, auf Auschwitz, auf die Folterungen vor unserer Tür und in unseren Häusern lebendig zu reagieren, ist Ausdruck einer Störung, die massiv und mörderisch ist, weil sie die Quellen des Lebens und der Liebe betrifft.
Diese Unfähigkeit hat uns an die Grenze des Menschseins gebracht. Aus den Angeln gehoben sind die Mechanismen der Selbstregulation und Selbstbestimmung, der Neugierde, der schöpferischen Kreativität, der Autonomie, der Solidarität. Der Mensch wird frei geboren, sich selbst und die Welt zu entwerfen und geht doch als Sklave – sich immer wieder unterwerfend – durchs Leben. Die Tendenz, den Problemen des lebendigen Lebens auszuweichen, vereist die Emotionen, pervertiert die Beziehungen zu Arenen für Machtkämpfe, fördert die Unterwerfung und blockiert letztlich jede vitale Energie. Die Liebe ist zur Patientin geworden. Wenn sie Glück hat, liegt sie nur auf der Couch und nicht auf dem Operationstisch.
Ein Patient ist jemand, der der Hilfe und einer Behandlung bedarf. Voraussetzung für eine Behandlung ist die Erkenntnis, daß eine Störung vorliegt. Erst dann kann die Art der Begleitung geklärt werden. Um aus einem Gefängnis ausbrechen zu können, muß man erst einmal wissen und zugeben, daß man in einem Gefängnis sitzt. Als Lebewesen sind wir erst dann lebendig, wenn wir Kontakt zu uns selbst herstellen. Das heißt aber auch, wenn Kontakt hergestellt ist zwischen dem Außen und uns selbst, Kontakt zwischen dem von uns selbst Verschiedenen und mit uns selbst.
Was unterscheidet uns von denen, die Tschernobyl betreiben und in den Gaskammern morden? Auf welche Weise existiert Tschernobyl in uns selbst?
Nur der Kontakt mit uns selbst führt den Zustand des Bewußtseins herbei; das Ergebnis zu akzeptieren ist schwer genug. Nur im Kontakt zu uns selbst können wir den Sinn unseres Lebens und den Sinn der Liebe erfahren. Aber statt den Ausgang aus der »Falle« (Reich), aus dem Gefängnis zu suchen, laufen wir im Kreis umher, philosophieren über den Sinn des Lebens, statt ihm zu begegnen. Wir machen die allgemeine Lage dafür verantwortlich,

daß sich unsere konkrete nicht ändert. »Das Lebendige wirkt in allem um uns herum, in uns, in unseren Sinnen, vor unserer Nase, klar sichtbar in jedem Tier, in jedem Baum, in jeder Blume. Wir fühlen es in unserem Körper, in unserem Blut.« (56, 35)
Nicht das Leben, nicht die Liebe ist das Rätsel, sondern daß wir beiden ausweichen, und damit uns selbst. Was in nächster Nähe, im Alltäglichen an Liebe und Lebendigem existiert, übersehen und überhören wir. Immer wieder rennen wir zur nächsten Gelegenheit, weil wir uns selbst nicht kennen und uns nicht trauen. Gerade das aber versuchen wir durch große Gedankenflüge zu verdecken und mit Standpunkten zu vertuschen, indem wir anderen die Standpauke halten – nicht uns selbst.
Im Zentrum der Entdeckung unseres Selbst und nur in der Liebe erfahren wir etwas über die Solidarität der lebendigen Dinge. Weichen wir dieser Erfahrung aus, so weichen wir der natürlichen Moral unseres Lebens aus und werden zu Mittätern an den Folgen, für die Tschernobyl in diesen Tagen als Symbol und Realität steht. Die Liebe, die wir im eigenen Leben nicht zulassen, lassen wir auch im öffentlichen, politischen Leben nicht zu. Wenn wir die Verletzung der Natur nicht mehr spüren, nicht mehr sehen, daß wir selbst in den Kindern von Tschernobyl sterben, dann sehen wir eigentlich nichts mehr.

Wo Bäume gefällt, Tierarten vernichtet werden, fühlen sich in einem bestimmten Sinne die Menschen selbst getroffen, verletzt. Die Lebensgefährdung der Zivilisationsentwicklung rühren an Erfahrungsgemeinsamkeiten des organischen Lebens, die menschliche Lebensbedürfnisse zusammenbinden mit denen von Pflanze und Tier. Der Mensch erfährt sich im Sterben der Wälder als »Naturwesen mit moralischem Anspruch«, als bewegliches, verletzliches Ding unter Dingen, als natürlichen Teil eines bedrohten natürlichen Ganzen, für das er Verantwortung trägt. Es werden Schichten eines humanen Naturbewußtseins verletzt, geweckt, die den Dualismus von Körper und Geist, Natur und Mensch unterlaufen, aufheben. In der Gefährdung erfährt der Mensch, daß er atmet wie die Pflanze und vom *Wasser lebt wie der Fisch* im *Wasser. Die Vergiftungsbedrohung läßt ihn fühlen, daß er mit seinem Körper teil hat an den Dingen – ein Stoffwechselprozeß mit Bewußtsein und Moral – und folglich mit den Steinen und Bäumen im sauren Regen erodieren kann. Es wird eine Gemeinsamkeit zwischen Erde, Pflanze, Tier und Mensch spürbar, eine Solidarität der lebenden Dinge, die in der Bedrohung gleichermaßen jeden und alles übertrifft. (3, 99)*

Die Solidarität der lebenden Dinge zu spüren, setzt voraus, daß wir uns treffen lassen. Die beklemmende Geschichte von Fritz und Teresa Stangl mag noch einmal verdeutlichen, welcher Zusammenhang zwischen Tschernobyl gestern und der Thematik »Patientin Liebe« heute möglicherweise besteht:

Fritz Stangl, einer der prominentesten Lagerführer Hitlers, leitete in Sobibor und später in Treblinka die Massenvernichtung der Juden. Nach eigenen Schätzungen war er in Treblinka für den Tod von 1,2 Millionen Menschen verantwortlich. Seine Frau Teresa war – theoretisch, nicht aktiv – eine Gegnerin des Nationalsozialismus. Natürlich wußte sie, worin die »Arbeit« ihres Mannes bestand, aber sie verdrängte dieses Wissen und widmete sich ihrer Familie; sie sah sich als einfache Hausfrau und Mutter, die mit den Ereignissen um sie herum nichts zu tun hatte. Im Jahr 1971 wurde sie interviewt: Was hätte ihr Mann wohl getan, ihrer Ansicht nach, wenn sie ihn aufgefordert hätte, gemeinsam mit ihr und den Kindern Deutschland zu verlassen mit der Drohung, daß sie andernfalls ohne ihn gehen würde? Frau Stangl dachte lange über die Frage nach und meinte dann: »Ich glaube, daß er, wenn ich ihn vor die Wahl gestellt hätte, Treblinka oder ich, dann hätte er – ja, ich glaube, das hätte er – er hätte sich für mich entschieden.« – »Teresa Stangl«, faßt Tweedie zusammen, »eine kleine hübsche Frau aus Linz, hätte einen der Lagerführer der neun größten Vernichtungslager des nationalsozialistischen Deutschlands überreden können, sich davon abzuwenden und mit ihr zu fliehen. Aber … sie tat nichts.« (5, 91)

Das Leiden an der Leidenschaft der Liebe

Die Liebe ist umstellt von der Macht

Tag für Tag, in Millionen von Wohnungen, sehen Kinder zu, wo die Liebe endet, wie Väter die Integrität ihrer Mütter verletzen, und sehen Kinder zu, wie ihre Mütter das wortlos und ohne Protest ertragen. Die Gesellschaft bietet keine Hilfestellung, bei Familienstreitigkeiten greift die Polizei nur ungern ein. Das Urteil über den Vater: Männer sind eben so, aber natürlich sollte er das nicht tun. Das Urteil über die Mütter: die Ärmste kann ja nichts machen, wenigstens hält sie die Familie zusammen. (vgl. 5, 90) Ob Magersucht oder Asthma, ob Depression oder Schizophrenie, ob Krebs oder Herzinfarkt, Krankheiten sind auf vielfältigste Weise mit dem Ort der Liebe, Familie und Partnerschaft verbunden.
Daß Gefühle und Leidenschaften in engem Zusammenhang stehen mit dem gesellschaftlichen Leben, seinen Regeln und oft auch in uns nach diesen Gesetzen ablaufen, erkennen wir an der Art, in der diese Gefühle sozialisiert, tatsächlich ausgelebt und wie die Konsequenzen verwaltet werden. Sobald wir die Dichtung einmal beiseite lassen, unsere Augen und Ohren öffnen, können wir das kriegerische Geschehen entdecken, das als Ausdruck von Machtkämpfen den Gefühlen folgt. Kranken- und Therapiegeschichten zeigen, daß Gefühle keineswegs nur spontan und willkürlich sind, daß sie viel seltener aus der spontanen Berührtheit mit dem Lebendigen stammen als aus dem Kalkül und der Berechnung von Macht. Was wir oft nur dem entfesselten Gefühl zutrauen, das kann sich auch langsam und subtil einstellen. Aus Leidenschaft und verletzten Gefühlen wird getötet, vernichtet, zerstört und getobt. Kann man dem Ausdruck von Gefühlen trauen? Möglich, daß ein spontanes Gefühl uns überwältigt, wenn wir verletzt werden: Trauer, Zorn, Enttäuschung. Wie wir dann dies Gefühl ausleben und vermitteln, hängt wiederum von unseren bewußten Überlegungen und unbewußten Vorerfahrungen ab, von unseren Ängsten, von unserer Fähigkeit, in der Liebe wirklich offen mit Gefühlen umzugehen. Die Liebe ist umstellt von der

Macht. In vielen Beziehungen herrscht Krieg. Und gerade das macht die Liebe zu einer Patientin. Denn sie, die als Entwurf und als immer wieder neuer Gestaltungsakt angelegt ist, kann auf Dauer nicht in der Unterwerfung leben. Liebe ist nur da, wo sie Gelegenheit zu lieben auch erhält.
Was wir im Dschungel der Gefühle über die Realität der Liebe antreffen, scheint uns oft außergewöhnlich, aber es ist der schlichten Tatsache geschuldet, daß die Liebe tatsächlich keine Gelegenheit bekommen hat, sich in uns oder auch in der Welt, in der wir leben, zu entfalten. Wir alle wollen geliebt und verstanden werden, nicht spurlos und unbemerkt vergehen. Diese Sehnsucht und dieses Verlangen ist so elementar, daß es als Empfinden vielleicht nur noch von der Todesfurcht übertroffen wird. Das Drama, das wir in Beziehungen erleben, die Gewalt, die Gewalt, die aus unerfüllter Liebe entsteht, die Sehnsucht nach dem anderen, die nur noch über Krankheiten sich zeigen mag, machen deutlich, daß jeder nur aus der Liebe, die er selber erfährt, zur Liebe fähig werden kann. Wir werden menschlich durch die Menschlichkeit, die uns zuteil wird und Liebe, Menschlichkeit und Freundlichkeit sind Geschwister in einer Familie, die ohne Hoffnung und Mut zur Lebensgestaltung auseinanderfallen würde. Wie wir an den nachfolgenden Beispielen sehen, vielleicht nur ahnen können, wenn wir sie nur nahe genug an uns heranlassen, ist auch in denen, die so lieblos und unmenschlich handeln, die Sehnsucht nach Liebe und Menschlichkeit groß. »Gefühlsmäßig ambivalent« steht in vielen psychiatrischen Gutachten über Gattenmörder, aber auf welche Beziehung trifft das nicht irgendwann zu, ohne daß sie mit Totschlag, Gewalt, Depression oder chronischen Körpersymptomen geendet hätte? Was wir nicht nur vermuten müssen, sondern inzwischen wissen, ist die Tatsache, daß die Liebe für uns vor allem dadurch möglich wird, daß wir sie selbst erfahren haben. Viele von denen, die wir im Augenblick ihrer Gewalttätigkeit, ihres eisigen Schweigens, ihrer unmenschlichen Reaktionen nicht verstehen, wurden selbst gar nicht oder nur selbstsüchtig geliebt, manche erlangten nur törichte, selbstlose Hingabe, wurden noch ungeboren zum Liebesersatz für die Liebe im Leben ihrer Eltern, was zu den gleichen Verkümmerungen führt. Der Psychoanalytiker Horst Eberhard Richter hat in seinem Buch »Eltern, Kind, Neurose« an vielen Beispielen diesen Prozeß in die Zerstörung der Liebesfähigkeit geschildert, der wesentlich als Akt der Unterwerfung geschieht. Liebe ist nur als offene Gegenseitigkeit möglich, als Achtung des anderen in allem, was er ist und sein will. Wahnsinnig werden Menschen, wenn sie den Kontakt zu sich selbst verlieren, wenn sie sich selbst nicht mehr wahrnehmen und lieben können, weil die Außenwelt ihrerseits sie wirklich wahrzunehmen ablehnt. Was Gregory Bateson mit der Theorie des double-bind als chronische Störung der Kommunikation in Familien als Beziehungsfalle, Doppelbindung, Zwickmühle und Mystifikation, als widersprüchliche Botschaft beschreibt und aus der heraus sich schizophrene Symptome entwickeln können, das trifft in vielen Aspekten auch für die Patientin Liebe zu. Im Alltag der Beziehung verlieren Menschen die Ge-

wißheit über den Charakter der Botschaften, die sie umgeben.

Am Tag der Tat hatten die Eheleute, wie fast jeden Tag, Streit. Es ging um nichts, wie so oft bei diesen Streitereien zwischen Menschen, die sich nicht mehr mögen, die sich nur mehr auf die Nerven gehen. Ignatius kam nach Hause und sah auf der Anrichte eine Flasche Wein stehen... machte sich daran, die Flasche zu öffnen. Hermi herrschte ihn an, daß dieser Wein nicht für ihn gedacht sei, sondern als Geburtstagsgeschenk für Freunde. ...Die Frau versuchte ihn (von der Flasche) abzuhalten, er stieß sie weg, sie gab ihm einen Stoß mit dem Besen, er entriß ihr den Besen und drückte sie gegen die Anrichte, den Besenstiel gegen den Hals, wobei sie erstickte. (5, 37 f)

Ignatius spricht davon, daß er sich verkalkuliert habe, eigentlich wollte er seine Frau nicht umbringen. Auch Hermi hat die Gefahr nicht erkannt, in der sie schwebte. Eine andere, aber durchaus folgenreiche Kommunikationsstörung zwischen einem schizophrenen Patienten und seiner Mutter, veranschaulicht eine double-bind-Situation, wie sie im Alltag der Liebesbeziehung viel häufiger anzutreffen ist.
Ein junger Mann, der sich von einem akuten schizophrenen Schub leidlich gut erholt hatte, wurde im Krankenhaus von seiner Mutter besucht. Er freute sich über ihr Kommen und legte ihr impulsiv seinen Arm um die Schultern, worauf sie erstarrte. Er zog seinen Arm zurück und sie fragte: »Liebst du mich nicht mehr?« Daraufhin wurde er rot und sie sagte: »Lieber, du darfst nicht so leicht verlegen werden und Angst vor deinen Gefühlen bekommen.« Der Patient war danach nicht in der Lage, länger als ein paar Minuten mit ihr zusammen zu sein, und nachdem sie gegangen war, griff er einen Assistenten an und wurde ins Bad gesteckt. (Vgl. 1)

Liebe bestätigen und Liebe dementieren, das Spiel mit den widersprüchlichen Botschaften ist grausam und gefährlich. Die Liebe wird zum Täuschungsmanöver, Menschen reden aneinander vorbei. Niemand kann sich einen Menschen aneignen, einverleiben, ohne ihn dabei zu zerstören. Besitzbedürfnisse, wie unbewußt auch immer, reduzieren ihren Gegenstand – auch wenn es Menschen sind – zum Objekt und wissen nichts von der Würde des anderen Menschen. Die Liebe zwischen zwei Menschen und die Liebe zu den Menschen schlechthin, zu Natur und Erde haben etwas gemeinsam, denn: »Liebe ist eine Produktion«, wie Brecht schreibt, »in der Menschen miteinander Beziehungen zueinander und zur Welt produzieren und dadurch menschlicher werden.« (36, 124)
Menschliches Verhalten ist gesellschaftlich bedingtes Verhalten zur Erweiterung des Lebenssinns. Wenn wir menschliche Beziehungen eingehen, schaffen wir Bedingungen, um Liebe zu produzieren und geschehen zu lassen. Von den Schwierigkeiten im Umgang mit dieser Möglichkeit soll im folgenden die Rede sein. In der Zerstörung, von der dabei zu sprechen sein wird, in der Krankheit, die das Leben im Rückzug beschreibt, steckt viel Liebeskummer. Dieser Kummer umschreibt den Zustand, aus dem auch die

meisten Liebesgedichte entstehen, auch wenn die folgenden Beispiele jede Poesie verloren haben.

Die Gewalt in der Beziehung kennt weder Schonung noch Gnade

Wer Gerichtsakten, Therapieberichte, Zeitungsmeldungen zum Thema »Beziehungen und menschliches Zusammenleben« liest, dem wird es schwerfallen, Kriegsassoziationen wieder loszuwerden: 50 bis 60% aller Morde finden im engeren Familienkreis statt; viel gravierender gilt das für den sexuellen Mißbrauch von Kindern und die Vergewaltigung. Mehr Kinder sterben durch die Hände ihrer eigenen Eltern als im Straßenverkehr; von den sonstigen Folterungen ganz zu schweigen. Die Berichte von Amnesty International über Folter in Diktaturen heben sich geradezu zivilisiert ab von dem, was man dem Allernächsten hier bei uns zufügt. Die Gewalt im intimen, privaten Bereich ist gerade dadurch gekennzeichnet, daß keine Schonung, keine Rücksichtnahme, keine Gnade waltet. Gefühle erzeugen Ausnahmezustände. In den Gerichts- und Polizeiakten wird eine Intimität von Ehen und Liebesbeziehungen deutlich, wie wir sie kaum für möglich halten. Natürlich verdrängen wir diese Extremfälle schnellstens in die Aktenschränke der Bürokratien, wo sie ungestört schlummern dürfen. Doch der Alltag ist gar nicht so weit von der Tragödie entfernt.

Anton G. lauert seiner Freundin, die sich von ihm trennen will, vor ihrem Büro auf. Sie sieht ihn nicht, er kommt von hinten auf sie zu und erschießt sie mit sieben Kugeln in den Hinterkopf – ein Stil der Hinrichtung, der selbst in den rauhesten Unterweltkreisen auf Mißbilligung stößt: Niemand soll von hinten erschossen werden.
Ein Wehrloser wird nicht getötet. Bei der Ex-Ehefrau und Mutter der zwei gemeinsamen Kinder wird eingebrochen mit dem Ziel, sie im Schlaf zu töten. Sie erwacht nicht von den ersten beiden Messerstichen, die der ehemalige Gatte ihr zufügt. Tötet man den schlafenden Gegner?
Er hat seine Lebensgefährtin durch Zufügen zahlreicher wuchtiger Fußtritte gegen Gesicht, Brust und Bauch getötet. Er hat ihr danach die Kehle durchgeschnitten.
Er hat seine Ehefrau durch einen heftigen Stich mit einem Küchenmesser gegen den Nacken und durch längerandauerndes Würgen am Hals getötet.
Er hat seine Lebensgefährtin durch wuchtige Hiebe mit einem Hammer und einer gefüllten Weinflasche getötet.
Er hat seiner Ehefrau eine Schlinge um den Hals gelegt, während diese schlief, und sie erdrosselt. Anschließend hat er seine sechs Wochen alte Tochter in der Badewanne ertränkt.
Er hat seine Lebensgefährtin erdrosselt und ihre Kehle mit einem Bajonett durchstoßen.
Und was waren die auslösenden Momente für diese Extremhandlungen? Die Fußtritte gegen Gesicht, Brust und Bauch geschahen, wie das Gerichtsurteil den Täter zitiert, »in Züchtigungsabsicht«. Eine Ehefrau wird durch »Schläge mit dem Kleiderbügel, Fausthiebe und Fußtritte gegen den Kopf getötet«, weil sie den in den Morgenstunden heimkehrenden Gatten zur Rede stellt. Der 35jährige Arbeiter, der seine Ehefrau während eines Hafturlaubes »zu Tode peitscht und prügelt, ihr anschließend die Schamhaare ver-

sengt und Verkehr ausübt«, tat es laut Aussage »aus Eifersucht«, weil er vermutete, daß sie während seiner Inhaftierung sicherlich fremdgehe.
Durch Messerstiche in Kopf, Nacken, Schulter, Gesicht und Bauch wird die 29jährige Verkäuferin getötet, wegen »Klingeln des Telefons«, wie es im Gerichtsurteil vermerkt wird. »Der Mann vermutete einen Nebenbuhler und versuchte die Frau durch einen Messerstich in den Oberarm daran zu hindern, den Telefonhörer abzunehmen. Sie wehrte sich gegen ihn, und er stach auf sie los.«
Die 23jährige Sekretärin trennt sich von ihrem Freund. Daraufhin kommt er mit seinem Freund in ihre Wohnung, schlägt sie und befiehlt seinem Freund, sie ebenfalls zu schlagen. Dann vergewaltigen beide Männer sie mehrfach.

Die Intimität einer Ehe, einer Liebesbeziehung. Die Beschreibungen der Gerichtsmediziner machen eine perverse Intimität deutlich:
Durch Versetzen von mehrfachen Messerstichen, und zwar in den Außenwinkel der rechten Augenbraue mit Verletzung der Augenhöhlen und Eröffnung des Nasenraumes, sowie fünf Stichen in den Rücken mit Läsionen der Lunge, Eröffnung des rechten Herzvorhofes, Durchsetzung des Zwerchfelles und Verletzung von Magen und Leber vorsätzlich getötet.
Die fast pornographisch anmutenden Formulierungen der beigelegten Autopsieberichte drängen die Frage auf, wie es möglich ist, so mit einem Körper umzugehen, den man doch einmal geliebt hat. Extremfälle, Wahnsinnige, Perverse ...? (5, 15 f)

Die Zivilisation splittert schnell von uns ab. Die Wahrnehmung ist kein Refugium, sondern ein Kampfplatz. In den Beziehungen herrscht die tägliche Gewalt, die uns in der Tagesschau als politische Meldung so fremd erscheint.

Die tägliche Passion: Selbstschädigung statt Widerstand – Stillstand statt Bewegung

»Ich bring dich um!« – Das ist ein Satz, der in Beziehungsstreitigkeiten und -krisen immer wieder fällt. Manchmal wird er in die Tat umgesetzt. Aber so schlimm ist es ja Gott sei Dank bei uns nicht. Bevor wir uns im wohligen Bewußtsein unserer relativen Friedfertigkeit zurücklehnen und unsere kühle Vernunft gegenüber solch dumpfer Irrationalität feiern, sollten wir uns einmal kurz an die schrecklichste Szene erinnern, die sich jemals in unserem eigenen Privatleben abgespielt hat. Wie nahe waren wir der Weißglut, der Verzweiflung? Welche Drohungen erdachten wir und welche haben wir ausgesprochen? (Wahrscheinlich haben wir – als Männer – noch keine Frau wegen eines verbrannten Schnitzels zu Boden geschlagen. Wahrscheinlich sind wir – als Frauen – bisher in keine Beziehung zu einem Mann zurückgekehrt, nachdem die uns von ihm zugefügten Würgemale am Hals verblaßt waren und er uns Besserung versprach.)
Aber wie sehen unsere Passionsspiele aus, mit denen wir die Liebe und uns

selbst zu Patienten machen? Gibt es in unseren Beziehungen Neuanfänge oder sammeln sich auch bei uns die Konflikte, Kränkungen, Spannungen und Drohungen an, bis eine Grenze erreicht ist und es zum Bruch kommen muß – oder zur Explosion? Welche anderen, alltäglicheren Wege gibt es noch? Der Weg in die psychosomatische Störung und in die Krankheit scheint der von allen unauffälligste zu sein; so vermeiden wir wenigstens das, was die Psychiater »gefühlsmäßige Ambivalenz« oder »Affektkrise« nennen. Selbstschädigung statt Fremdschädigung ist immerhin ein Ergebnis der Zivilisierung von Menschen. Als Provokation darf sie allerdings nicht eingesetzt werden – sagt Herr Ziegler, der sich selbst als braven Bürger einschätzt und die drei Selbstmordversuche seiner Frau ungerührt als Bemühungen schildert, ihn zurückzugewinnen.

»Sie hat mich angebetet eigentlich«, meint er ohne Regung. Das äußerte sich darin, daß sie sich mit einer in die Steckdose eingeführten Stricknadel, mit einem angeschalteten Fön in der Badewanne und das dritte Mal schließlich mit Tabletten umbringen wollte. Jedesmal wurde sie gerettet, wiederbelebt. (5, 35 f)

Die Liebe allerdings konnte nicht belebt werden. Schließlich hat Herr Ziegler sie erschossen. Aber eigentlich hing sie ja auch nicht sonderlich an ihrem Leben, wie die Selbstmordversuche zeigen. Liegt Herr Ziegler ganz falsch, wenn er vermutet, daß es ihr bestimmt egal war, von ihm erschossen zu werden?

Die täglichen Passionsspiele fangen ganz harmlos an. Oft geht es um nichts, um nichts Besonderes jedenfalls – wie es scheint. Und genau das ist das Problem: dramatisch ist, daß nichts mehr passiert. Das Leben ist in Gefangenschaft geraten. Es entwirft sich nicht mehr, es bleibt sitzen, reduziert sich auf Projektion, der andere könnte das eigene Leben übernehmen und leben, ohne daß man es merkt. Der Glaube ist verlorengegangen, daß Liebe ein Entwurf ist, der zu allererst das Gefühl von Leben in einem selbst meint. Das Leben sagt mit jeder Bewegung die Wahrheit. Es beginnt nicht mit der Erfüllung, sondern wächst in sie hinein. Auch in den Liebesbeziehungen funktioniert das Leben wie bei allen anderen Betätigungen: es erzwingt nicht, sondern läßt wachsen. Es ist an sich selbst interessiert, wenn es den anderen braucht und kann sich hingeben, wenn es Zeit dafür ist. »Alle sentimentalen Hochzeitsträume beginnen mit der Defloration in der Hochzeitsnacht und enden im Sumpf der Ehemisere«, (56, 73) oder mit Mord und Totschlag am Frühstückstisch. Die Liebesbeziehung wächst langsam wie das Saatkorn zur Frucht und es braucht Jahre, bis der Baum Früchte trägt. Die Liebe entsteht als Produkt im Wachsen: Im Erleben neuer Entwicklungsstufen, in der Entdeckung eines neuen Blicks, in der Enthüllung einer neuen Eigenschaft des Partners, egal, ob angenehm oder unangenehm. Die Liebe hält in Bewegung – sie ist in Bewegung. Kommt die Bewegung zum Stillstand, weil wir selbst erstarren, ist die Grundstimmung der Ruhe, die im Wachsen steckt, unterbrochen. Es ist dieser Stillstand in der Beziehung, der das Kriegsgetümmel auslöst, zu den Schlachten führt, mit denen um die Beziehung gekämpft, um Beweise gerungen, mit Macht durchgesetzt wird.

Gelebt werden anstatt zu leben – Mausi, ich brauche dich!

Die Bewegungen, die den Stillstand verdecken wollen, sind ein erneutes Ausweichen. Nicht die Liebe wird auf den Weg gebracht, denn sie braucht die Bewegung von innen heraus, braucht Offenheit, um zu geben und zu empfangen. Die Bewegungen und Aktivitäten, die dem Ausweichen der Beziehung (Beziehungsfähigkeit) dienen, sind gewaltig. Derselbe Mann beispielsweise, der sich nur mit äußerster Mühe und der Hilfe seiner Sekretärin einmal jährlich zu einem Geburtstagsblumenstrauß aufraffen konnte, entfaltet manchmal ungeahnte Energien, um die Partnerin zurückzugewinnen, die ihn zu verlassen gedenkt. Wir alle kennen diesen Prozeß, daß unsere Energien in den Beziehungen sich ändern, daß sie kein ewiges Gleichmaß haben. Das aber ist im folgenden Beispiel nicht gemeint.
Herr Kreiss versichert seiner Frau zunächst noch einmal, daß er ihr ohnehin zuviel Freiraum gelassen habe und daß sie ohne ihn sowieso keine Chance habe. Der EDV-Experte, erfolgreich und ohne Zeit für die Familie (in einem Monat hat seine Frau genau 7 Stunden mit ihm verbracht) startet das Programm »Mausi – ich brauche dich«.

Die Zeit, die er sich während 28 Ehejahren für Frau und Kind nicht nahm, verschwendet er jetzt geradezu, als sei ein Stunden- und Denkkonto aufgelöst worden. Herr Kreiss hat Zeit, auf seinen Apparaten Liebes-, Haß- und Drohbriefe zu komponieren. Er verbringt seine Wochenenden in den Büschen vor den verschiedenen Fluchtstätten seiner Frau, um ihr dort aufzulauern. Er gibt halbseitige Annoncen in den größten Tageszeitungen auf (MAUSI, ICH BRAUCHE DICH. DU BRAUCHST MICH.) Er läßt 45mal hintereinander das Telefon klingeln. Er schickt ein gestelltes Selbstmordfoto (er selbst, vor zehn brennenden Kerzen aufgebahrt, aufgenommen mit dem Selbstauslöser). Er schickt leere Couverts; er schickt Blumen. Keine dieser Botschaften ist eindeutig. Jede ist gespickt mit latenten Informationen, die Frau Kreiss in einen Zustand der Panik versetzen. »Wenn du dich scheiden läßt, wird Blut in alle Richtungen spritzen. In zehn Tagen mußt du dich entscheiden, ob du zu mir zurückkehrst, oder es wird etwas Furchtbares passieren«. Dieser Zettel begleitet den Blumenstrauß. »Die Liebe wird jetzt konserviert, der Haß ist es, der bald regiert«, dieser Vers fürs schwarze Poesiealbum ziert den Krankenschein. (5, 95)

Gelebt werden anstatt zu leben. Mausi soll sich rühren, nicht Herr Kreiss. Die Liebe wird zur Patientin, weil im Prozeß allgemeiner, gesellschaftlicher Entsinnlichung die Menschen immer unfähiger werden, ihrem eigenen Leben einen Sinn zu geben, Entwürfe für ihre eigene Zukunft zu machen und diese als Frage und Möglichkeit in die Beziehung zu einem anderen Menschen aufzunehmen. Wer sich im Verlassenwerden als prekäre Größe er-

fährt, gerät außer sich, wo er sich doch eigentlich schon längst befindet. Die Apathisierung bzw. der Grad der Fremdbestimmung, den wir erfahren und erleiden, wird in Symptome übersetzt und dann – wenn man Glück hat – vielleicht in einer Therapie unter dem Aspekt »depressive Zukunftsangst« behandelt. Oft gibt es dabei in der Durcharbeitung von Beziehungsproblemen eine erhellende Einsicht: die Beziehung oder die in ihr gezeugten Kinder, die Häuser und Gärten sind nicht nur Ausdruck lebenswichtiger Hoffnung, sondern oft trotziger Versuch, wenigstens über Kinder, Besitz oder Partner/in bestimmen zu können, wenn man sonst schon nichts zu bestimmen hat.
Die allgemeine, zentrale Frage dieses Beispiels lautet also: Wie können wir uns als Person wieder aktiv ins Spiel bringen auf eine Weise, die nicht destruktiv ist, die die Selbst-Anschauung mit dem Anschauen des anderen verbindet?

Gehen als Verantwortung

Was wir im Dschungel der Gefühle und der Leidenschaft, die ihr Herz verloren hat, besser als in unserem normalen Beziehungsalltag begreifen, ist der Unterschied von Mann und Frau, auf den Stillstand im Leben ihrer Beziehung und ihrer Liebe zu reagieren. Nur selten setzen Frauen körperliche Gewalt ein, um den anderen zu beherrschen, aufzuhalten oder zu bedrohen. Greift die Frau zum Dolch, dann greift die Vorstellung Platz, daß Frauen, wenn sie einmal gewalttätig werden, ganz besonders brutal und hinterhältig sind. Fast jede Gerichtsakte über eine Mörderin macht kund, daß der Tat in der Regel jahrelanges Schweigen vorausgegangen ist, daß die Frauen bis zur Tat unauffällig und unscheinbar ihren Weg gegangen sind, sich selbst meist als passiv begriffen; mit ihnen wurde gemacht: sie wurden geheiratet, wurden gedemütigt, wurden geschlagen. Sie waren immer die Behinderten und Schwachen in ihrer Beziehung. Die Beziehungen, die mit einer Gewalttat beendet wurden, waren gewalttätig, oft von Anfang an von dem Wissen begleitet, daß frau mit dieser Person Mann nicht würde leben können. Fast immer erhofften die Frauen sich von den traditionellen, einschneidenden Lebensereignissen wie Eheschließung, Geburt eines Kindes oder Kauf eines Hauses die Wende im Wesen des Menschen und des Zusammenlebens.
Wir müssen nicht zu Mörderinnen werden, um zu erkennen, daß sich tatsächlich am Extrem auch das für uns Bedrohliche zeigt. Um nicht alleine zu bleiben oder aus Angst vor dem Verlassenwerden, gehen wir Beziehungen ein, die keine Entwicklung zulassen. Wir bleiben darin – ständig den Wandel erwartend. Aber woher sollte er kommen, wenn nicht aus uns selbst heraus? Frauen greifen zwar seltener zum Messer, aber sie tolerieren die Gewalt zu lange. Die Gesellschaft legt uns Frauen nicht nahe, Rückgrat zu zeigen, Widerstand zu leisten, Mißhandlungen abzuwehren – auch um der Männer willen, die schlagen. Letztlich honoriert und toleriert sie die zitternde, weinen-

de Frau, die ohnmächtig abwartet, bis die Schläge gegen ihr Kind aufhören, um dann beide zu trösten: den Sohn für seine Verletzungen und den Vater für seine reumütigen Tränen. Ihre Rolle ist jämmerlich, aber schließlich hält sie Familie und Beziehungen zusammen, ein unschuldiger Engel des Schlachtfeldes. (5, 801)
Rückgrat ist weder ein unweibliches, sekundäres Geschlechtsmerkmal, noch brauchen Frauen mehr Muskeln, um Zivilcourage zu leben. Wir alle sind inzwischen genug beziehungsgeschult, um uns nicht immer auf die Zwänge und Erfahrungen unserer Kindheit zurückziehen zu können. Wer selbst Angst und Grausamkeit als Kind erlebt hat, wird diese Erfahrung weitergeben: an die eigenen Kinder, in die eigene Beziehung. Aber enthebt uns das wirklich unserer Verantwortung, neue Möglichkeiten zu gehen?
Verstehen, solidarisch sein, lieben, verzeihen, das alles kann auch eine Art von Kollaboration mit der Gewalt sein. Dann ist es der Versuch, den Gefühlen von Ärger, Widerwillen, Verachtung und schuldiger Betroffenheit in der Liebe auszuweichen, und den Weg der Bequemlichkeit anstatt den Weg zu sich selbst zu gehen.

Psychosomatischer Alltag: die Krankheit als Beziehungsmuster

Wenn die Liebe erstarrt, verkrampft und schließt sich das Herz!

Aus heiterem Himmel, kurz nach dem Zubettgehen, erleidet ein etwa 50jähriger Mann einen schweren Herzanfall. Was war passiert? Es war Samstagabend, und er hatte sich mit seiner Frau noch einen Film im Fernsehen angeschaut, in dem es um »Liebe, Lust und Leidenschaft« ging. Sie hatten sich bald darauf schlafen gelegt, ihre Sexualkontakte waren in den letzten Jahren sehr spärlich geworden, und auch an diesem Abend ereignete sich nichts. Beim Löschen der Nachttischlampe wurde der Mann von einem »Hexenschuß« überfallen. Offenbar protestierte seine angestaute Lebensenergie. Die »betrogene Lust« sucht sich gern im Hexenschuß ihren körperlichen Ausdruck. Als seine Frau ihm daraufhin seinen Rücken mit einer nach Menthol riechenden Salbe einrieb, begann der Herzanfall. (73, 74 f)

Paul G. erkannte erst nach zwanzig Jahren Ehe, daß er in seiner Frau vor allem die Augen seiner Mutter gesucht hatte, und sein Herz beginnt sich zusammenzukrampfen, als diese Frau ihn verlassen will ... Unter intensiven Schmerzen erlebt der Mann, wie eine fremde Hand um sein Herz greift und es zusammendrückt. (73, 77 f)

Die Botschaft des Körpers läßt sich nicht nur anhand dieser Beispiele leicht entziffern. Das schmerzhaft zusammengekrampfte Herz schreit nach Trost und Liebe. Wie ein enger Gürtel legt sich der erwachende Lebenswunsch

und die Erkenntnis des nicht gelebten Lebens um die Kehle und Brust des Betroffenen. Es geht um Leben und Tod, das spürt der herzkranke Mensch. Wenn es jedoch gelingt, etwas von der Trauer über den Stillstand, von der Verzweiflung und dem verborgenen Zorn zu lösen, die erlebte Unfähigkeit zu akzeptieren und als Bewegungsimpulse an sich oder in die Beziehung weiterzugeben, dann hat die Sprache des Herzens dem Kranken in ihrer tödlichen Bedrohung den Weg zum Leben und zur Liebe gewiesen. Gerade in der Herzkrankheit liegt die Aufforderung, das innere Gefängnis zu öffnen.
Das Fernhalten der Wünsche nach Geborgenheit, Zärtlichkeit und Liebe zerstört das Herz. Nur mit liebevollem Beistand läßt sich der Schreck über ein Leben, das der Selbstwerdung und der Liebe nur wenig diente, ertragen. Die wunde Stelle läßt das Herz schmerzen. Aber sie öffnet auch das Tor, hinter dem der Weg zu einem Leben beginnt, das endlich dem eigenen Selbst verantwortlich ist.
Sophinette Becker hat sich in einem Beitrag mit dem Zusammenhang von Brustkrebs und Weiblichkeit auseinandergesetzt. (4,42 ff) Die Verleugnung emotionaler Konflikte, vor allem die Verdrängung früher Liebesverluste und der durch diese erzeugten Gefühle von Hilf- und Hoffnungslosigkeit hinter einer Fassade von Lebenstüchtigkeit und klagloser Verzichtbereitschaft für das Wohlergehen anderer, ist die Form, in der Carcinom- Patienten mit der Erfahrung fertig zu werden versuchten, daß ihr Leben ihnen nicht genug Nahrung zur Verfügung stellte und sie sich diese auch nicht geholt haben. Sozial angepaßt, die eigenen Wünsche und Bedürfnisse nicht oder nur wenig beachtend wird das eigene Selbst durch das soziale ersetzt, man paßt sich der Umwelt an. Die Menschen leben, aber sie leben falsch. Die Liebe, die Sexualität, aber auch die für den Verlust adäquaten Gefühle Wut und Verzweiflung werden gestrichen. Statt aus der Bestätigung seiner kreativen und gestalterischen Gesten durch die Umwelt, statt aus dem Aufbegehren gegenüber unzumutbaren Verhältnissen bezieht der Mensch seine Identität aus der Gefügigkeit gegenüber äußeren Anforderungen. (4, 51) Er wird krank. Die Altersgruppe der Patientinnen (56-81 Jahre), mit denen Sophinette Becker in ihrer Untersuchung in Berührung kam, hat sie nicht nur mit individuellen Lebensschicksalen von Krebspatientinnen konfrontiert, sondern auch mit deutschen Frauenschicksalen in einer bestimmten historischen Epoche. Ihre Freunde und Männer hatten sie in den Kriegsjahren verloren, oft auch ihre Eltern und Kinder. Sie hatten ihre Kindheit nur selten genießen können und früh Versorgungsaufgaben übernommen. In den härtesten und schwierigsten Zeiten ihres Lebens waren sie immer wieder allein. Diese typischen Erlebnisse haben als solche zwar nicht zum Carcinom geführt, aber der Heroismus, die klaglose Verzichtbereitschaft und die gegenüber sich selbst rücksichtslose Tüchtigkeit, mit der alle Patientinnen auf ihre Lebenssituation reagierten, lassen sie nicht nur dem Idealbild der opfernden, selbstlosen deutschen Frau entsprechen, sondern sind auch Bestandteil der psychosomatischen Krebsentstehung. (4, 52)

Auch Männer kennen diese Formen von Lebensverzicht und den Mangel an Selbstliebe. Nicht nur das Herz verkrampft sich, wenn die Liebe erstarrt. Warum nennen wir den Tumor bösartig, der auf die Verweigerung gegenüber dem Leben und der Liebe reagiert.

Die Liebe kann nicht alles schlucken ... sonst verstummt sie

Im Körpersymptom der Krankheit stellt sich der Leib szenisch seiner Mitwelt dar. Die existentielle Krise in der Liebe drückt sich nicht irgendwie, sondern symptomatisch aus. Der Patient ist herausgefordert, eine andere Art der Bewältigung seiner Aufgaben in der Beziehung zu finden – anders ist keine Heilung denkbar. Fehlt der Beziehung die gemeinsame Sprache, so bleibt sie eines Tages einem der Partner weg. So einfach macht die Patientin Liebe den ganzen Menschen zum Patienten. Die Krankheit übernimmt probeweise das Gespräch in der Beziehung.

Dazu der Fall einer Patientin mit einer Myasthenia gravis, einer Form schwerster Sprech- und Schluckstörungen, die sich mittels averbaler, körperlicher Sprache ausdrückte, künstlerisch begabt war. Sie hatte einen Mann geheiratet, der sich im Gegensatz zu ihr sprechend, lesend und still dasitzend am wohlsten fühlte, der gern diskutierte und sich wortgewandt in einer politischen Gruppe engagierte. Ihre »Sprache«, ihre Ausdrucksart fanden bei ihm kein Auge und seine Sprache bei ihr kein Ohr. (39, 204 f)

Nur wer die Sprache des Körpers und die der Organe nicht als solche ansieht, kann die Organsprache für Sprachlosigkeit halten. Wenn die Beziehung in Gefahr ist, jammert, klagt und rebelliert der Körper oder er zieht sich schweigend zurück, verpanzert sich hinter einer Mauer des Schweigens wie die Liebe in den festgefahrenen Spuren der Abwehr. Wie präzise und unmißverständlich die Patientin Liebe über das Symptom spricht, mag eine weitere Behandlungsszene der bereits erwähnten Myastenie-Patientin zeigen:

An ihrem zweiten Hochzeitstag, den sie mit ihrem Mann abends zu feiern gedachte, kam es zu einer akuten Verschlechterung ihres Zustandes, so daß sie in der Therapiestunde überhaupt nicht mehr sprechen konnte und alles aufschreiben mußte. Ich sagte nach einiger Zeit, die Sprechstörung übersetzend: »Ich habe den Eindruck, daß Sie alle Fragen an Ihren Mann gewaltsam versuchen herunterzuschlucken, um ungestört feiern zu können. Jetzt stecken sie Ihnen im Hals und verschlagen Ihnen die Sprache.« Die »Mitteilung« aus ihrem eigenen Leib, die sie sofort verstand, zeigte sie gleich danach mit der schriftlichen »Erzählung« einer Szene aus ihrer Ehe die Bereitschaft, das Problematische ihrer Heirat zu sehen und konnte sich entschließen, nicht mit ihrem Mann zu feiern – wenige Minuten später verlor sich ihre Sprechstörung fast gänzlich. (39, 207)

Ein Gedicht von Heinz Kahlau (36, 105) drückt aus, was die Psychotherapie dieser Patientin und ihrem Mann zeigen wollte:

Ermutigung

Wenn sich zwei in ihre Liebe schlagen
wie in Mäntel gegen Zeit und Wind
und nach nichts als nach sich selber fragen,
machen sie auch ihre Liebe blind.
Zeit und Wind wird ihren Kuß verwehn.

Eine Liebe läßt sich nur zu zweit ertragen,
wenn die Türen, die zur Welt gehn,
offen sind.

Retten heißt die Liebe verweigern!

Der 26jährige Chemiearbeiter S. wurde uns von einem Orthopäden zum Zwecke einer Bandscheibenoperation überwiesen, nachdem er jahrelang zunehmend unter Rückenschmerzen und Lumbo- Ischialgien gelitten hatte und nachdem in der letzten Zeit auch eine Sensibilitätsstörung im rechten Fuß aufgetreten war. Er war bis dahin konservativ behandelt worden – ohne Erfolg.
Der Patient verriet ein Kernstück seiner Problematik schon in der »schöpferisch gestalteten Szene« der ersten Begegnung. Noch während der Begrüßung zog er plötzlich eine Pistole aus der Tasche und richtete sie auf den Arzt. Er fühle sich von seinem Rivalen, dem Ehemann seiner Geliebten, bedroht und müsse sich notfalls wehren können, erklärte er dem Arzt, der sich nicht weniger bedroht fühlte.
Später erfuhren wir, daß er seine Geliebte als »Säuferin aus der Gosse gerettet« und ein Jahr lang gehegt und gefüttert habe. Kaum sei es ihr besser gegangen, sei sie aufsässig geworden. Jetzt habe sie ihren früheren Ehemann gegen ihn aufgehetzt.
Bei der neurologischen Untersuchung wurde ein Wurzelkompressionssyndrom der Wurzel L5 links mit einem positiven Lasegue, einer leichten Großzehenheberparese und einer hypästhetischen Zone am linken Fußrücken und an der Außenseite des Unterschenkels, dem Versorgungsgebiet der Wurzel L5 entsprechend, festgestellt.
Unserer Gepflogenheit gemäß gaben wir der Erwartung des einweisenden Orthopäden und dem Drängen des Patienten nach der Operation nicht nach, sondern versuchten erst einmal, den Patienten durch Bettruhe, Wärme und pflegerische Zuwendung aus seiner offensichtlich ängstlichen Getriebenheit herauszubringen und zu entspannen. Dabei hatten wir Gelegenheit, ihn näher kennenzulernen. Den Schwestern fiel auf, daß er ein »großes Maul« hatte, immer Stärke und Überlegenheit zeigen wollte. Im Bett liegend wirkte er tatsächlich groß und imposant, im Stehen aber plötzlich wie ein ärmlicher Wicht, wie »ein Strich in der Landschaft«. Studenten, die Anamnese und Befund erheben sollten, fühlten sich nach Begegnung mit ihm »erschöpft wie nach einem Weinkrampf«. Die körperliche Untersuchung, besonders die Kraftprüfung, sei wie ein wirkliches Kräftemessen, wie ein Ringkampf gewesen. Seine Kranken- und Lebensgeschichte sei eine Aufzählung von Heldentaten, mit denen er versucht habe, ihnen Respekt einzuflößen. Gleichzeitig hatte er es so sehr verstanden, ihr Mitleid zu erregen, daß eine der Studentinnen ihn noch wochenlang weiterbetreute.
Inzwischen hatten wir mehr von der Geschichte des Patienten erfahren: Er wurde als Einzelkind von einer Stiefmutter aufgezogen, die ihn häufig mit dem Stock auf den Rük-

ken schlug. Seit dem 13. Lebensjahr habe er »deswegen« öfter Rückenschmerzen gehabt. Der Wunsch, nach Schulabschluß eine Bäckerlehre zu machen, sei ihm nicht gewährt worden. Die Stiefmutter »wollte Geld sehen«. Da verließ er mit 15 Jahren das Elternhaus, schlug sich lange Zeit mit Gelegenheitsarbeiten durch, ist aber jetzt seit Jahren als Chemiearbeiter in einer pharmazeutischen Fabrik mit seiner Tätigkeit und Stellung zufrieden. Unglücklich ist er in seinen Beziehungen zu anderen Menschen, vor allem zu Frauen. Sein Lebensprinzip »Ich lasse mir nicht helfen. Ich versorge mich selbst« hatte sich so ausgewirkt, daß er sich wiederholt arme, verwahrloste Mädchen suchte, denen ER helfen, die ER retten mußte, von denen er sich aber trennte, sobald es ihnen besser ging. In den Betreuungszeiten hatte er besonders wenig Rückenschmerzen. Auch wenn es ihm gelang, die Mädchen wegzuschicken, sobald sie – selbständiger und freier – für ihn unerträglich wurden, hatte er keine Beschwerden.

Bei seiner jetzigen Geliebten erlebte er offenbar zum ersten Mal, daß er einer Beziehung nicht so einfach und ohne Folgen entfliehen kann, sobald sie durch beginnende Gegenseitigkeit für ihn bedrohlich wird. Diesmal gab es kein Entkommen, die Frau blieb hartnäckig und stellte ihm nach. In dieser ungewohnten Situation traten erneut und verstärkt Rückenschmerzen auf, jetzt mit Ausstrahlung ins Bein und die beschriebene Sensibilitätsstörung. Als letzte »Rückenstärkung« seiner bedrohten Autonomie, seiner erschütterten Männlichkeit, diente ihm offenbar die Pistole.

Wieviel Schutz- und Wärmebedürfnis hinter seiner dauernden Kampf- und Fluchtbereitschaft verborgen war, wieviel eigene Hilfsbedürftigkeit hinter seiner eigenen Hilfsbereitschaft, konnten wir erst im Laufe der Behandlung entdecken. Wieviel Hilflosigkeit hinter seiner »Überlegenheit« steckte, konnten wir ihm erst ganz allmählich und vorsichtig deutlich machen. Vorher mußte seine abwehrende Spannung auf averbalem Wege durch die verschiedenen Stufen der Physiotherapie ein Stück weit gelöst werden. Mit der physikalischen und pflegerischen Wärme erlebte er Zuwendung und Geborgenheit, vielleicht erstmals in seinem Leben, in akzeptabler und unbedrohlicher Form. Erst danach konnte er sich klärenden und entlastenden Gesprächen stellen. Die Schmerzen und Ausfallerscheinungen gingen zurück, so daß er nicht, wie ursprünglich vorgesehen, operiert werden mußte. (39, 197)

Wenn die Liebe beginnt, wird sie erst durch Gestaltung zu dem, was sie auf Dauer leben läßt. Autonomie und Abhängigkeit, Gleichheit und Verschiedenheit, Gegenseitigkeit – wie es im eben beschriebenen Fall heißt – will nicht nur erkannt und zugelassen, sondern auch ertragen werden, ohne Angst davor verschlungen zu werden. Wie können wir lernen, die Selbständigkeit und Freiheit des anderen zu ertragen und dabei unsere eigene nicht dazu zu benutzen, Angst einzujagen, indem wir allein die Distanz und nicht auch die Nähe leben, die beide in der Freiheit und in der Selbständigkeit liegen. Nur weil ich selbst-ständig bin, kann ich ohne Angst im anderen sein.

Beziehung als Entwurf oder Unterwerfung der Liebe

Chaos ist das Prinzip der Hoffnung

Die »Kriegsschauplätze« der Beziehungen werden in verschiedenen Friedensverhandlungen immer wieder aufgeräumt und drohen gleichzeitig immer wieder aufs Neue in ein Chaos zu versinken. Jeder von uns tritt freiwillig in eine Beziehung ein, um Liebe zu genießen und sich zu amüsieren. Auch all die, die später das Messer zogen oder erkrankten, lebten in der gleichen Hoffnung. Das freudige Chaos, das wir in uns erleben, wenn wir uns der Liebe öffnen, die Fähigkeit, alles zu vergessen, von allem auszugehen, was uns bisher nie möglich erschien – dies freudige, spontane Chaos vergessen wir nur zu schnell, wenn das bedrängende Chaos in der Beziehung ausbricht oder sich andeutet. Schneller als wir lieben lernten, machen wir dicht, verrammeln wir Fenster und Türen, legen Minen, schalten auf Bekämpfung und Rückzug. Anstatt gemeinsam durchzuatmen, halten wir die Luft an und testen, wer den längeren Atem hat.

Die Unordnung ist es, die uns zur Gestaltungsarbeit aufruft, nicht die einmal hergestellte Ordnung. Das Chaos, in das uns die Gefühle und ihre Enttäuschungen führen, ist die Voraussetzung dafür, daß die Beziehung leben kann, daß immer wieder neue Entwicklungen möglich werden. Beziehung heißt ja: Bezug nehmen, Linie ziehen, Verbindungen schaffen und andere abbrechen. Beziehung bedeutet, Strukturen zu erkennen und wenn nötig, sie auch zu verändern. Beziehung heißt sowohl festigen als auch lösen.

Die Beziehung ist Raum und Zeit. Oder: in der Form einer Beziehung findet die Liebe Raum und Zeit in ständigem Fluß. Beziehung ist die Struktur – Liebe die Energie, die die Beziehung gestaltet.

Gestaltung der Bewegung ist der Weg der Liebe

Ebenso wie Leben Bewegung ist, ist auch die Liebe eine Form der Bewegung. Bekommt sie weder Raum noch Zeit, so kann sie nicht leben, nicht arbeiten, nicht erkennen. Natürlich braucht sie auch den Stillstand, das stille Zusichkommen, das Sichvergewissern, das Einholen, die Entspannung, genährt von Kontinuität, von Sicherheit, von Vertrauen. Es muß nicht immer Aktion sein, was aus der Bewegung kommt. Aber wenn die Linien und Strukturen der Beziehung so fest werden, daß Gestaltung sinnlos wird, daß Pulsation zum Erliegen kommt, daß Veränderung zur Gefährdung der einmal gefundenen Sicherheit und Ordnung werden, dann ist die Liebe in Gefahr, denn ihr geht die Aufgabe verloren. Wenn alles fest ist, kann Energie nicht fließen. Sie geht auf Tauchstation. Sie ernährt das System der Beziehung mit einem Minimum an Kraft, sozusagen auf Sparflamme. Es ist eine Frage der Zeit, wann die Flamme verlischt, denn die Liebe ist eben kein ewiges Licht, das, einmal entzündet, immerfort leuchtet.

Wie und wodurch entsteht nun eine Beziehungsstruktur, die sich von der Bewegung der Liebe nicht mehr gestalten läßt, sondern sie hemmt? – Der Patientin Liebe müssen die gleichen Fragen gestellt werden wie dem Kranken: Wie ist die Lebensbewegung zum Stillstand gekommen? Was hat sie von ihrem Weg abkommen lassen, um sich unvollendet im Magengeschwür, im Herzkrampf, im Bandscheibenvorfall oder im Schlag gegen den einstmals geliebten Menschen zu erschöpfen?

Liebend handeln bedeutet, den richtigen Einfall zu haben in Momenten, in denen andere Verordnungen wälzen, d.h. schöpferisch aus dem Augenblick heraus zu sein, ohne Netz und Planung. Dies aufnehmend, können wir die oben gestellte Frage nach der die Bewegung der Liebe hemmenden Beziehungsstruktur leichter beantworten. Es sind die Strukturen in uns, die alles nach festen Regeln laufen machen wollen, die auf jeden Ausrutscher achten, die den Überraschungseffekt und den in jeder Liebe enthaltenen bedrohlichen Schatten, ihren Egoismus und ihren Machtanspruch fürchten. In dieser Struktur wird der spontane Blumenstrauß zum nachgeholten Versäumnis, der spontane Wunsch des Partners, allein zu sein, zum existentiellen Angriff. Die Beziehung als solche Struktur umschließt die Liebe im Würgegriff. Unsere Beziehungsstrukturen sind nicht unabhängig von den gesellschaftlichen Strukturen, die uns umgeben. In einer Gesellschaft, in der das ganze Leben in feste Strukturen gegossen wird – manchmal nur unter Lebensgefahr zu durchbrechen – in der Pünktlichkeit, Funktionieren und Mechanismen von Überwältigung und Passivierung die lebenssichernden Prinzipien sind, ist es für die Beziehungen schwierig, Gegenstrukturen zu schaffen, in denen Liebe sich bewegen kann: Pulsation als Bewegung zwischen Nähe und Distanz, Polarität als Akzeptanz unserer weiblichen und männlichen Anteile in der Beziehung, Fließen und Widerstand als Verhältnis von Autonomie und Abhängigkeit, Bewegung und Rhythmisierung bei gleichzeitigem Respekt des Prinzips der Ruhe, der Gelassenheit, des Vertrauens, das der andere braucht, um sich bewegen zu können. Diese Gestaltungsprinzipien kann man nicht institutionalisieren. Wir müssen sie die Beziehung gestaltend leben, Schritt für Schritt und mit dem kleinsten noch heute wieder beginnen.

Das Unglück vieler Beziehungen beruht auf dem naheliegenden Mißverständnis, daß die Liebe mit der Beziehung gleichgesetzt wird, anstatt ihren offenen Dialog miteinander zu akzeptieren. Wir halten die Mauern, Fenster und Türen, die Eingänge und Ausgänge, das Dach und den Keller des Hauses für das Eigentliche und Wesentliche der Beziehung. Das aber ist nicht so! Die Liebe gestaltet die Beziehung in den Zwischenräumen. Ob die Beziehung für die Liebe bewohnbar bleibt, ist nicht am Anfang der Liebe im einmaligen Akt entschieden, sondern ein Weg ständiger Herausforderung.

Ein Haus hat Fenster und Türen.
Der Raum dazwischen macht des
Hauses Bewohnbarkeit.
(Lao-Tse)

Liebe ist Tat und Leid, Handeln und Betroffensein

Handeln und Betroffensein sind die Erlebnisweisen jeder Kommunikation. Dialogisch ist auch die Kommunikation der Liebesbeziehung angelegt: das Handeln des einen mündet in das Betroffensein des anderen und umgekehrt. Der einseitige Wille, nur das Handeln und nicht das Betroffensein gelten zu lassen, ist Teil von Bedrohung der Liebe in den Beziehungen. Die Beziehung zur Liebe setzt voraus, daß wir uns beiden Formen der Wirklichkeitserfahrung stellen: dem Handeln ebenso wie dem Erleiden. Die verdrängte Bereitschaft, sich dem Betroffensein, dem Erleiden der Wirklichkeit in der Beziehung in gleicher Weise zu öffnen wie dem Handeln, ist Kern der menschlichen Selbstentfremdung, die uns alle erfaßt hat. Das Wesen des Menschen ist die Einheit von Tat und Leid, von Handeln und Betroffensein.
Betroffensein heißt, die Auswirkungen meines Tuns zu empfinden, mich in die Lage des anderen zu versetzen, die dann entsteht, wenn ich in der Rolle des Handelnden bin. Die Wirklichkeitserfahrung des Leids zu akzeptieren, heißt aber auch für den vom Tun Betroffenen, sich von den Auswirkungen überhaupt erst einmal erreichen zu lassen, bevor er die Rollen austauscht und es dem anderen heimzahlt. Wir weichen diesem dialogischen Prinzip in der Beziehung zum Beispiel auch dadurch aus, daß wir uns permanent Bilder von der anderen Person machen, denen wir sie dann unterwerfen. Auch das ist eine Form, sich von der Wirklichkeit des anderen nicht treffen zu lassen. Wir sichern uns durch Bilder ab (Projektionen), um uns der Auswirkungen zu entledigen. Wenn wir unsere »Interessen« in der Beziehung verletzt sehen, dann sind wir immer in der Art unseres »Dabeiseins« getroffen (inter esse = dazwischen sein), in der Art, wie wir dazwischen sind. Eine hilfreiche Frage könnte aus dieser Erkenntnis klärend dem Beziehungskonflikt auf die Sprünge helfen: Bin ich im Augenblick als aktiv Handelnder, der die Beziehung verändern will, im Spiel oder als passiv Betroffener, der die Beziehung erleidet? – Will ich meine Rolle in diesem Augenblick akzeptieren?
Jede Lösung des Konflikts, die das Handeln und das Betroffensein voneinander trennt, ist nicht nur auf dem einen Auge blind, sondern auch von kurzer Dauer. In diesem Sinne ist Liebe gleichzeitig Entwurf und Unterwerfung unter die doppelte Struktur, innerhalb derer jedes Gespräch stattfindet. Nach einiger Zeit des Zuhörens brennen wir darauf, selbst etwas zu sagen, aus der passiven Phase des Betroffenseins in die aktive Phase des Sprechens zu kommen. Es fällt uns schwer zuzuhören. Es drängt uns, in der Antwort

wieder zum Täter zu werden. Wir alle kennen die aus diesem Versuch resultierenden symptomatischen Störungen in Beziehungsdiskussionen, diese endlosen Kämpfe um das erste oder letzte Wort, die bessere Verletzungstechnik, die grenzenlose Angst, daß, wenn schon das Ende sich anzeigt, man möglichst nicht als Verlassener vom Feld geht, sondern bereits über einen neuen Partner für dieses Spiel verfügt.
Damit Impulse nicht nur für das Leben und Überleben in den Beziehungen ausgehen, sondern uns die ganze Wirklichkeit zur Verfügung steht, aus der die Menschen und unsere Partner bestehen, müssen die Seinsweisen von Tat und Leid miteinander versöhnt werden. Wir müssen verstehen und realisieren können, daß der Partner im Gespräch und in der Beziehung unsere Wirkungen als Auswirkungen auf ihn erfährt und daß wir uns als Handelnde der Bedeutung dieser Erfahrung nur annähern können. Denn niemand, auch nicht der Liebende, steckt in einem anderen Menschen. Die darin liegende Not ist in dem Schrei enthalten: Verstehst du denn nicht – oder willst du nicht verstehen?!
Öffnet sich der Betroffene bewußt den Auswirkungen, statt sie aktivistisch zu verdrängen, so gewinnt er eine Erkenntnis über das Handeln des Täters, die dieser in der betreffenden Situation aus sich heraus nicht haben kann. Auch wenn wir den Täter über die Tragweite informieren, bleibt es ein Wissen aus zweiter Hand. Eine Rückkoppelung an den Täter aber ist grundsätzlich nur dann denkbar, wenn der Betroffene sein Betroffensein als Auftrag zu Korrektur und Mithilfe an der Gestaltung der Liebesbeziehung annimmt, anstatt sich verletzt und resigniert, vielleicht auf Rache sinnend, zurückzieht. Der Betroffene steht der Zukunft näher, weil er schon die Auswirkungen erleidet. Auch das kann eine Chance sein, wenn sie so früh ergriffen wird, daß erste Signale einer Änderung dienen, bevor sich die Auswirkungen als Krankheit, von Haß und Gewalt verfestigt haben und der Energie der Liebe in der Beziehung keine Anhaltspunkte mehr geben.

Was ist gefordert? Leidvolles Betroffensein als Auftrag zu Mithilfe und Korrektur anzunehmen und dabei die eigene Aktivität erst einmal zurückzustellen, ist schwer. Ich muß aus meinem eigenen Sicherungssystem heraustreten können und bereit sein, mich verwunden zu lassen.
Betroffensein bedeutet allemal Verwundung. Die Annahme des Auftrags zur Mithilfe und Korrektur bedeutet Erkenntnis der Verwendung ohne kurzschlüssige Flucht in die Aktivismen der Vergeltung und der Rache. Mein Tun soll also zuerst dem anderen zugute kommen! Eine solche Hinwendung ist fast nur dann denkbar, wenn ich sie selbst schon einmal vorher als Nehmender erfahren habe, wenn meine eigene Entfremdung ein Stück gemildert ist.
Hinwendung als lösende Liebe. Unsere Taten erscheinen im Licht der Opfer, machen unser Bewußtsein offen für die guten und schlechten Auswirkungen, die von uns ausgehen.

Wenn die Wirklichkeit über Betroffensein und Leid erfahrbar gemacht wird, bedarf es zur Erkenntnis der »Offenbarung« einer Einsicht, die wir nicht erzwingen und bewerkstelligen können, sondern die wir zulassen müssen. Der rettende Einfall kommt nicht ohne Not; oft ist es der Stolz, der ihn hindert und die Verzweiflung, die ihm Einlaß gewährt. »Wir müssen lernen, die Menschen weniger auf das, was sie tun und unterlassen, als auf das, was sie leiden, anzusehen.« (Bonhoeffer)
Liebe ist jene Weise des Lebens, die um optimale Entfaltung des Spielraums besorgt ist. Deshalb ist sie menschlich. Spiel- und Zwischenräume, Räume für die Potenz der Offenbarung braucht die Liebe in der Beziehung. Die leidvoll Betroffenen wissen viel über die Verengung von Spielräumen, sie erleben ihre Gefährdung am eigenen Leibe. Gerade wenn wir betroffen sind, müssen wir über diesen Spielraum wachen, den wir selbst bei uns wie bei dem anderen immer wieder einengen.

Liebe ist die Hoffnung auf Veränderung und der Mut zum langen Atem

Die Zukunft der Liebe ist immer wieder der Trost des Erstmaligen, des Spontanen, der Überraschung, nicht die Summe des Verfügbaren. Diese Kreativität der Lebensenergie zu stimulieren, dafür ist die Struktur der Beziehung eigentlich da! Aber der Appell geht direkt an uns, leitet gleichsam einen Klassenkampf gegen unser Ich, aber für unser Selbst ein. Hoffnung ist die Komponente, die zum Subjekt gehört. Nur dem, der hoffen kann, daß ihm etwas widerfährt, wird sich ein Einfall erschließen. Hoffnung auf grundlegende Veränderung, auf neue Möglichkeiten ist Voraussetzung für die Wahrnehmung von Neuem. Nur der, der hoffen kann, daß der Mensch grundlegender Veränderung fähig ist, kann auch lieben. Die Fähigkeit zur Hoffnung ist ein Element aus der Ebene der Offenbarung, in der sich Dinge ereignen können, auf ihre Weise.
Die Frage nach der Zukunft der Liebe und der Zukunft der Welt überhaupt ist also zugleich die Frage, wie uns Hoffnung auf radikale Veränderung des Menschen offenbar werden kann. Diese Veränderung ist nicht nur aktivistisch gemeint. Denn diese Art von Veränderung durch die vollbrachte Tat bringt nicht das Erstmalige, das Neue zustande, das wir brauchen, um in eine menschliche Zukunft einzutreten, um letztendlich überhaupt zu überleben. Erstmalig müssen sich in uns Veränderungen ereignen, die – einem schöpferischen Einfall gleich – alles neu machen. Bisher Unverfügbares muß verfügbar werden, muß geschichtsmäßig werden.
Erst die Aufhebung der Herrschaft, der Verfügung des Täters über das Opfer, macht die Gegenwart von Liebe möglich. Die wissende Liebe schlägt nicht blind zurück, auch wenn sie durchschaut. Sie wendet sich nicht achselzuckend ab oder erniedrigt den Partner, sondern sieht im Gegenüber – wie in

einem Spiegel – zugleich das eigene, das gemeinsame Elend des Menschen. Der Mensch ist bedürftig, schlechthin auf andere angewiesen. Dies ist der tiefe Sinn, weshalb wir trotz allem das Wagnis eingehen, die Energie der Liebe in der Struktur einer Beziehung zu leben, in der wir uns liebend und leidend auf einen anderen Menschen beziehen. (51)
Wer einen Menschen erkennen will, wie er wirklich ist, muß sich ihm aussetzen (Reich). Nur wer der Wahrheit über sich selbst ins Auge blickt, kann anderen Menschen Anlaß zu begründetem Vertrauen geben.
Liebe ist nicht beweisbar. Im Prozeß der Bewegung, des Wachsens und der Hoffnung ist sie erlebbar. Im gestaltenden Austausch mit den Strukturen der Beziehung, ihrer Veränderung und Aufhebung – in ständigem Wechsel von Chaos und Ordnung – ist Liebe der Mut zum langen Atem – vor allem dem langen Ausatmen!

LIEBE, TOD UND TEUFEL
AIDS UND DIE GESELLSCHAFTLICHE TABUISIERUNG DES TODES

Öffentlicher Vortrag an der Universität Bremen,
18. Januar 1987

AIDS hat ihn von uns genommen

Während er in der Schwulenbewegung aktiv war,
wurde er von dieser Krankeit getroffen,
die ohne Ansehen
der Person Kummer und Bestürzung
hervorruft.

Durch dich
habe ich die Welt genommen
habe ich dem Abend nicht mißtraut.
Durch dich habe ich geschlafen
und gelebt.
Durch dich kenne ich die Liebe.
(Hans Lodeizen)

Hiermit teilen wir Ihnen mit,
daß unser lieber Freund, Sohn, Bruder,
Schwager und Onkel

Lefert Scheeper

gestorben ist.

Er wurde fast 36 Jahre alt.

Text der Todesanzeige u. a. in De Volkskrant *(Amsterdam und überregional) und in der Lokalpresse.*

Das Schreiben über Aids ist in vieler Hinsicht problembehaftet – es ist zuvörderst auch eine Frage der Sprache, denn die Krankheit berührt die ganz großen Begriffe: Tod, Politik, Liebe, Bürgerrechte, Leid, Menschlichkeit. Ich wünsche mir, diese Begriffe ernst sagen zu können und sie so zu meinen – ohne falsches Pathos, ohne die Lust an der Katastrophe, ohne kostenloses Mitleid und selbstherrliche Pose, dafür aber engagiert und parteiisch. (24, 10)

Der Tod erinnert an das Leben – Die Angst vor dem Tod ist eine Angst vor dem Leben

Es gibt Krankheiten, die zum Tode führen, die Krankheit Aids ist eine von ihnen. In jeder Krankheit – auch der, die nicht tödlich endet – gibt es eine Seite, die unheilbar ist (81). Jede Krankheit ist ein Teiltod, ein Stück Vorbereitung und Erinnerung daran, daß unser Leben grundsätzlich und in jedem Augenblick Ausdruck der Spannungsbeziehung von Geburt und Tod ist. In jeder Krankheit sehen wir die Teilhabe des Todes am Leben, sie ist das Spiegelbild der Unentrinnbarkeit, eine Einsicht in die Allgemeingesetzlichkeit, daß nichts so sicher ist wie der Tod, wenn wir erst einmal geboren sind. Und selbst auf dem Weg zur Geburt begleitet uns der Tod und hinterläßt als Erfahrung und Erleben seine Spuren. Nichts also ist weniger sensationell als die Tatsache, daß man an einer Krankheit sterben kann. Die Teilhabe des Todes am Leben müssen wir aber noch tiefer verstehen lernen. Auch die restlos ausheilende Wunde und die leichte Krankheit, oft schon die Diagnose hinterlassen einen Eindruck, eine Narbe, eine Disposition oder wenigstens eine nur in der Seele wahrnehmbare Spur unserer Verletzlichkeit, unserer Unzulänglichkeit, unserer Gefährdung. Die Heilbarkeit und die Seite der Unheilbarkeit, das Gesunden wie das Sterben, beides ist ein Angebot zur Besinnung auf die Tatsache der Gegenwart des Todes im Leben. Ob wir das Angebot annehmen, uns angesichts der Unentrinnbarkeit des Todes auf das Leben zu besinnen oder die Angst vor dem Sterben dazu zu benutzen, uns dem Leben zu verweigern, indem wir so tun, als hätten wir noch ein zweites Leben in der Tasche, und könnten irgendwann mit dem richtigen Leben beginnen, das ist eine Frage, die sich jeder von uns stellen kann und muß.

»Lange bevor wir uns selbst als sterblich begreifen, haben wir die Erfahrung von Zeit und Vergängnis, das sehr frühe Erlebnis, daß Leben immerzu eine Todesrichtung hat. Ohne diese Erfahrung würde sich die Sinnfrage nicht stellen. Ohne die Sinnfrage, ob sie dann eine Antwort findet oder in die Verzweiflung führt, gibt es den Menschen nicht.« (Max Frisch)

Die Verdrängung der Gegenwart des Todes im Alltag unseres Lebens, in der Krankheit, in der Liebe, in der Politik, in der Wissenschaft ist die Verhinderung der Frage nach dem Sinn und den Möglichkeiten unseres Lebens und damit ein Ausdruck des Grades von Menschlichkeit, die die Gesellschaft und wir in unserem Leben zulassen.
Im Sterben ringen die Menschen mit dem Leben, vor allem dem ungelebten Leben, das sie nicht losläßt. Fritz Zorn war 32 Jahre alt, als er an Krebs starb.

Bis zum heutigen Tage treten immer wieder und ununterbrochen neue Krebsschäden zutage, seien es körperliche oder seelische, und bis jetzt ist noch keiner der letzte gewesen. Der letzte kann in dem Sinne der letzte sein, daß nach ihm keiner mehr kommen und daß ich nach der Heilung des letzten Krankheitsschadens von der Krankheit geheilt bin; der letzte kann aber auch der sein, der mich tötet. Diese Alternative steht noch offen. Vorderhand steht nur fest, daß mir das Übel noch im buchstäblichen Sinn in den Knochen steckt und ich, wie man sprichwörtlicherweise sagt, bis ins Mark zerfressen bin, denn eben dort, im Knochenmark, hat sich meine Krankheit in letzter Zeit am heftigsten bemerkbar gemacht. In jedem einzelnen der unzähligen Knochen des Skeletts sitzt mir die bösartige Krankheit und wartet nur darauf, diese Knochen und damit mich zu zerstören. Und ebenso verhält es sich mit meiner seelischen Krankheit. Auch die Neurose steckt noch in mir, genauso bösartig, genauso lebensgefährlich. So wie es noch offen steht, ob nicht die vergiftete Masse des malignen Lymphoms mich tötet, so steht es auch noch offen, ob nicht die vergiftete Masse meiner Neurose zu schwer zu ertragen sein wird, als daß das Leben noch weitergehen kann.
Dazu kommt die Angst, daß ich es nicht mehr schaffen könnte. Meine seelische Krankheit ist noch nicht geheilt; wenn ich an meiner körperlichen Krankheit sterben sollte, bevor die seelische geheilt ist, dann habe ich es nicht mehr geschafft, dann kommt der Tag, an dem ich mir sagen muß, daß ich die Aufgabe meines Lebens nicht erfüllt und daß ich versagt habe, daß ich nicht mehr so lange leben werde, wie ich nötig hätte, um mich von meiner Vergangenheit zu befreien.
Denn das ist meine Aufgabe: mich von der erdrückenden Qual meiner Vergangenheit zu befreien. Diese Aufgabe ist für mich klar in all ihrer Notwendigkeit und Konsequenz, ob ich sie nun erfüllen kann oder nicht. Für das mir gestellte Problem spielt es keine Rolle, ob ich gewinne oder verliere. Der Gedanke, daß die Wahrscheinlichkeit zu verlieren groß ist, ist qualvoll für mich; aber an der Problemstellung ändert er nichts. Jeder Augenblick meiner Vergangenheit trägt die Fähigkeit in sich, mich zu töten, so wie jede Zelle meines Körpers die Möglichkeit in sich trägt, meinen Organismus zu zerstören. Der Fall ist klar: ich muß weg von hier. Ich muß weg von allem, was ich gewesen bin, denn alles, was ich gewesen bin, bedeutet für mich eine unmittelbare Todesgefahr. (84, 184f)

Lefert Scheeper war 35 Jahre alt, als er an Aids starb. Am 26. November 1984, als die schwere Lungenentzündung ihrem Höhepunkt zusteuert, tagt gerade eine von ihm organisierte Gesprächsgruppe von Homosexuellen in seinem Haus. Am 27. November kommt er ins Krankenhaus. Am Sonntag, dem 1. Dezember erfährt er seine Diagnose, die er bereits ahnte. Kurz darauf starb er. (24, 13f)

Sonntag, 1. Dezember
Am letzten Tag auf der Inneren Abteilung wirst du von Aad versorgt, einem ganz lieben Schwulen. Du fühlst dich bei ihm sehr wohl. Ich auch. Du bekommst wieder schlechter Luft. Man nimmt dir Blut ab, um zu sehen, wieviel Sauerstoff noch über deine kranken Lungen in dein Blut gelangt. Am Abend werden wir das Ergebnis hören. Wenn es schlecht ausfällt, mußt du auf die Intensivstation. Wir reden in diesen letzten Stunden über alles mögliche. Über unsere Beziehungen, Vergangenheit, Zukunft, deine Familie, meine Familie, Aids, die Schwulenbewegung, deine Arbeit als Lehrer.
Du wirst immer nervöser, ich auch. Wo bleibt der Arzt mit dem Untersuchungsergebnis? Daß es Aids ist, bezweifeln wir inzwischen nicht mehr. Erst diese Lungenentzündung überstehen – um jeden Preis. Dann sehen wir weiter.

»Verdammt, wo bleibt denn der Arzt«, schreist du. »Bleib ruhig«, schreie ich zurück, »das tu ich doch auch!« Du hälst mich fest und ich dich. Wir versuchen, uns zu küssen, die Sauerstoffmaske hochgeschoben. Du bekommst wieder Atemnot – es geht nicht. Du hustest. Ich küsse deinen Körper. Du weinst. Ich rede über Cees, deine Katze. Du wirst wieder ruhiger. Wir reden weiter. Über den Fall, daß es schiefgeht. Du machst eine Liste von Leuten, denen ich persönlich in deinem Namen erzählen soll, daß du Aids hast. Ich muß es dir versprechen. Erst das hier überstehen, dann sehen wir weiter. Wenn du zu schwach bist, um in deinem abgelegenen kleinen Haus wohnen zu können, dann leben wir weiter in meiner Erdgeschoßwohnung in Amsterdam. Wir werden es uns schön machen. »Ich bin so froh, daß ich dich habe«, sagst du. »Dumme Kuh«, sage ich, »du kannst immer auf mich zählen.« Du weinst.
Der Arzt und die Schwester kommen herein. Wir wissen es. Du wirst plötzlich sehr nervös und aufbrausend. Der Arzt bestätigt, was wir schon vermutet haben, aber trotzdem nicht sehen wollten. Du schaust den Arzt an und sagst mit beißender Stimme: »Und wenn ich ans Beatmungsgerät gehängt werde? Darf Reijer immer bitte dabei sein? Tut es weh?« Der Arzt antwortet – auch er ist nervös. Wir dürfen 15 Minuten lang Abschied nehmen, und du darfst noch deine Familie anrufen. Wir sind verrückt vor Angst. Du weinst und sagst gleichzeitig lachend – die Hoffnungslosigkeit und den Wahnsinn deiner Situation umreißend: »Unser letztes Viertelstündchen ist angebrochen.« Du hälst mich wieder fest, schreist, daß du mich liebst. Schreist: »Wie soll das mit dir weitergehen ohne mich?« Schreist: »Wirst du nicht zuviel saufen?« Schreist: »Versprich mir, daß du weitermachst in der Schwulenbewegung und mit dem Kampf gegen Aids!« Du fängst wieder an zu weinen. Du willst niemanden mehr sprechen. Du traust dich nicht. Du willst niemandem wehtun.
Ich bin ratlos. Fange auch an zu schreien. »Du rufst sie an. Ich bestehe darauf. Du mußt!« Du nickst, weinend. Ich gehe zur Schwester und bitte um ein Telefon. Du bist ganz ruhig geworden und sagst: »Ich will sie sprechen.« Ich ziehe meinen Ring vom Finger, gebe ihn dir und sage: »Zieh ihn an, dann bin ich in jedem Fall bei dir, was auch geschieht.« Du ziehst deinen Ring ab und gibst ihn mir. Die Schwestern sind schon lange im Zimmer und schließen dich an eine Sauerstoff-Flasche an. Auf deinem Zimmer ist kein Telefon. Wir müssen in einen Raum, in dem ein Telefon steht. Aber das Bett paßt dort nicht durch die Türöffnung. Wir fahren zurück in dein Zimmer. Die Schwester folgt uns mit der Sauerstoff-Flasche auf kleinen Rädern. (24, 18/19)

Als Lefert Scheeper seine Diagnose erfährt, ist er ein Sterbender; aber aus den ängstlichen kleinen Schwulen, die sich im Alter von 24 und 22 Jahren getroffen hatten, waren inzwischen selbständige, bewußte, schwul auftretende Herrschaften geworden, wie sein Freund schreibt. Lefert Scheeper weiß, daß die Leugnung der Homosexualität ein Teil der Krankheit ist, die über das Individuelle hinausgeht. Die Menschen sollen wissen, daß er an Aids gestorben ist; sein nahender Tod erinnert ihn mit Nachdruck an den Kampf gegen Aids in Verbindung mit dem Kampf um das Recht auf Sexualität zwischen Männern. (24,29) Der Tod erinnert ihn an das Leben!
Jede Krankheit ist die Darstellung eines Lebenskampfes. Wenn wir offenen Sinnes auf die Krankheit schauen, dann sehen wir immer ihren Zusammenhang zu unerträglichen Lebenssituationen. Die Situation des jeweiligen Lebens ist »infiziert«, bevor die Infektion ausbricht. Nicht der Ausbruch der Krankheit ist der Beginn einer krankmachenden Lebenssituation. Das Le-

ben besteht nicht aus lokalen Ereignissen, sondern ist ein kollektiver, zusammenhängender Vorgang. Nicht ein Organ erkrankt, sondern der ganze Mensch. Die Hoffnung, daß jede Krankheit letztlich auf eine Ursache zurückgeführt werden kann, ist Ausdruck eines mechanistischen Herrschaftsdenkens, nicht Ausdruck der Bewußtheit über die Komplexität des Lebendigen.

Aids ist kein lokales Ereignis, schon gar nicht nur ein Virus, sondern als Krankheit ein sehr komplexer, zusammenhängender und uns alle angehender kollektiver Vorgang. Das gilt selbst für den rein physiologischen Prozeß. Viktor von Weizsäcker schreibt dazu: »Die Naturvorgänge sind genauso geistvoll, subjektiv und kreatürlich wie das, was die nur individualistische biographische Betrachtung zeigt.« (81, 128)

Es gibt also immer einen Zusammenhang zwischen der Krankheit und dem Lebensschicksal, der Auseinandersetzung eines Menschen mit der Einmaligkeit seines Lebens, also auch mit seinem individuellen Tod. Dieses Lebensschicksal eines Menschen aber hat seine Begründungen im konkreten gesellschaftlichen Gefüge, wie wir am Leben von Homosexuellen, von Drogenabhängigen, von Prostituierten, von Lebenszeitbeamten und Politikern ablesen können. Auf dieses gesellschaftliche Gefüge wirkt der Mensch als historisches Wesen zurück, schweigend ebenso, wie wenn er sich bemerkbar macht. Mit einer Heldentat der Bakteriologie jedenfalls ist die Krankheit Aids nicht zu bewältigen, so sehr wir uns das auch wünschen mögen. Wie jedes andere Krankheitsgeschehen hat es mehr als eine körperliche Ursache, es hat eine seelische, soziale, geistige, kulturelle, gesellschaftliche und politische Dimension.

Um diese Dimension soll es im folgenden gehen. Was ist das Besondere an Aids? Mit Sicherheit nicht der Umstand, daß es eine schwere Erkrankung ist, und daß sie, wenn sie ausbricht, bisher tödlich endet. Das teilt Aids mit anderen Krankheiten. »Kein vernünftiger Mensch wird eine tödliche Erkrankung verharmlosen. Kein vernünftiger Mensch aber wird in Aids eine der größten Bedrohungen der Menschheit sehen.« Ich teile diese Ansicht von Volkmar Sigusch (69, 8), der Aids gleichzeitig ein Blendwerk nennt und damit auf die gesellschaftlichen und sozialpsychologischen Instrumentalisierungen verweist, die ich im Titel dieses Aufsatzes anzusprechen versuchte: eine Krankheit, die etwas mit Liebe, Sexualität und Tod zu tun hat, macht sich in einer Gesellschaft, die den Tod tabuisiert und eigentlich jede Form von Sexualität, insbesondere aber die homosexuelle für eine permanente Bedrohung des Ordnungsgefüges hält, per se verdächtig, mit dem Teufel im Bunde zu stehen oder eine Strafe Gottes zu sein. Wenn eine Krankheit nicht nur bei einzelnen, sondern in einer ganzen Gesellschaft so heftige Reaktionen hervorzurufen vermag wie Aids, wenn wir besondere Veranstaltungen für Aids anbieten, ohne in gleicher Weise Veranstaltungen zum Krebs oder zu Herzkreislauferkrankungen zu machen, unter denen mit Sicherheit mehr Menschen leiden als unter Aids, so deutet das darauf hin, daß sich hinter der eigentlichen medizinischen Problematik noch eine andere verbirgt, eine Problematik, die uns den gesellschaftlichen Sinn oder Unsinn dieser Krankheit verstehen lehrt. »Wir sind zwar gegen die Krankheit weitgehend machtlos,... nicht aber gegen die Folgen des Umgangs mit ihr, denn diese sind das Ergebnis menschlichen Handelns und damit veränderbar«, schreibt Frank Rühmann (63) in seinem Buch über Aids. Die Last des Stigmas Aids haben die Menschen zu tragen, die an der Krankheit leiden. Die Folgen der politischen und psychologischen Instrumentalisierung dieser Krankheit haben wir alle zu tragen, es sei denn, wir unterwerfen uns bedingungslos einer Ordnung, »die nur den gesellschaftlichen Durchschnitt als normal und gesund hält und alle anderen ausgrenzen und absondern will.« (63, 16) Diese Art von Gesundheit und Normalität nennt Arno Gruen den Wahnsinn der Normalität und diesen Realismus einer Krankheit. (28)

Das Spiel mit dem Tod der anderen – der verheimlichte Todeskult

»Todesseuche Aids« (30) heißt ein Buch, mit dem sich das Nachrichtenmagazin »Der Spiegel« früh auf der Spur der Seuche wähnte und das im Tenor der gesamten Berichterstattung den sensationsbezogenen und vorurteilsgebundenen Zugang zur Krankheit Aids belegt. Aids als die drohende Apokalypse, die als dunkler Schatten heraufzieht und die niemandem eine Chance läßt. Bei wem die Krankheit ausbricht, der ist des Todes! Aids, die Pest der Neuzeit, heißt es im Klappentext; Millionen Menschen in aller Welt sind bereits von dem Virus angesteckt, Tausende sind gestorben.

Erkrankungsziffern und Todeszahlen tauchen wie große Bühnenbilder auf, die man je nach dramaturgischer Absicht hin- und herschiebt. Jeder Tote ein Beleg für eine Gruselstatistik, die wir schon aus dem Umgang mit den Herointoten kennen. Warum zählen Aids-Tote und Herointote in der Statistik anders als die Hunderttausende, die bei uns jedes Jahr an Herzversagen, Krebs und den legalen Drogen sterben? Von den tödlichen Viruserkrankungen der Armen in der Welt ganz zu schweigen. Und von den 15 Millionen Kindern, die laut WHO jährlich an Atemwegsinfektionen sterben, schweigen wir auch. Aber lassen wir das Aufrechnen! Fragen wir lieber nach der Wirkung dieser Zahlen. Was erzeugt der Hinweis von der »rasenden« Ausbreitung einer Krankheit? Wie erlebt der Mensch die Hinweise und Symbole auf die Unentrinnbarkeit des Todes? Wie verhält er sich im Umgang mit dem Sterben und dem Tod seiner Mitmenschen und wie verhält er sich im Umgang mit der sterbenden Erde, den sterbenden Bäumen, dem Tier, das nicht mehr erlegt wird, sondern im Mastkäfig endet?

Die geschichtlichen Katastrophen dieses Jahrhunderts: zwei Weltkriege, Auschwitz, Nagasaki, Harrisburg, Bhopal und Tschernobyl, die großen Zivilisationskrankheiten wie Krebs und Herzinfarkt, die wie die galoppierende

Schwindsucht in den Gründerjahren der Industrialisierung auch heute weiter wie eine unbesiegbare Epidemie um sich greifen, haben die Unentrinnbarkeit des Todes nicht zu einem Besinnungspunkt in unserem Leben gemacht. Apokalyptische Visionen sind schnellebig, Katastrophen werden konsumiert.
Das Sterben ist immer das Sterben der anderen: der Juden, der Japaner, der Inder, der Russen, der Krebskranken, der Menschen, die nicht aufgepaßt haben, die zu viel Risiko eingegangen sind, die nicht Auto fahren können, zu viel geraucht haben, sich mutwillig in Gefahr gebracht haben. Wir ziehen reale und symbolische Grenzen, hinter denen wir uns als Nichtbetroffene zurückziehen. Auch angesichts von Tschernobyl, das Ulrich Beck in seinem Buch über die »Risikogesellschaft« (3), als das Ende all dieser Distanzierungsmöglichkeiten ansah, weil die atomare Verseuchung das Fallbeispiel der Allbetroffenheit erfahrbar gemacht habe, bleiben die »eigenen vier Wände« der Schonraum, in dem wir uns vor der Erkenntnis schützen, daß wir im Angesicht des Todes leben. Im tiefsten Grunde unseres Herzens, im Unbewußten sind wir davon überzeugt, daß wir selbst unmöglich vom Tode betroffen werden können. Das oft naive Testverhalten in Sachen Aids ist ein Beispiel für diese grundsätzliche Hoffnung, man selbst werde nicht betroffen sein. Wir sträuben uns gegen die Vorstellung, daß unser Leben jeden Augenblick oder gar in absehbarer Zeit bzw. vor der Zeit ein Ende haben könnte. Und wenn wir dennoch einmal einsehen müssen, daß uns oder einem anderen Menschen plötzlich und überraschend eine Grenze gesetzt ist, dann greifen wir eher zur Vorstellung eines Unglücks, eines heimtückischen Überfalls von außen. Der Drang nach Unsterblichkeit ist gepaart mit dem Glauben an den Sieg der naturwissenschaftlichen Medizin über die Krankheit, ein Modus, sich über den Tod hinwegzusetzen. Die allgemeine Ungewißheit des Todes erscheint als Ewigkeit. Die konkrete Ungewißheit im Fall der Krankheit Aids beispielsweise ist gleichzeitig eine Herausforderung, der tödlichen Gefahr mit »militärischen« Mitteln zu begegnen. Dem Erreger der Bedrohung wird der Krieg erklärt, mit allen technischen Mitteln, die zur Verfügung stehen. Die Medizin erhält erneut eine Chance, ihr angeschlagenes Ansehen mit einer Heldentat wieder herzustellen und eine Geißel zu besiegen – und sei es, daß sie die Menschen moralisch erlöst. (69, 30)

Wie die Medizin diese größeren Kopfschmerzen zu lösen sucht, beschreibt der Arzt Gert Udo Jerns in den folgenden Texten:

Sicherheitsrisiko

Das Staatswesen seiner Organe
wurde tief verletzt:
ein kleiner Riß in der Haut.
Gegen Wundstarrkrampf
war bereits geimpft worden,

aber einige Bakterien drangen ein.
Die oberste Gesundheitsbehörde
erkennt ein Sicherheitsrisiko
und ordnet allgemeinen Antibiotikaschutz an.
Deutsches Antibiotika befindet sich
schußbereit in einer Spritze.
Das Bajonett aus Stahl, spitz zugeschliffen,
wird in die Vene eingestochen.
Mobile Einsatzkommandos
schwärmen aus im Blut
zur Bekämpfung des Terrorismus.
Der Notstand ist verkündet worden.
Zwei Dutzend Bakterien
haben sich kämpferisch zusammengeschlossen.
Sie werden wegen Widerstands gegen
die Staatsgewalt verhaftet
und standrechtlich erschossen.
Als unerwartete Komplikation der Therapie
bildet sich eine Allergie gegen Antibiotika.
Ob sie der Körper überleben wird,
ist heute noch nicht sicher. (34, 51)

Unheilbar Kranke

Eine internationale Ärztegruppe
steht am Bett des Kranken:
Der Patient leidet an Freiheitswillen
und oppositionellen Gedanken.
Der Therapievorschlag des Chirurgen,
eine Gehirnoperation,
ist radikal, aber zu auffällig.
Der Psychiater erwägt eine Behandlung
auf Schizophrenie und Verfolgungswahn.
Der Internist geht lieber konservativ vor
mit Medikamenten:
morgens einen Eßlöffel Existenzangst,
tagsüber mehrfach eine faustdicke Lüge
über die sozialistische Alternative,
dazu 3 x 20 Tropfen Hoffnungslosigkeit,
bei Bedarf etwas gegen
die aufkommende Übelkeit vor faschistischen Tendenzen.
Trotz seiner Bemühungen
gelang es dem Kranken nicht,
an seinen Ärzten zu gesunden. (34, 52)

Während in den Laboren fieberhaft gearbeitet wird, werden Vorschläge zur Abschirmung der Gefahrengebiete unterbreitet. Meldepflicht für Aids – bei Erkrankung und Krankheitsverdacht. Das liest sich dann so:

Das Gesundheitsamt hat über Ansteckungsquelle und Ausbreitung der Krankheit seine Ermittlungen gemäß §31 BSeuchG unabhängig davon durchzuführen, wie es seine Kenntnisse erlangt hat. Kranke, Krankheits- und Ansteckungsverdächtige haben Vorladungen des Gesundheitsamtes Folge zu leisten und erforderliche Untersuchungen zu dulden (§32 BSeuchG). Das Gesundheitsamt stellt die gefährdeten Kontaktpersonen von Kranken und begründet Krankheitsverdächtigen fest. Diese sind ansteckungsverdächtig...Auch wenn davon auszugehen ist, daß Verbote nicht zur Verhinderung von Intimkontakten führen, soll zumindest die Promiskuität bekämpft werden. Hierbei mag der Hinweis auf den Straftatbestand der grob fahrlässigen Körperverletzung durch die Übertragung der Krankheit hilfreich sein...Wird eine Erkrankung, ein Krankheits- oder Ansteckungsverdacht festgestellt, können die notwendigen Schutzmaßnahmen angeordnet werden (§34 BSeuchG)...Zuwiderhandlungen gegen vollziehbare Anordnungen, Duldungspflichten und Vorladungen sind Ordnungswidrigkeiten gemäß §69 BSeuchG.
Zu den notwendigen Schutzmaßnahmen gehört in jedem Fall die Beobachtung (§36 BSeuchG)...Die Zwangsbehandlung kommt – auch aus rechtlichen Gründen – nicht in Betracht (§34 Abs.1 BSeuchG)...Die zwangsweise Absonderung in einem Krankenhaus wäre nur dann zu erwägen, wenn der Kranke oder Krankheitsverdächtige den Weisungen des Gesundheitsamtes nicht folgt und deshalb Dritte ernsthaft gefährdet. Entsprechende Tatbestände dürften nur selten für das Gesundheitsamt erkennbar und vor dem Amtsrichter zu beweisen sein. In Betracht kommen ggf. kranke oder krankheitsverdächtige hwG treibende Päderasten.»
(31, 62/63)

Abgekoppelt vom Herstellungszusammenhang der Krankheit Aids und weitgehend losgelöst von der sozialen, seelischen und geistigen Lebenssituation der Betroffenen stellt sich der Kampf gegen den Erreger als Verdrängung des Todes und der durch ihn aufgeworfenen Ängste und Fragen an unsere Lebensverhältnisse und ihr Ordnungs- und Sinngefüge dar. Diese Haltung verwandelt den Tod als existentielle Bestimmung in ein Tabu. Unsere Bereitschaft aber, in Krisen partielle Tode durchzustehen, sie überhaupt zur Kenntnis zu nehmen, also dem Tod existenziell zu begegnen, ist Voraussetzung dafür, daß wir das Sterben anderer Menschen mitfühlen und miterleiden können, daß wir ihnen begleitend wirklich die Hand reichen können. Die, die an Todes- wie an Glücksspiralen drehen, die den Tod auf die Frage der Beherrschung durch die Medizin oder wie bei Aids auf den anständigen Lebenswandel reduzieren, verantworten mit uns zusammen, die wir dazu schweigen und mitverdrängen, daß wir unfähig geworden sind, Sterben und Tod in dieser Gesellschaft zu verorten, einen Platz zu schaffen, an dem wir menschenwürdig sterben und unseren Tod erwarten können.
Die Blockade dem Tod gegenüber ist identisch mit der Vereitelung von Leben, denn diese innere Blockade in der Realisierung der sinnlichen, gefühlsmäßigen und intellektuellen Fähigkeiten ist gleichzeitig der durch kulturelle, religiöse und moralische Tabus gesellschaftlich organisierte Versuch, Genuß und Freude am Leben zu behindern, madig zu machen. Nicht zufällig wird

die Todesseuche Aids auch die Lustseuche Aids genannt. Der in dieser Weise gestiftete Zusammenhang von Leben und Tod macht Aids zum Volltreffer für das, was Erich Fromm eine nekrophil-destruktive Orientierung genannt hat. Den gescheiterten Versuch, die Aufgabe der Bezogenheit zu anderen und zu sich selbst zu leben. Wo keine Liebe zum Leben entsteht, entwickelt sich zerstörerische Todesverliebtheit, sensationelle Geilheit und Neugier darauf, wen es nun schon wieder getroffen hat. Die Betroffenen werden zur statistischen Größe, die Menschen bleiben mit großer innerer Hilflosigkeit zurück: Die schwerkranken Patienten in gleicher Weise wie die, die mit ihnen konfrontiert sind. Aus einem solchen Kontext entwickelt sich der Wettkampf um das größte Leiden, die Hilflosigkeit gegenüber der eigenen Krankheit und die Angst vor dem Sterben wird zum Spiel. Herzinfarktpatienten wetteifern in den Rehabilitationskliniken mit den Minuten ihres Herzstillstandes, mit den Sekunden, mit denen sie dem Tod davongeeilt sind.

Ein Arzt, der im Bundesgesundheitsamt mit der Aids-Diagnostik befaßt ist, schildert die Situation seiner Sprechstunde wie folgt:

Die schlimmsten Sekunden sind die vor dem Fahrstuhl und während der Fahrt nach unten. Ich weiß zwar das Untersuchungsergebnis schon, teile es den Leuten aber erst in dem kleinen Untersuchungsraum im ersten Stock mit. Den Blick gesenkt und stumm, höchstens ein paar belanglose unverfängliche Worte wechselnd, hoffe ich, daß der Aufzug schnell kommt. Wenn ich dann in dem Kämmerchen sitze und angefangen habe zu reden, sind für mich die schrecklichsten Momente schon vorbei. Das Reden, und wenn es in noch so routinierten ausgetretenen Bahnen verläuft, verdrängt doch wenigstens für diese Zeit die Ohnmacht gegenüber einem Ereignis, das meine Welt einschneidend verändert. (24, 81)

Der junge Arzt ist ein homosexueller Mann und man spürt sein Mitleiden.

Der junge Mann besuchte mich mit seinem Freund. Er trug Schnäuzer, mittellange blonde Haare und war sorgfältig im Ami-Look gekleidet: Flanellhemd, darüber eine wattierte Jacke, enganliegende Jeans. Sein Freund war eher unscheinbar. Dunkle Haare, Vollbart, etwas kleiner. Eine ruhige, unauffällige Erscheinung. Dem jungen Mann mußte ich mitteilen, daß er »positiv« sei, sein Freund war »negativ«. Einiges schien mir dafür zu sprechen, daß es sich um eine relativ frische Infektion handelte. Ich beruhigte den jungen Mann so gut es ging und erklärte ihm, daß seine Symptome keineswegs ungewöhnlich oder besorgniserregend seien, sondern im Rahmen dieser Infektion durchaus normal. Dies galt auch für den im Zusammenhang mit der Infektion auftretenden Haarausfall. Nachdem ich mich eine gute halbe Stunde mit ihm unterhalten hatte, verabschiedete ich mich von den beiden. Dem Freund empfahl ich noch, sich ein paar Wochen später nochmals untersuchen zu lassen. Einige Wochen später berichtete mir dieser, daß der junge Mann sich in eine Psychose hineinsteigerte. Er verbrachte jeden Tag eine halbe Stunde vor dem Spiegel und prüfte, wieviele Haare im Kamm geblieben waren. Jede Kleinigkeit versetzte ihn in Panik, von seinem Freund zog er sich mehr und mehr zurück. Er sei ein Mensch, der Außenstehenden gegenüber zwar ruhig und gefaßt erscheine, sich in seinen vier Wänden aber hoffnungslos in seine Ängste verrenne. Ich empfahl dem Freund, der selbst weiterhin negativ war, den jungen Mann zu bewegen, zur Aids-Hilfe zu gehen oder nochmals bei mir vorbeizukommen. Wochen später meldete sich der Freund am Telefon: der junge Mann hatte sich am Fensterkreuz seiner Wohnung erhängt. (24, 83f)

Das lärmende Gerede um den bald zu erwartenden Sieg und Triumph über die Lustseuche und der Versuch, das gesamte Krankheitsgeschehen über »safer sex« an die persönliche Einsichtsfähigkeit der Betroffenen zu binden, sollen die Niederlagen und Verletzungen verdecken, die der Kampf gegen die »furchterregende Krankheit«, den Aidskranken, den Aidsverdächtigen und uns allen schon jetzt beigebracht hat. Was an der Oberfläche als aufopferungswütige Forschung erscheint, als strenge Pflichterfüllung, Gewissensruf und Verteidigungsbereitschaft, ist gleichzeitig der Versuch, irrationale destruktive Impulse als hohe sittliche Anstrengung auszugeben. Der ungebrochene Wille der Medizin zu helfen, und den bakteriellen Feind im Immunsystem dingfest zu machen, entpuppt sich zunehmend hinter dem Rükken als umfassendes System sozialer, politischer und moralischer Kontrolle, das, weil es die Krankheit nicht heilen kann, den Kranken arrestiert. Die USA sind noch weiter: sie arrestieren mittlerweile die Raucher in ihren Flugzeugen. Frau Süssmuth erklärt zwar mit kämpferischem Blick auf Herrn Gauweiler: »Wir kämpfen gegen die Krankheit, nicht gegen die Kranken« – aber mit ein wenig Nachdenken müssen wir fragen: Wie macht man das, Frau Ministerin?
Noch bevor ein Nachdenken überhaupt einsetzen konnte, wurde Aids in das Zwielicht der öffentlichen Meinung gerückt und für Krisensitzungen, Pressemitteilungen, 50 Millionen Aufklärungskampagnen und Maßnahmekataloge freigegeben. Was wir in den Händen halten ist der Begriff für eine Krankheit, der so wenig und so viel sagt wie die Begriffe »Krebs«, »Multiple Sklerose«, oder »Schizophrenie«. Wenn wir die Menschen nicht sehen, die leiden und möglicherweise sterben und nicht die Gesellschaft und uns, die wir mit dieser Krankheit umgehen, dann begreifen wir trotz aller Rationalisierungsversuche von der Sache, um die es geht, nichts.
»Und wenn die Welt voll Teufel wär,
und wollt uns gar verschlingen,
wir bauen auf Immunabwehr.
So sollt' es uns gelingen«
(Amendt, in: 69)

Das Sterben ist immer das Sterben der anderen. Der Normalbürger zieht sich als Nichtbetroffener zurück und macht – den gesunden Menschenverstand im Rücken und die Aids-Hysterie vor Augen – noch schnell eine Selbstbefragung, bevor er auf der Zuschauertribüne Platz nimmt. »Verkeh-

re ich mit Prostituierten? Nein. – Hänge ich an der Nadel? Nein. – Bin ich schwul? Nein. – Wenn ich schwul bin: frequentiere ich Parks, Saunen oder Backrooms? Nein. – Bluter bin ich auch nicht. Was, verdammt, soll ICH mit Aids zu tun haben?« (Amendt, in: 69, 70/71) Und ein Betroffener schreibt: »Tote auf Urlaub, nennt uns der Spiegel. Es ist ein Weinen in der Welt, als ob der liebe Gott gestorben wäre, schrieb Else Lasker-Schüler. Nach nahezu zwei Jahren, die ich mit dem Wissen lebe, infiziert zu sein, nach zwei Jahren, in denen ich nicht krank geworden bin, beziehe ich diesen Satz nicht mehr auf mich, sondern auf die Untoten, die einen wie mich brauchen, um an ihre eigene Unsterblichkeit glauben zu können.« (24, 154) Was Fromm nekrophil-destruktive Orientierung nennt, bezeichnet Arno Gruen in seinem Buch »Der Wahnsinn der Normalität« (28) den verheimlichten Todeskult. Genau das erleben wir im Umgang mit der sogenannten Todesseuche Aids.
Wir alle sind in der Lage, die Einheit unseres Erlebens aufzugeben, um dem Schmerz und der Bedrängnis zu entkommen, die uns durch Nichtbeachtung, Verachtung, vernichtende Kritik oder falsche Liebe zugefügt wurden und werden. Um den Wechsel von Geborgenheit und Verzweiflung nicht jedesmal neu zu spüren, spalten wir die unangenehmen Gefühle ab. Sexualität und bedingungslose Liebe gehören dazu. Leid und Schmerz werden als Schwäche abgetan, ihre Bedeutung als menschliche Reaktion, als Zeichen von Lebendigkeit und Ruf zu Selbstverantwortung geht verloren. Mit Macht kann man Gefühle von Hilflosigkeit und Schwäche kompensieren. Macht maßt sich das Recht an, festzulegen, was Realität ist. Macht ist ein Gift gegen Verzweiflung und Leid, sie blockiert den Zugang zum Leid, jenem Fundament für die Entwicklung von Empfindsamkeit und Ganzheit. Der Macht korrespondiert der Gehorsam ohne innere Überzeugung, oft verbunden mit Selbsthaß und Destruktivität. Ist die Abspaltung der Gefühle tief genug, so sind Menschen innen nicht mehr erreichbar, sie haben einen wesentlichen Teil ihrer Wahrnehmungsmöglichkeiten verloren. Dadurch sind sie wesentlich auf die Lenkung und Steuerung von außen angewiesen und gleichzeitig aktiv darum bemüht, ihre Sicht der Realität durchzusetzen. Das zwingt die anderen, in die Defensive zu gehen – und so verschwindet der Platz für Toleranz im Zusammenleben.
Aus diesem Kontext entwickelt sich die Verherrlichung des Todes – oder der »verheimlichte Todeskult«, wie A. Gruen es nennt. Das Leben außerhalb der eigenen Gefühle führt – wie viele Beispiele vor allem aus Kriegszeiten zeigen – zu einer Auffassung von Realität, in der es kein Mitgefühl mit den bedrohten Menschen oder Opfern gibt, sondern eher Neugier, ein abstraktes Interesse an Tod und Zerstörung, wie wir es oft auch bei Unfällen und Katastrophen, und jetzt bei Aids finden. (28, 53f) Ich zitiere Volkmar Sigusch: »Die Journaille will uns weismachen, der Tod der Schwulen, Fixer, Huren ginge ihr nahe. Doch sie präpariert das Siechtum aller Krankheitsopfer, des kleinen Angestellten ebenso wie des Hollywoodstars, bis es mediengerecht herausgeschrien werden kann. Endlich einmal ein profitables Ver-

recken in Serie.« (69, 42/43)
Gegenstände der Aufmerksamkeit sind Tod und Zerstörung, nicht die leidenden Menschen. Nichts entgeht der Enteignung und nichts der Verwertung, auch nicht Krankheit, Leiden und Tod. (69, 43) Tod und Zerstörung geben dem Leben der Zuschauer Bedeutung und Festigkeit und »unter der Maske von Disziplin und Wissensdurst bekommt der unterschwellige Haß solcher Menschen seine objektive Verkleidung.« (28, 56) Man macht den wahnsinnigen Versuch, mit Macht und Disziplin durchgreifen zu wollen, wo Disziplin sinnlos geworden ist. Die Hilfe, die solche Menschen bringen, ihre »mitfühlenden« Handlungen, in denen sie nur das Beste für die Betroffenen wollen, beruhen einzig auf dem Bestreben, das richtige Image zu haben. Die Gefühle, die auf diese Weise gezeigt werden, erwachsen aus dem Bedürfnis zu gefallen, vor allem sich selbst zu gefallen in dem Anspruch, sich richtig und anständig zu verhalten. Diesem äußerlich netten Verhalten zollt unsere Kultur bereitwillig Anerkennung. Gemeinsinn und Mitgefühl sind hier aber nur vorgetäuscht, letztlich geht es um die Demonstration der Eigenliebe. Gelernt haben wir das, schreibt Gruen, in der Familie, von den Eltern, vor denen man gut und richtig dastehen wollte.
Die Gewalt wird versachlicht. Nicht Denken und Empfinden sind verseucht, sondern Blut und Samen und deshalb ist nichts verläßlicher als Sicherheit und Ordnung. Die Erfüllung sozialer Normen kann dazu dienen, einer Neigung zu Gewalt zu frönen und dies zugleich zu verleugnen. Diese Destruktivität hat ein doppeltes Gesicht: sie führt immer wieder zur Unterdrückung des eigenen Lebendigseins und auf der anderen Seite zur direkten Gewalt gegen alle, die als sozial abweichend und störend gelten. Kranke zum Beispiel weichen ab und stören – besonders dann, wenn sie eine Krankheit haben, die man angeblich nicht bekommt, sondern die man sich holt. Kalter Krieg nennen wir das in der Politik. Der Umgang mit Aids und den Betroffenen mündet vielfach in Krieg. Die gesellschaftliche Tabuisierung des Todes und der mit dieser einhergehende verheimlichte Todeskult sind Grundlagen dieses Krieges.

Die Inszenierung einer Krankheit – die Mystifizierung von Aids

»Der Wahnsinn der Realisten ist ihre Leugnung des Menschlichen unter dem Deckmantel der Sorge für den Menschen. Sie verstehen, sich ein menschliches Antlitz zu geben, haben aber keinerlei entsprechende Gefühle.«(28, 184)
In der Form der »versachlichten Gewalt« wird die Aufklärung über Aids verhindert, sie wird zur Gegenaufklärung. Die unbewußten individuellen und die öffentlich ausgedrückten Motive fallen weitgehend zusammen. Bereit-

schaft und Bedürfnis der Zielgruppe sind Voraussetzung für die Propagierung einer Ideologie. Der Wunsch, das Bedrohliche auf ein anderes Objekt, eine andere Gruppe zu verschieben ist groß: Wir alle leben in so vielen Gefährdungen und Ohnmachten, zu denen wir keinen aktiven Zugang zu haben scheinen, daß jede Möglichkeit zu einer Verschiebung ergriffen wird. Erst die Verschiebung ermöglicht dann Aktivität und gleichzeitig hinter dem Handeln die Mobilisierung von Haß oder anderen Formen der Aggression. Subjektiv ist dieser Vorgang entlastend, das psychische Gleichgewicht wird wieder hergestellt. Für das Kollektiv wirkt eine solche Strategie der Verschiebung oft politisch stabilisierend.

Krankheiten und soziale Gruppen, die gefährlich erscheinen, eignen sich für diese Art der Verschiebung. Wellenförmig werden deshalb von den Menschen Krankheiten (Infarkt, Krebs, Aids) oder Gruppen (Drogenabhängige, Sozialhilfeempfänger, Arbeitslose, AKW-Gegner, Homosexuelle) hochgespielt und zur Übertragung freigegeben. Als Abhilfe bieten sich dann öffentlich immer wieder die gleichen Maßnahmen an: Einschränkung, Verzicht, Vermeidung, Disziplinierung, Verfolgung.

Für den Prozeß der Mystifizierung einer Krankheit eignet sich Aids im Kontext dieser Verschiebung, die von Angst und Ohnmachtsgefühlen entlasten soll, hervorragend. Die Krankheit ist unheimlich und die Gruppe, der die Schuld am Übel zugeschoben wird, ist gut abgrenzbar und schwach und identifiziert sich zudem auf dem Hintergrund der bereits erlittenen Diskriminierung mit ihren Angreifern. Das Gefühl vieler Homosexueller, sich durch die eigene Sexualität schuldig gemacht zu haben und das oft lebenslange Gefühl von Ekel und Scham wegen der Abweichung von der anständigen Norm der Sexualität und die Todesangst, in die man die Betroffenen treibt und die sie ebenso zu verdrängen versuchen wie wir alle, hilft, die Aids-Kampagne, «die als verantwortungsvolle Prävention einer gefährlichen Krankheit getarnt ist», zu einer Kampagne zu machen, die neue Hexenjagd legitimiert. (69, 66)

In der Illustrierten Quick (Z 4) ist zu lesen: »Droht eine Pest? Wird Aids wie ein apokalyptischer Reiter auf schwarzem Roß über die Menschheit kommen? Ist eine moderne Seuche in Sicht, die sich zum Tod, Hunger und Krieg gesellen wird, wie einst im Mittelalter?« Aus einem diagnostischen Begriff wird eine Schreckensformel, eine Metapher. Dies ist nicht neu. Krankheiten, die noch unverstanden sind und damit die Grundprämisse der Medizin, daß alle Krankheiten heilbar seien, in Frage stellen, gelten per Definitionen als mysteriös, als heimtückischer, unerbittlicher Diebstahl des Lebens. Die Rolle der erbarmungslosen, geheimen Invasion hat im letzten Jahrhundert die Tuberkulose gehabt, der Krebs hat sie dann abgelöst, jetzt scheint Aids die Nachfolge anzutreten. »Die Krankheit ist tödlicher als Pocken, unerbittlicher als Krebs und so ansteckend wie die Gelbsucht...«, beginnt ein Artikel im Stern (Z 5).

Je magerer die medizinischen Erklärungen auf den Pressekonferenzen über Aids sind, desto mehr wird die dadurch entstandene Unsicherheit mit emo-

tional besetzten Adjektiven aufgefüllt: unheimlich, mysteriös, eigenartig, heimtückisch, rätselhaft, bedrohlich, seuchenartig. Die Krankheit wird adjektivisch. Im Namen der Krankheit wird das Entsetzen auf andere Dinge übertragen. Die mit der Krankheit identifizierten Gegenstände: Fäulnis, Verfall, Beschmutzung, Regellosigkeit, Schwäche erregen allgemeines Grauen und die bereits beschriebene Abwehr. (71, 69/70)
»Jede Krankheit, die man als Geheimnis behandelt und heftig genug fürchtet, wird als im moralischen, wenn nicht wörtlichen Sinne ansteckend empfunden«, schreibt Susan Sontag (69, 8) und zum Objekt von Desinfektionspraktiken gemacht, ob sie wirklich ansteckt oder nicht, wie das Beispiel Krebs zeigt. Schon der Name scheint zu töten, hat eine magische Macht. Die Krankheit wird zur Inkarnation des Bösen, zum Teufel. Die Homophobie wie die Aids- Phobie zeigen, wie sehr sich der Name Aids als Metapher für Paranoiker und Fatalisten eignet, für diejenigen also, die Kampagnen in Kreuzzüge verwandeln müssen und Aids als Wort allein mit Tod identifizieren. Als unkalkulierbares, gefährliches Phänomen wird Aids zur allgemeinen Gefahr gemacht, die die »Integrität« bedroht: die körperliche wie die des Volkskörpers. Hinter der konkreten Krankheit wird eine umfassende, allgemeine Krankheit entdeckt: die Sexualität, die sinnlichen Freuden, das Liebesleben. Wir lernen Krankes zu sehen, wo nicht Krankes ist, weil wir das, was krank ist, nicht erklären können, aber alles, was lebt, unter Verdacht Auffälligkeit stellen.

Ein junger Arzt stellt auf einer Fachtagung einen an Aids erkrankten Homosexuellen mit den einleitenden Worten vor: »Es handelt sich hier um einen 40-jährigen Aidspatienten mit einer schweren homosexuellen Infektion.« (31, 54) Das Sexuelle ist durch und durch gefährlich, das homosexuelle gar infektiös. Was sich hier als Versprecher Luft macht, liegt in der Luft und auf der Hand einer Gesellschaft, die Sexualität trotz aller angeblicher Liberalisierung, insbesondere dann, wenn es sich um die Sexualität von Minderheiten handelt, noch immer und prinzipiell für eine Gefahr und nicht für ein Grundbedürfnis menschlichen Seins hält. Die Integrität des Volkskörpers, nicht nur der einzelne Körper, ist bedroht, weil es beispielsweise Menschen mit »verletzenden Sexualpraktiken« gibt, wie es in der Aids-Kampagne gegen Homosexuelle heißt. Diese Verletzungsgefahr beim Analverkehr wird nicht etwa als Mikroverletzung dargestellt, die für das menschliche Auge meistens gar nicht sichtbar wäre, sondern über Nichtaufklärung dieses Sachverhalts zum Bild sexueller Brutalität stilisiert. In der BRD wird alle sieben Minuten eine Frau vergewaltigt, möglicherweise infiziert. DAS ist verletzungsträchtiger Sexualverkehr, von der vielfach berichteten Brutalität in der heterosexuellen Liebe ganz zu schweigen.

Von den Homosexuellen bleibt nur noch das Sexuelle. Sie werden auf das Moment der Gefahr reduziert und für Aggression und Verfolgung freigesetzt. Wenn Aids nicht zu knacken ist, dann mit eiserner Faust die homosexuelle Identität. Aids holt man sich – die Fahndungsraster sind auf das Wer, Wie und Wo eingestellt – endlich gibt es etwas zu tun. Im Inszenierungsprozeß der Krankheit wird Aufklärung mehr und mehr zur Denunziation. Das eben noch gehütete Arztgeheimnis über den positiven Test wird im nächsten Augenblick schon zur konkreten Schlagzeile in der Boulevardpresse, den Familienmitteilungen, im Freundes- und Kollegenkreis und kostet den Betroffenen vielleicht die Wohnung, den Arbeitsplatz, die Solidarität der Familie, den eigenen Partner. Die eben noch propagierte Freiwilligkeit des Tests wird längst unter der Hand unterlaufen. Vielleicht nur ein Autounfall, ein routinemäßiges Testverfahren und aus ist der Traum vom Schutz der Privatsphäre. »Die Botschaft ist einfach: der Geschlechtsverkehr, zumindest der falsche, kann zum Tode führen; die Sexualität wird, wenn man nicht aufpaßt, sich und andere kontrolliert, ein Wagnis auf Leben und Tod. Mit Laster und Ausschweifung haben wir, so kommentierte vor zwei Jahren der US- amerikanische Journalist Buchanan, der Natur den Krieg erklärt, und nun fordert sie ihre furchtbare Vergeltung.« (69, 33)

Aids wird zu einer Projektionsfläche unbewußter und verdrängter Sexualaffekte, denn Ängste vor der Sexualität gibt es ohnehin genug. Auch ohne direktes Verbot und ohne ihre Verfolgung konfrontiert uns Sexualität seit Kindesbeinen an mit der Angst vor Überflutung durch Gefühle und Trieb, mit der Frage, wie wir unsere Wünsche unter Kontrolle halten, mit Beziehungsängsten, der Furcht vor Trennung, Verlassen-Werden, Abhängigkeit und Autonomieverlust. (69, 32) Die Verleugnung des aggressiven Teils in der Sexualität, die Abspaltung des destruktiven bösen Anteils und seine Verschiebung auf die brutalen, uneinsichtigen, hemmungslosen Homosexuellen, bringt die Einsicht zu Tage, daß »die Angst vor Aids auch Bestandteil einer kollektiven Sexualneurose ist.« (69, 32) Die Liebe steht wie die Sexualität nicht zufällig im Geruch, unwillkürlich zu sein, ihren eigenen Gesetzen zu folgen. Genau diese Bereitschaft zum Risiko, diese Fähigkeit, beweglich zu sein und den eigenen Interessen zu folgen, macht die Liebe wie das Lebendige überhaupt verdächtig; sie bringen Ordnungsvorstellungen durcheinander. Der Trieb soll sich ordnungspolitisch benehmen. Wenn der Befehl, vorsichtig zu sein, das gesamte Geschlechts- und Liebesleben erst durchzieht, macht man nicht nur der Sexualität den Garaus. Die Warnung: »Achtung Mensch! Keine Berührung!« heißt auch: keine Rührung und keine Aufrührung von innen her. Zeiten für heimliche Voyeure: sie dürfen heimlich hinsehen, sich ausführlich über die Sexualpraktiken von Homosexuellen und Prostituierten informieren lassen, ohne Gefahr zu laufen, erkannt zu werden. Die Datenerhebung über das Sexualleben von Homosexuellen und die Diskussion um unser Sexualleben dient nicht dem notwendigen Gespräch über die Lebensmöglichkeiten von Homosexuellen, die Problematik fixierter Geschlechtsrollen, Leben und Erleben von Sexualität, die Folgen nicht gelebter

Sexualität, das Problemhafte im homosexuellen und heterosexuellen Verhalten, sondern von vornherein unter dem Deckmantel »medizinischen Sachzwangs« der erwünschten Assoziation von Sexualität mit Bedrohung, Tod und Teufel. Liebe und Sexualität stehen für Chaos, Autonomie und Subjekthaftigkeit – angesichts gesundheitlicher Gefahren muß man sie verhaften. Auf eine Sexualpraxis reduziert (Promiskuität, Analverkehr) kann man Sexualität und Liebe wie ein Kleidungsstück ablegen. Beim Denken hat das immerhin schon ganz gut geklappt. Der Beischlaf in der Liebe wird zu einer militärischen Operation – mit Mundschutz, Gummihandschuhen und Kondom. Der Körper als Entsorgungsanlage, atomar abgeschreckt, dem Präventivschlag und der Vorwärtsverteidigung ausgesetzt, am Ende mit finalem Rettungsschuß unschädlich gemacht – dieses Bild von Sigusch mag uns übertrieben erscheinen, es wird immer realistischer. Im Verbund mit der Politik verteilt die Medizin Zensuren über die Liebe und verordnet Frauen und Männern virenpsychologisch opportunen Sex. »Ist der Test positiv oder negativ ausgefallen, sind es auch die Liebenden.« (69, 44) Liebe und Sexualität sollten der körperlichen Praxis am besten entzogen werden – Simulation ist angesagt, per Video und Telefondienst. Jeder Orgasmus vor dem Bildschirm ist eine nicht erfolgte Ansteckung. (Z 4a) Auch eine Form der Seelsorge, die es ja immer schon ein wenig mit der Vertreibung des Teufels zu tun hatte. Frank Rühmann spricht mit Blick auf die Aids-Debatte, in der das Unerhörte, Unerlaubte, Unsagbare plötzlich öffentlich wird von der »energetischen Aufladung« einer Vorurteilsstruktur, deren Wirksamkeit abgestumpft war und die bis zu hysterischen Reaktionen gesellschaftlicher Panik führt. (63)

Die Mystifikation der Krankheit Aids ist mit ihrer Inszenierung gelungen. Als Geschlechtskrankheit mit extrem langer Latenzzeit, ihrem ungewissen und gleichzeitig tödlichen Ausbruch, ihrer Heimtücke und Killereigenschaft sowie ihrer Ansiedlung im sogenannten »Randgruppenmilieu« eignet sie sich als »Krankheit zur Wende« wie Sophinette Becker es nennt. (54, 11) Eine Mischung aus Orgie, Gewalt, Drogen, Gier, Schmutz und Tabubruch in Zusammenhang gebracht mit Siechtum und Tod, das setzt blinde Reflexe in Gang, bei jedem von uns und schafft das Klima für Aussonderung und Verfolgung. Der Spiegel läßt Leserbriefe dieser Art zu: »Was schadet es schon, wenn Teile einer verruchten Brut en masse vergehen...oder...Achtung Ihr Schwulen, Fixer und Nutten: Solltet ihr wirklich so weitermachen, wird man auf euch in wenigen Wochen die Jagd freigeben.« (Z 1) Als Apokalypse der Menschheit abgestempelt mobilisiert Aids archaische und magische Denkformen. Seuchen und Plagen kommen doch immer als Vergeltung für Sünden über die Menschheit. Dazu aber bedarf es der Schuldigen, die gesündigt haben, gegen die Gebote Gottes, die Natur oder sonstige übermenschliche Kräfte. (Vgl. 63, 72/73) Wer sich in Gefahr begibt, kommt darin um. Sünde war immer ein Problem von Minderheiten. Über Heroinabhängige und ih-

ren schrecklichen Tod auf der Toilette konnte die Gesellschaft als über die »anderen« reden – die legale Drogenabhängigkeit mit Tabletten und Alkohol gehört zum Wahnsinn der Normalität. Die Prostituierte wird staatlich kontrolliert. Daß aber anderthalb Millionen Männer täglich die anschaffenden Schwestern als Kunden besuchen, kehrt die Allgemeinbevölkerung unter den Tisch. Um uns selbst zu schonen, werden Ursachen und Herstellungszusammenhänge geleugnet, das Problem individualisiert.
Die vorhin geschilderte Verschiebung der eigenen Bedrohung auf eine Gruppe vollzieht sich im Kontext der Mystifizierung von Aids auch innen. Das Nachdrängen des Verdrängten hat Freud es genannt.
Wir ahnen, daß kein Mensch sein Geschlechts-, Liebes- und Sexualleben einfach wie eine schlechte Angewohnheit ablegen kann; daß wir alle jeden Tag aufs neue mit unseren Liebeswünschen, unserer sexuellen oder geschlechtlichen Identität mehr oder weniger in Konflikt geraten. Wir ahnen, daß auch wir täglich auf dem Pfad der Prostitution wandeln und uns zum Tausch als Ware anbieten; wir haben ein Gespür für unseren Wunsch nach Ekstase und fürchten, daß der Tod seine Unentrinnbarkeit ganz plötzlich manifestiert. Ob wir Homosexualität ekelhaft oder hinreißend finden, ändert nichts an der Tatsache, daß beide, die Homophobie und Homophilie, Vorurteil und Angst enthalten. Je weniger wir uns unserer eigenen homosexuellen Neigungen und Ängste vor Liebe und Tod bewußt sind, je mehr das Unerlaubte um des lieben Seelenfriedens willen in der Verdrängung gehalten wird, also unbewußt bleibt, desto weniger können wir auch Betroffene als Subjekte ernst nehmen, desto weniger vernünftig aufklären, desto mehr suchen wir nach Wegen der Kontrolle, Zwang, Sonderbehandlung und diskriminierender Ausgrenzung, desto mehr versinken wir in den Schlammfluten des Irrationalismus, wie Sigusch schreibt. So werden eigene abgewehrte Triebwünsche nach außen projeziert, zu Tode verurteilt und befriedigt. Trieb und Kultur im unauflösbaren Gegensatz?
Wir können um die Toten nicht trauern, die Betroffenen nicht als Opfer einer Infektion betrachten und liebend annehmen, solange wir sie nur als Täter sehen, die ihr Elend selbst verschuldet haben, weil sie anders als wir mit ihrer Sexualität umgegangen sind. Das ändert nichts an der Tatsache, daß wir an unseren Erkrankungsprozessen tatsächlich auch als Subjekte beteiligt sind. Der Neid auf das bunte Treiben der Perversen, der Haß auf das andere, der Schrecken der Verseuchung, der Unschuldige trifft, die Rachsucht der Allzusauberen, die Vernichtungs- und Schuldängste der Abweichenden selbst, der Selbsthaß und die Übung in Unterwerfungsstrategien schafft den Boden dafür, daß Aids für alle möglichen Ideen, Ideologien und Mystifikationen in Anspruch genommen werden kann und sich für jeden einzelnen von uns wie für die Gesellschaft als Projektionsfläche eignet. Nicht nur die Betroffenen, aber sie besonders, werden in Angst und Schrecken versetzt. Ihre psychischen, körperlichen, geistigen und sozialen Abwehrkräfte werden geschwächt und ihr sozialer, emotionaler, geistiger Tod ereilt sie oft vor

dem physischen. Die Verdrängung der eigenen Angst vor Krankheit und Tod, Ausdruck einer tiefen Angst vor dem ungelebten Leben zugleich, das als gelebtes uns ständig in der Suche nach uns selbst und der eigenen Identität vor Risiken stellt und Gefahren aussetzt, führt nicht nur in der Gesundheitspolitik zu einem Konzept von Verhütung, das auf Angst aufbaut. Daß die bloße Anwesenheit auf diesem Planeten aus tausenden von Gründen gesundheits- und lebensgefährlich ist, davon wird nicht gesprochen. Die 60000 Verkehrstoten seit dem Auftreten von Aids illustrieren diese ebenso grausame wie banale Einsicht. Die Angst vor Strafe, die Angst vor Liebesverlust, die Angst vor dem Verlassenwerden, die Angst vor Krankheit, die Angst vor dem Tod wird als Erziehungsmaßnahme eingesetzt. Das einzig wirksame Motiv für die Unterlassung liebgewordener, aber gefährlicher Gewohnheiten und Praktiken im Sexualverkehr kann deshalb in dieser Strategie auch nur Angst sein, das ist die logische Schlußfolgerung einer generellen Vermeidungslinie. Daß sich dieses Angstrezept in Gesundheitsfragen noch nie bewährt hat (weder bei den Rauchern, den Übergewichtigen, den Gestreßten oder sonst wem) ficht die Vertreter dieser Linie nicht an. Schließlich weiß man, daß der Bevölkerung durch das Vorzeigen abgehackter Raucherbeine und pechschwarzer Teerlungen das Rauchen nicht abzugewöhnen ist. Angst erzeugt irrationales Verhalten bis hin zur Panik und zur Anomie. Die Aids-Phobiker-Gruppen in den Städten wachsen. Angst nutzt sich zudem ab, hindert Menschen daran, eine eigenständige, weil sinnstiftende Verantwortung für das eigene Leben und Tun zu übernehmen.

Die gesellschaftliche Bedeutung der Krankheit Aids – was können wir tun?

Wie die Diskussion um die Ausländerfeindlichkeit, um Drogenabhängigkeit, um Arbeitslosigkeit und andere soziale Probleme zeigt auch die um die Krankheit Aids hier in Bezug auf die gesellschaftliche Stellung der Homosexuellen und auch das Verhältnis zur Sexualität insgesamt, daß die langsame aber stetige Vergrößerung gesellschaftlicher Freiräume nur möglich schien und sich in dem Augenblick als Illusion entpuppt, in dem es zu Konflikten kommt. Wir erleben die Wiederkehr einer moralischen und politischen Ordnung, die im Namen der Gesundheit zu gewaltsamen Angriffen auf Raucher, Homosexuelle und Prostituierte übergeht. Menschen verlieren ihre Wohnung und ihre Arbeit und die Zeit scheint nicht mehr allzu fern, daß Homosexualität erneut unter Strafe gestellt wird. Infizierte Kinder werden aus der Schule ausgeschlossen, um andere nicht zu gefährden und ungewiß bleibt die Antwort auf die Frage: welcher Schuldige wird morgen ins Visier genommen, als Nachfolger der aidskranken Homosexuellen, der Raucher, der Fettsüchtigen, der Drogenabhängigen? Vielleicht sind es übermorgen die Schriftsteller, die immer nur am Schreibtisch sitzen, fragt Sigusch sich besorgt. Wir reden vordergründig über eine Krankheit, aber tatsächlich über gesellschaftliche Ordnungsvorstellungen, über gute und schlechte Sexualität, über Liebe und Perversion. »Die politische Instrumentalisierung der Krankheit Aids paßt erschreckend gut in das gegenwärtig geistig- politische Klima: in einer Phase der extremen Aufrüstung, der Ausbeutung der Drittwelt-Länder, der zunehmenden Zerstörung der natürlichen Ressourcen bei gleichzeitig wachsenden ökonomischen und sozialen Problemen in den westlichen Ländern wächst die Notwendigkeit von Feindbildern, mit Hilfe derer eine konservativ- autoritäre Gesellschaftsordnung aufrechterhalten und gestärkt werden soll. Das sogenannte gesunde Volksempfinden und die sogenannten traditionellen Werte (Nationalstolz, Familie, Ordnung) erleben einen neuen Aufschwung.« (4, 96)

Wie bei keiner anderen der großen Krankheiten, bei denen die Medizin das ebenfalls vermehrt versucht hat, scheint das Schuldprinzip so eindeutig zuzuweisen zu sein wie bei Aids: »Hätten die ihre Veranlagung bekämpft oder nicht so viel rumgebumst, hätten sie es nicht bekommen.« Nur mühsam hatte sich in den letzten Jahren andeutungsweise die Einsicht durchgesetzt, daß die Krankheit der einzelnen mit den jeweiligen Arbeits- und Lebensbedingungen einer Gesellschaft über den Lebensstil und die psychischen, somatischen und geistigen Verarbeitungsmuster mit dem ganzen System als ökologisches Netzwerk verbunden ist. Jetzt erlebt das medizinische Modell mit seinem Individualisierungskonzept, den persönlichen Risikofaktoren und der gleichzeitigen Ausblendung der Risiken der sozialen und ökologischen Umwelt eine neue Blüte. So wenig man über Aids im Augenblick auch noch weiß, die Menschen erkranken mit Sicherheit nicht nur durch isolierte Erreger, sondern auch durch psychische und soziale Einflüsse. Gesundheit und Krankheit sind auch im Fall von Aids keine rein körperlichen Zustände, sondern Geschehnisse im gesamten Menschen. Sie umfassen seine Psyche, seinen Geist, seine Lebenssituation als soziales Wesen, sein Leben und Sterben in allem, was dazu gehört. Hätte der Asbestarbeiter mit Bronchialkrebs nicht geraucht und die arbeits- und wohnungslose Drogenabhängige sich nicht prostituiert und dabei mit Aids angesteckt, wären sie ihrer Fürsorgepflicht für die Gesundheit nachgekommen und würden nun der Gemeinschaft der Versicherten auch nicht auf der Tasche liegen. »Ändere dein Leben oder du wirst sterben – das ist der Kern der medizinierten Verhaltensvorschriften.« (69, 36) Da inhaltliche Vorschläge nicht unterbreitet werden, verkürzt sich die Formel noch einmal: Gesundheit statt Leben. Wo haben die Mediziner nach Tschernobyl eigentlich mit dem gleichen Nachdruck wie bei Aids und den anderen Krankheiten gefordert, daß das mit den Atomkraftwerken verbundene Gesundheitsrisiko für uns alle unschädlich gemacht wird? Auch da gingen die Ratschläge in Richtung individueller Verantwortung: die Fußböden gründlich saugen, Gemüse und Obst besser waschen, im Regen eine Mütze aufsetzen und auf bestimmte Nahrungsmittel mindestens solange verzichten, bis niemand mehr nach Becquerel und Cadmium fragt. Aids hat die Diskussion um Tschernobyl abgelöst und wir diskutieren wieder ausschließlich im Modell von persönlicher Verantwortung und Schuld.

Was können wir tun?

Als aufgeklärte, denkende und fühlende Menschen können wir uns der in uns allen schlummernden Bereitschaft, uns durch aggressive Demagogie zur Gruppen-Aggression gegen andere verführen zu lassen, widerstehen. Wir können in der Geschichte die Ansteckungswirkung der Gruppenfeindschaft studieren. Wenn uns »Aufklärer« Sündenböcke anbieten, auf unseren spontanen Beifall hoffen, werbewirksam diffamieren, uns die klare Besinnung rauben, und gleichsam entmündigen und in eine verhängnisvolle radikale Richtung führen, dann können wir Widerstand leisten. Weger ihrer verhängnisvollen Macht, Verhaltensdispositionen aus Abgründen der menschlichen Natur aufzurühren, ist diffamierende Aggression an keiner Stelle zu verantworten. Wie überall, wo der Teufelskreis der eigengesetzlichen Steigerung von Gefahren droht, so liegt auch hier die einzige Chance darin, den Anfängen zu wehren, anstatt abzuwarten, bis eine Lawine ins Rollen gekommen ist, gegen die dann niemand mehr etwas ausrichtet. (74, 34) Die Arbeit an uns selbst ist Voraussetzung für eine solche Haltung.

Nur wer sich als Teil der konflikthaften Beziehung erlebt, wer sich bemüht, die Korrespondenz der jeweiligen Feindbilder und deren gegenseitige Stabilisierungsfunktion zu begreifen, hat eine Chance, die psychische Spannkraft und die politische Sensibilität zu entwickeln, die für einen erfolgreichen Widerstand nötig sind...Politische Sensibilität entspricht hier dem Begriff der Leidensfähigkeit...Nur das volle Erleben von Gefahren, Angst, Wut und Verzweiflung...führt zu Aktivitäten, die nicht vom Erleben abgespalten sind. Die mit dem vollen Erleben der Gefahr und des Konfliktes verbundenen Gefühle sind die besten Ratgeber für einen erfolgreichen Widerstand...Niemand kann ein Machtsystem in Frage stellen, dessen Struktur seiner eigenen Abwehrstruktur entspricht. Und in der Frage dieser Übereinstimmung täuscht man sich leicht. Allzu leicht phantasiert man sich außerhalb eines Systems, das man ergreift, gerade weil man in seiner eigenen Struktur den Gesetzmäßigkeiten dieses Systems sehr ähnlich ist und sich in seiner Haut nicht wohlfühlt. ...Wie unser Körper, so muß auch die Psyche jedes einzelnen und die Psyche jeder Gesellschaft ständig gesund erhalten werden. Gesundheit ist nicht ein einmal erreichter und ein endgültiger zu erreichender Zustand. Gesundheit ist ein ständiger lebenserhaltender Prozeß. Zur Wahrung unserer körperlichen und seelischen Gesundheit brauchen wir Indikatoren, die Krankheitsgefahren rechtzeitig wahrnehmen und unser Immunsystem in Alarmbereitschaft versetzen, wodurch dann wieder die psycho-physischen Lebenspozesse intensiviert werden. Nur die ständige »Übung« solcher Abwehrprozesse sichert die für die Gesunderhaltung nötigen Widerstandskräfte. Um in diesem Sinne nicht aus der Übung zu kommen, ist es nötig, entstehende Konflikte nicht zu umgehen, sondern jeweils einen möglichst adäquaten Versuch zu unter-

nehmen, sie ohne Gewaltanwendung gegen sich selbst und gegen andere durchzustehen. (74, 58 ff)

Fast genau vor einem Jahr, am 16. Januar 1987, habe ich in Berlin eine Abschiedsvorlesung für Hellmut Lessing gehalten, einem guten Freund, der mit 46 Jahren an Krebs verstorben war. Der Titel meiner Vorlesung hat einen Satz aufgenommen, den Hellmut über seine Todesanzeige gesetzt hatte. Wird Zeit, daß wir leben. Mein Thema war: Gesundheit als konkrete Utopie. Meine Hoffnung: daß sich der Umgang mit der Krankheit Aids für uns alle als etwas erweisen wird, mit dem wir leben können, ohne den Tod als Mahnung an das Leben zu verleugnen.

WIEDERANEIGNUNG DER LEBENSGESCHICHTE IM PROZESS DER GESUNDUNG – PSYCHOSOMATISCHE MEDIZIN ALS PRINZIP

Dieser Text ist 1982 als Erfahrungsbericht nach verschiedenen Klinikaufenthalten entstanden. Er ist Ortrud Grön und dem Team der Lauterbacher Mühle mit tiefem Dank gewidmet.

Wie alles anfing – das heimliche Curriculum der Lauterbacher Mühle

»Hinter deinen Gedanken und Gefühlen, mein Bruder, steht ein mächtiger Gebieter, ein unbekannter Weiser – der heißt Selbst. In deinem Leibe wohnt er, dein Leib ist er. Es ist mehr Vernunft in deinem Leibe, als in deiner besten Weisheit.« (F. Nietzsche)

Einen wesentlichen Impuls zu meiner körperlichen Selbsterkenntnis in der Krankheit erhielt ich durch meinen ersten Aufenthalt in der Herz-Kreislaufklinik Lauterbacher Mühle Seeshaupt, in die ich 1979 nach einem völligen körperlichen und seelischen Zusammenbruch eingewiesen wurde. Über Jahre hatte ich den Sinn meiner Krankheitssymptome nicht verstanden, nicht die Gallensteine, nicht den Bluthochdruck, nicht die Gefäßspasmen mit Ohnmachtsanfällen, nicht die Migränen oder die Lumbo-Ischialgie. Klinikaufenthalte wurden zu Notbremsen gegen den Körperstreik, mit psychoanalytischen Halbwahrheiten intellektuell gebändigt, im übrigen wurde das Leben medikamentalisiert, damit es ungebrochen so weiterlaufen konnte.
Sozialer Aufstieg und Karriere im Hochschulbereich forderten ihren Lohn – die Krankheit hielt ich für einen solchen. Ich komme also 1979 in die Lauterbacher Mühle und versinke ganz unerwartet und ausgelöst durch das mir ganz ungewohnte klinische Milieu, die Landschaft, das Gefühl, plötzlich sehr verwöhnt zu sein, zunächst in eine tiefe Depression. Stärke-beweisen und Rückgrat-zeigen, nur keine Schwäche zeigen – das waren meine Lebensprinzipien auch dann noch, als ein Drehschwindel mich für Wochen aus dem Gleichgewicht gebracht hatte. Meine bedürftige Seite hatte ich verzweifelt abgewehrt, passive Bedürfnisse geleugnet und große Anteile meiner Vitalität und Aktivität in den Dienst dieser Abwehr gestellt. Was ich weder als Kind noch als Erwachsene erlebt hatte, hier in der Klinik kommt ein Angebot: ich soll mich ausruhen, mich fallen lassen, mir etwas gönnen, ich kann mich pflegen lassen, ohne zu kämpfen oder etwas zu beweisen. Voller Zweifel über die Umsetzung und Annahme dieses Angebots ziehe ich mich zunächst in mich zurück, will organische Befunde, um meinen Aufenthalt in einer Klinik mitten im Semester, das mich als Hochschullehrerin verpflichtet, zu legitimieren.
Erste Zweifel tauchen auf, ob das Leben, das ich gelebt habe, wirklich mein Leben war. Wem hatte ich mich eigentlich so total zur Verfügung gestellt, daß selbst meine Migränen sich nur am Wochenende und nicht zur Arbeitszeit in meinen Kopf trauten? Wochenlang hatte ich manchmal keinen Baum gerochen. War das wirklich mein Rhythmus, in dem ich mich angeblich sicher fühlte und der unabdingbar zu dieser Art von Leben gehörte? Die Frage

nach dem Sinn meiner Körpersymptome wurde unausweichlich. Der Depression folgte sehr bald Ermutigung, nicht zuletzt auch deshalb, weil ich zum ersten mal diese Art Fragen an mich zu stellen zuließ. Ich fühlte mich angenommen und aufgehoben. Das erste Arztgespräch und die folgenden waren immer weniger medizinisch-technische Datenerhebungen. Sie hatten mit mir, meiner Angst, meinem Gefühl von Überforderung und der Sehnsucht nach Schwäche zu tun, und sie stellten meinen Körper in den Mittelpunkt, als Zentrum meiner Erfahrung und nicht als etwas Defektes, was einfach zu reparieren ist. Im Klinikalltag entdecke ich Teile meiner verlorenen Lebensgeschichte wieder, wie z.B. Bewegung und Sport, die ich als Leistungssportlerin mit der Aufnahme des Studiums und mit Erreichung der für den Leistungssport gedachten Altersgrenze an den Nagel gehängt hatte. Ich entdecke in der Kunst- und Werkarbeit ganz neue Dimensionen in mir und machte die Erfahrung, daß Schule und Ausbildung sich auf meinen Kopf gestürzt hatten, während andere Gestaltungsmöglichkeiten und Erkenntnisfähigkeiten verschüttet wurden. Und ich ging auf unbekannte Reisen durch meinen Körper, in der Atemtherapie und in der konzentrativen Körperarbeit, die ich bis heute nicht abgeschlossen habe und die zu einer sehr intensiven Arbeit an mir selbst geführt haben.

Die verschiedenen Aufenthalte in der Lauterbacher Mühle sind für mich zu erlebten Beispielen einer ganzheitlich medizinischen Betreuung geworden, deren psychosomatische Dimension sich wie ein heimliches Curriculum durch die Erfahrungen auch vieler anderer Patienten zog. Was ich zunächst für ein geschlossenes und bewußtes Konzept der Klinik hielt, war im Team dann doch viel widersprüchlicher und eher indirekt aufgehoben als ich angenommen hatte, wenngleich das für meine Beurteilung aus der Sicht der Patientin unerheblich war. Ob bewußt oder unbewußt: es gab dieses heimliche, manchmal auch offizielle Curriculum, und ich habe darin jene Bedingungen finden können, die für meine Rehabilitation oder Gesundung im Sinne von Personalisation, das heißt eine andere Person, ein Mensch werden, wichtige Voraussetzung war.
Der Dank für diese mir mögliche wiederholte Erfahrung und die Freundschaft zu den Menschen, die in der Lauterbacher Mühle arbeiten, ist einziges Motiv, mich im folgenden etwas intensiver mit dem Konzept und den Perspektiven der Rehabilitationsarbeit in einer Herz-Kreislaufklinik auseinanderzusetzen. Ich versuche dabei, von der konkreten Anschauung und gegenwärtigen Situation in der Lauterbacher Mühle auszugehen, überschreite sie aber bewußt und perspektivisch zu der Dimension einer allgemeinen Diskussion im Gesundheitssektor, die ich für wichtig, notwendig und in ihrer Konzeptionalisierung neuerer Formen von Gesundheitsarbeit für zentral halte. Nur so kann ich meinen Standort offenlegen, das Zentrum auch meiner eigenen wissenschaftlichen Arbeit bei der Ausbildung von Sozialarbeitern, Psychologen und Soziologen für den Gesundheitssektor und hoffent-

lich jeden Eindruck von Besserwisserei vermeiden.

Das von Thure Uexküll kürzlich herausgegebene Buch »Integrierte psychosomatische Medizin. Modelle in Praxis und Klinik« (77) zeigt am Weg, den andere Ärzte und Teams vor allem auch für die internistische Praxis gehen, mit all den Schwierigkeiten und Problemen, daß die Fragen nach neuen und verbesserten Klinikkonzepten vor allem im Bereich der Rehabilitation und Therapie der großen Massenerkrankungen auf der Tagesordnung stehen. Diese Fragen stehen auch deshalb zur Diskussion, weil die Kostenexplosion im Gesundheitssektor neue Kosten-Nutzen-Analysen verlangt. (Vgl. dazu 77)
Beeindruckend hat Thure von Uexküll auf die Notwendigkeit integrierter psychosomatischer Versorgung hingewiesen und aufgezeigt, daß eine solche Behandlungsweise nicht nur menschenwürdiger, sondern letztlich auch kostengünstiger ist. Wer die Odyssee vieler Patienten durch verschiedene ambulante und klinische Stationen sowie ihre Krankheitskarrieren kennt, wird kaum behaupten können, daß ein umfassenderer Zugang zu einer Krankheit, der beispielsweise die psychosozialen Belastungen und Einstellungen der Menschen zu ihrer Krankheit miterfaßt, weniger erfolgversprechend ist, als der Versuch, sich an einer Ursache festzuhalten und nur diese losgelöst aus allen Zusammenhängen zu behandeln. (77) Untersuchungen im Rahmen der kardiologischen Frührehabilitation, in der Gruppen- und Einzelgespräche, eingehende Informationen über die Krankheitsentstehung und ihre psychosozialen Hintergründe neben der internistischen Betreuung standen, zeigen signifikant weniger Reinfarkte, verbesserte Arbeitsfähigkeit und mehr emotionale Stabilität der Patient/inn/en. (77)
Meine eigenen Erfahrungen als Patientin in einer Herz- Kreislaufklinik sind der Hintergrund für die folgenden Überlegungen zur Frage, wie Menschen im Prozeß der Gesundung sich ihre Lebensgeschichte über das Verstehen ihrer Krankheit wiederaneignen können und wie sie im Prozeß der Gesundung neue Perspektiven für ihr Leben, das sie geleugnet haben, das sie nicht gelebt haben und das sich über die Krankheit in Erinnerung gebracht hat, entwickeln können. Die innere Medizin, die sich dem geschädigten Herz zuwendet, muß erinnern an das, was nicht möglich gewesen ist im Leben des Patienten. Nur so erhält auch die Medizin eine vorwärtstreibende, aufklärerische Potenz; nur so tritt sie heraus aus der schlechten Verwaltung der Defekte. Ein reflektierender Erfahrungsbericht, den Mitarbeitern der Lauterbacher Mühle gewidmet, die mich nicht nur bei der Heilung meiner körperlichen Symptome begleitet haben, sondern die mir unbewußt zu wichtigen Anstößen in meiner wissenschaftlichen Arbeit verholfen haben.

Zum Verständnis einer anthropologischen psychosomatischen Medizin

Der Patient ist ein Lehrmeister und kann den zum Somatiker erzogenen Kliniker und Kardiologen zur Psychosomatik führen – das ist die Essenz jener Erfahrung, die Max Halhuber im Einführungskapitel des Buches »Psychosozialer Streß und koronare Herzkrankheit 3« an zwei Fällen darstellt, in denen er sich durch die Situation der Patienten gezwungen sieht, seine Begutachtung nicht mit der Diagnose »Herzinfarkt« abzubrechen, sondern der Frage nach den »eigentlichen« Ursachen hinter den traditionellen Risikofaktoren nachzugehen. Je mehr die Lebensgeschichte eines Menschen in den Blick gerät, desto weniger erscheint für den Betrachter das Individuum als Spielball des Zufalls, desto weniger sind psychische, aber auch somatische Strukturen einfach vorgegeben, sondern erworben als umwelt- und lebensgeschichtlich bedingte Verarbeitungsmuster und menschliche Gestaltungsprinzipien. Den Sinn dieser Gestaltungsarbeit in all ihren Dimensionen – geistig, psychisch, somatisch und sozial – auch und gerade in der Krankheit zu erfassen und für Diagnose und Therapie fruchtbar zu machen, ist Ziel einer anthropologischen psychosomatischen Medizin (81). Weizsäcker dachte – als Arzt mit den Methoden der Naturwissenschaftler und der Psychoanalyse eng vertraut – an eine Medizin in Bewegung, einen Neuaufbau der Medizin auf breiterer Basis, wobei naturwissenschaftliche Kenntnisse nicht abgelehnt, sondern relativiert werden, sie sollten ihre Gültigkeit behalten, aber als *eine* mögliche Zugangsweise zu klinischen Phänomenen. Diese Art von psychosomatischer Medizin versteht sich also nicht als spezialisierte Fachdisziplin, sondern als eine bestimmte Betrachtungsweise und in diesem Sinne kann sie als Prinzip auch die Denk- und Arbeitsweise einer internistischen Fachklinik, einer Rehabilitationsklinik oder eines Allgemeinen Krankenhauses, wie erst recht die der ambulanten ärztlichen Tätigkeit bestimmen. Psychosomatische Medizin als Prinzip meint eine alle ärztlichen und pflegerischen Handlungen durchdringende Denk- und Vorgehensweise, eine Diagnostik und Therapie, die im somatischen Geschehen des Herzinfarkts, des Bluthochdrucks etc. die psychische und soziale Seite nicht ausblendet, sondern sie wie den organischen Befund selbst als konstitutiv für das Verständnis des Patienten, seiner Krankheit und seiner Heilung begreift. In der psychosomatischen Medizin als Prinzip ist vorrangig das anthropologische Moment gefragt.

Die Anthropologie fragt nach dem Menschen, seine Geschichte interessiert, nicht nur die Geschichte der Krankheit. Die Person ist es, die einer Krankheit Sinn verleiht, sie muß in Erscheinung treten, wenn Heilung geschehen soll. Die Persönlichkeit eines Menschen entscheidet, so formuliert Halhuber, wie die sie belastenden Einflüsse der Umwelt psychisch, körperlich, geistig und sozial verarbeitet werden. Heil-werden heißt ganz-werden, das ist

der Wunsch, den das Subjekt mit Gesundung verbindet.
Im Sinne des bedeutendsten Vertreters der Heidelberger Schule der Psychosomatik Viktor von Weizsäcker heißt das: es geht um nichts geringeres, als das Subjekt in die Medizin einzuführen, und dieses ist wieder auf seine psychische, somatische, soziale oder geistige Seite zu reduzieren. Der Mensch ist mehr als seine Verhältnisse, die ihn bestimmen, und er ist auch mehr als seine Pathologie, wenngleich er in der Kliniksprache oft nur »der Herzinfarkt von Zimmer 11« genannt wird. Das Subjektive ist beim Menschen jede seiner Seinsweisen als ein Leibwesen, ein Geistwesen, ein seelisches oder soziales Wesen und der Mensch ist das alles immer zugleich. Krankheit ist deshalb nicht nur eine Bewegung der Materie, sondern auch eine Bewegung aus dem Subjekt. (v. Weizsäcker, Mitscherlich, Uexküll) Organgeschehen ist sinnvoll nicht unabhängig von dieser Subjektivität zu verstehen. So bedeutet anthropologische psychosomatische Medizin nicht nur, psychogene Störungen als Ursache somatischer Krankheit zu analysieren (v. Weizsäcker nannte das Pseudo-Psychosomatik) und schon gar nicht, eine kausalistische Typenlehre zu konstruieren, in die das somatische Geschehen fast unabhängig vom Einzelfall nur noch in ein Persönlichkeitsbild einzufüttern ist. Es geht auch nicht um eine Addition organmedizinischer, also beispielsweise kardiologischer und psychotherapeutischer Gesichtspunkte, sondern um eine Veränderung beider in ein Drittes – eine anthropologische psychosomatische Medizin, die nicht etwa dem Körperlichen weniger, sondern dem Seelischen mehr Beachtung schenkt. V. Weizsäcker selbst wie auch später andere Vertreter dieses psychosomatischen Konzepts haben immer wieder kritisiert, daß die herrschende, meistens streng psychoanalytisch ausgerichtete Psychosomatik die organischen Krankheiten und damit das »Problem des Leibes« der naturwissenschaftlichen Forschung überlassen hat, daß sie in der Gefahr steht, nur von der anderen Seite zu wiederholen, was der Organmedizin einst vorgeworfen wurde, nämlich die Wechselbeziehungen zwischen Leiblichem, Seelischem, Geistigem und Sozialem zu ignorieren. Die Psychologisierung der somatischen Krankheit ist eine ebenso unzulässige Vereinseitigung wie die Reduzierung der Krankheit auf einen Organdefekt. Das Unverständnis der Psychotherapie gegenüber dem Körpergeschehen bei Patienten mit echten körperlichen Syndromen bedeutet für den körperlich Kranken ein Nicht-ernst- Nehmen der Krankheit, als ob das Psychische dahinter in jedem Fall wichtiger wäre (77, 205). Insofern ist der zunächst wie Abwehr klingende Einwand »Ich hab es doch am Herzen und nicht am Kopf« auch ein Stück legitimer Widerstand gegen eben diese Tendenz.

Der Weizsäckersche Gedanke der Veränderung der Gesamtmedizin ist auch und gerade angesichts der Veränderung des Panoramas der großen Zivilisationskrankheiten und ihres nachweisbaren Zusammenhangs mit psychischen und sozialen Faktoren – rückblickend umso bedeutsamer, als die herrschende Psychosomatik in Deutschland die Psychoanalyse zunehmend nicht

mehr nur als notwendige und grundlegende Hilfe neben anderen Zugängen zur Krankheit, sondern Denkweise und Aufgabenbereiche der Psychoanalyse zum ausschließlichen Maßstab der Beurteilung des Organgeschehens macht. So befaßt sie sich vorwiegend mit Neurosen und funktionellen Krankheiten, das Soma und das Soziale rücken an den Rand des Geschehens. Im Zusammenhang der Interpretation der großen Zivilisationskrankheiten bleibt diese Psychosomatik in ihrem Reduktionismus für den somatischen Facharzt kaum hilfreich. Die Rolle »psychosomatischer Ambulanzen« in den großen Akutkrankenhäusern zeigt beispielhaft, in welche Position die naturwissenschaftlich orientierte Schulmedizin eine solche Psychosomatik schieben kann. Wie die Sozialpädagogik spielt sie »Seelsorge«, übernimmt sie dann Mülleimerfunktion, wenn nichts mehr läuft.
Die wirklich biographische Methode, bei der der Einzelfall in seiner ganzen Einmaligkeit und die Beziehung des Arztes zum einzelnen Patienten sowie die soziale Lage mit im Vordergrund stehen, wird anders als gedacht zugunsten psychoanalytischer Modellanalysen aufgegeben, die sich generalisierend und objektivierend eher den Methoden der Naturwissenschaft angleichen als ihre kritische historische Potenz zu behalten (77 u. 50).

Wie tragfähig ist das gegenwärtig bevorzugte psychosomatische Paradigma?

Die Psychoanalyse hatte das Subjekt in der Psychologie eingeführt und als Arbeit mit der Geschichte und Biographie eines Menschen die Dimension der Gewordenheit des Menschen auf die Tagesordnung auch der Medizin gesetzt. Für v. Weizsäcker bedeutete das auch die Integration des Sozialen in das Verstehen der Krankheit. Wie tragfähig die Psychoanalyse für eine umfassende Psychosomatik also ist, wird sich an der Beibehaltung und Integration dieser kritischen Potenz der Psychoanalyse erweisen müssen.
»Die Gesellschaft wird sich nicht beeilen, uns Autorität einzuräumen. Sie muß sich im Widerstand gegen uns befinden, denn wir verhalten uns kritisch gegen sie; wir weisen ihr nach, daß sie an der Verursachung der Neurosen selbst einen großen Anteil hat.« (Freud)
Trotz der weisen Mahnung Freuds aus dem Jahre 1910 gilt die Frage nach dem gesellschaftlichen Wesen der psychosomatischen Erkrankung auch heute keineswegs als ein vordringlich zu lösendes Problem der psychoanalytischen Psychosomatik. Ihre Theoriebildung scheint abgeschlossen noch ehe sie richtig begonnen hat. Medizinalisierung der Psychoanalyse und Einschränkung auf ein therapeutisches Verfahren bergen neben der reduzierten Entwicklung der Psychosomatik zur Fachdisziplin für wenige Krankheiten die Gefahr des Verlustes der kultur- und gesellschaftskritischen Dimension der Psychoanalyse.
Das Elend kommt nicht von innen, sondern von außen: Innen und Außen

sind ineinander verschlungen. In der charakteristischen Struktur erstarrt auch der soziologische Prozeß einer bestimmten Epoche. »Biologie und Soziologie, beides hat man in einem Organismus.« (Reich)
Beides ist in seiner ganzen Reichweite auch Gegenstand einer Psychosomatik, die sich als Prinzip des Denkens und Handelns versteht.
Wenn man zu den Quellen der psychosomatischen Krankheit will, muß man als Psychoanalytiker, als Arzt oder als Sozialarbeiter ganz offensichtlich gegen den Strom schwimmen. Wenn wesentliche Bedingungen psychosomatischer Erkrankungen in den gesellschaftlichen Verhältnissen und den spezifischen dazugehörigen Verarbeitungsmustern zu suchen sind, überhaupt Ausdruck menschlichen Umgangs mit der Welt sind, dann kommt die Psychosomatik um das damit verbundene Vermittlungsproblem zwischen den Disziplinen Soziologie, Psychoanalyse und Naturwissenschaft, aber auch Anthropologie und Philosophie nicht herum. Jede, aber auch und gerade die psychoanalytische Psychosomatik bleibt im Kern auf eine kontinuierliche interdisziplinäre Zusammenarbeit angewiesen.
Handelt es sich bei den psychosomatischen Erkrankungen also um spezifisch menschliche Erkrankungen (Jores), dann müssen sie ihrem Wesen nach auch etwas mit der Gesellschaft zu tun haben, in der sie entstehen, denn Menschwerdung setzt Gesellschaft voraus.
Die Frage nach der Verflechtung von Individuum und Gesellschaft in der Realität der psychosomatischen Erkrankungen ist in der Psychosomatischen Medizin bislang nicht beantwortet. Keines der bisher entwickelten Modelle kann für die Analyse des Gesamtzusammenhangs den theoretischen Bezugsrahmen abgeben, der es erlauben würde, das jeweils besondere Zusammenspiel und Gewicht von gesellschaftlichen, psychischen, geistigen und somatischen Prozessen in der Genese bestimmter Körperstörungen genau zu verfolgen. Eine Auseinandersetzung mit den Modellen und ein Vergleich insbesondere ihres anthropologischen Verständnisses ermöglicht allerdings eine gute Einsicht in die Folgen der jeweiligen, im Modell angelegten Beschränkungen. Die psychosomatische Analyse und Diagnostik ist ähnlich ihrem Interventionskatalog nach wie vor außerordentlich stark von der Vorstellung getragen, daß sich beispielsweise das Soziale spiegelbildlich in der Krankheit ausdrücke. Nichts aber, was wir in der Erscheinung der Symtome zu sehen glauben und mit der Strukturanalyse des in Modellen eingefangenen Lebens zu durchschauen trachten, ist eine schlichte Abbildung. Weder die existentielle Krise oder das berühmte Lebensereignis, noch aber Armut, Deprivation, Statusverluste, zwischenmenschliche Konflikte oder Situationen der Ungewißheit führen unmittelbar und unvermittelt in die psychosomatische Erkrankung; sie wirken über die Art und Weise, wie die Umwelt vom betroffenen Individuum eingeschätzt wird. Der subjektive Faktor, d.h. die subjektive Deutung der objektiven Lebensumstände zeigt sich auch in der Sozialempirie wie in der biographischen Medizin als entscheidender Faktor. Gleichzeitig stellt sich damit die Frage, wie stark die subjektive Einstellung

wiederum gesellschaftlich geprägt ist, worauf C. Brede z.B. mit ihrer Vermutung hingewiesen hat, daß die Ausbildung körperlicher Symptome und die Annahme der naturwissenschaftlich bestimmten Krankenrolle womöglich auch ein Akt gesellschaftlicher Anpassung ist.(Brede IN: 52)
Verallgemeinert: über die psychosomatische Erkrankung kann die Gesellschaft zu ihrer eigenen Pathologie vordringen. Wie gesagt: die Vermittlungsversuche von Individuum und Gesellschaft in der psychosomatischen Theoriebildung sind nicht im Zentrum der Diskussion. Wo sie unternommen wurden, endeten sie häufig in wechselseitigen Vorwürfen von Psychologismus und Soziologismus, von Subjektivismus und Objektivismus. Mit Blick auf die wirkliche Vermittlung sozialer Faktoren, die in gleicher Weise Bedingung für die Entwicklung und Gestaltung von Gesundheit und Krankheit sind, in den Prozeß der psychosomatisch-sozialen Symptombildung, ist das vorherrschende psychosomatische Paradigma nicht tragfähig genug. Eine das Soziale in seiner umfassenden Bedeutung integrierende Psychosomatik bedarf meiner Meinung nach einer in gleicher Weise fragende Gesundheitswissenschaft. Nur in einer sich komplementär aufeinander zubewegenden Spannungsbeziehung ist das Ganze zu erfassen.
Nicht nur das Soziale ist unzureichend im psychosomatischen Paradigma aufgehoben. Das psychosomatische Simultangeschehen selbst wird von der herrschenden Psychosomatik eher wie ein Fremdkörper behandelt, d.h. verdrängt, dem wissenschaftlichen Diskurs, der über das Detail hinaushängt, entzogen. Die Betonung dieses psychosomatischen Simultangeschehens als Grundvoraussetzung des Lebens (49), als Ausdruck eines »selbstinteressierenden Organismus«, der in seiner angeborenen Tendenz zur Selbstverwirklichung psychische und somatische Prozesse im selben biologischen System als Ausdruck zweier Aspekte des gleichen Prozesses stattfinden läßt (15). Und auch die Behauptung Dunbars, daß es keine logische Unterscheidung zwischen Leib und Seele, Geistigem und Körperlichem gibt, kann nicht über die Tatsache hinwegtäuschen, daß die vorherrschende Psychosomatik die cartesianische Dichotomie zwischen dem Körper und dem Psychischen nicht aufhebt. Vielfach dreht sie diese nur um, privilegiert das Psychische und macht es letztlich verantwortlich für die somatischen Störungen (Krebs- und Infarktpersönlichkeit etc.). Körperliche Symptome sind mehr als der körperliche Widerstand oder die Unfähigkeit des Patienten, seine psychischen Probleme zu verbalisieren. Auf die Frage nach Inhalt und Struktur der psycho-physischen Einheit ist so keine Antwort zu gewinnen. Psyche und Soma sind wie die Welt, mit denen sie sich austauschen und erst gestalten, Elemente eines lebenden Systems (vgl. 77; 81; 26). Ein Denken in Hierarchien, in linearen Ursache-Wirkungs- oder Reiz-Reaktionsmodellen muß bei der Frage nach der Einheit in die Irre gehen. In der Wirklichkeit der Krankheit fallen subjektives Erleben, subjektives Beschwerdebild und objektiv nachweisbarer Befund immer auseinander. Eine Auffassung, die im somatischen Befund die Ursache und im Beschwerdebild die Wirkung sieht, geht an der

Objektivität wie Subjektivität des Gesamtgeschehens vorbei, denn das Beschwerdebild ist bereits ein Arbeitsergebnis, die Verarbeitung somatischer Informationen zu einem Erlebnis (81).
Die psychosomatische Einheit ist also kein statischer Zustand, sondern ein permanenter Integrationsprozeß. Störungen dieser Einheit können trotz ähnlicher Erscheinungsform von sehr verschiedenen und auf sehr verschiedenen Stufen dieses Integrationsgeschehens ihren Ausgang nehmen. Die Einheit, in die das Symptom eingebettet ist, ist jeweils zu rekonstruieren und muß gleichzeitig als hochkomplexes Geflecht von ineinandergreifenden Partialprozessen interpretiert werden (81; 77). Auch hier – in der Suche nach der Einheit im System der Beziehungen – ist das Verhältnis von Gesundheit und Krankheit komplementär: ihr gemeinsamer Bezugspunkt ist ein »Systembild des Lebens«, die »Funktionsweise des Lebendigen« (Reich). Als funktionelle Einheit sind Psyche und Soma Manifestationen des Lebendigen im Austausch und Stoffwechsel zwischen Mensch, Natur und Gesellschaft und können zureichend nur über die Wissenschaft der Gesundheit wie die der Krankheit begriffen werden – und beide sind wiederum nur interdisziplinär vorstellbar.
Die psychoanalytische Psychosomatik muß also, will sie die hier skizzierte Vermittlungsaufgabe leisten, interdisziplinär sein und sich selbst um methodische Rekonstruktion des Biographischen im seelischen Ausdruck des Krankheitsgeschehens überschreiten. Freud hat diesen Weg selbst gewiesen: »Das Lehrgebäude der Psychoanalyse...ist im Grunde ein Überbau, der irgendwann auf sein organisches Fundament aufgesetzt werden soll, aber wir kennen dieses noch nicht«. (21, 403) Gleichzeitig bleibt der psychoanalytische Anspruch der Geschichtlichkeit des Subjekts nur für das Seelische erfüllt – für das Verständnis des Organischen bleibt Freud, wie er selber sagt, unverbesserlicher Mechanist und Materialist. (22, 29)
Darüber hinaus ist das psychosomatische Paradigma angewiesen auf eine allgemeine Theorie des Subjekts und seiner körperlich- seelischen Konstitutionsprozesse, denn die besonderen Zusammenhänge von somatischen, psychischen und sozialen Prozessen können erst dann auch als das geistige Moment der Krankheit und Gesundheit aufgefaßt und verstanden werden, wenn im Subjekt der allgemeine Vermittlungszusammenhang seiner verschiedenen Seiten begriffen wird. Den von v. Weizsäcker für eine solche psychosomatische Medizin antizipierten umstürzlerischen Charakter hat die analytische Psychosomatik noch nicht zur Anschauung gebracht und auch das Subjekt wartet noch immer auf seine Einführung in die Medizin (v. Weizsäcker), auch in die psychoanalytische Psychosomatik. Die Psychoanalyse muß mehr wissen, als daß sie als Überbau auf einem organischen Fundament aufgesetzt ist. (21, 403) Ein erster Schritt, dieses Fundament kennenzulernen, ist die Einsicht, daß eine subjekt- und gesichtslose Auffassung somatischer Vorgänge der herrschenden Medizin niemals zur Basis der Psychoanalyse werden kann, es sei denn, diese gäbe gerade in der Psychosoma-

tik ihre eigenen Prinzipien auf, denn – so v. Weizsäcker – »jede rein anatomische Beschreibung, jede rein physiologische Analyse (enthält) bereits einen Fehler, wenn sie Tun und Leiden des menschlichen Subjekts nicht enthält.« Verengt sich das psychosomatische Paradigma also mit Hilfe der Psychoanalyse auf die Interpretation der Psyche und ihrer Wirkungen und bleibt sie bei der Freudschen Warnung, vor der Beschäftigung mit den organischen Erkrankungen, indem sie sich auf psychologische Denkweisen beschränkt, so gibt sie den Anspruch auf eine Veränderung der gesamten Medizin, d.h. auch des darin enthaltenen Verständnisses von Gesundheit und Krankheit auf und verzichtet gleichzeitig auf eine subjektorientierte Reformulierung nicht nur der biologischen, sondern auch aller anderen damit verbundenen Vorgänge. Man kann das Subjekt nicht in die Seele einführen und es vom Körper fernhalten, denn Subjekt ist eben nicht gleich Psyche. Im Prozeß der Analyse des Gesamtgeschehens muß auch die gestörte oder mangelnde körperliche Subjektivität von Anfang an berücksichtigt werden, will man die Geschichte einer psychosomatischen Erkrankung wirklich verfolgen. Der Körper tritt nicht erst quasi mit dem Zusammenbruch der psychischen Möglichkeiten in die Geschichte des Patienten ein (zweiphasige Abwehr, Re- und Desomatisierung). Der psychosomatische Patient hat nicht nur eine psychoneurotische, sondern auch eine psychosomatische und soziale Vorgeschichte. Bleibt dies alles unberücksichtigt, dann werden die körperlichen und sozialen Vorgänge ahistorisch anonymisiert und aus dem systemischen Beziehungsgeflecht herausgenommen.
Die psychosomatische Erkrankung kann weder auf einen reinen Kompetenzverlust des Ich reduziert werden, noch kann Heilung ausschließlich als innerpsychischer Kompetenzgewinn angesehen werden – jeder Herzinfarktpatient würde auf diese Weise sterben.

Wenn Rehabilitation Personalisation und Wiederaneignung von Lebensgeschichte ist, wenn Gesundheit, wie die WHO definiert, ein umfassendes Wohlbefinden beinhaltet, dann ist das medizinische Selbstverständnis einer Rehabilitationsklinik an diese Ziele gebunden. Für ihre Arbeit an der Gesundheit und mit der Krankheit ergeben sich daraus Leitlinien: ohne Frage ist das internistische und kardiologische Fachwissen für eine kardiologische Rehabilitation eine zentrale Voraussetzung, um auf dieser Basis ein Konzept zu entwickeln, das den Kranken in seiner biographisch entstandenen Lebenssituation, im Wechselspiel seiner familiären und beruflichen Umwelt versteht und in dem der Arzt Teil dieser Umwelt und nicht außenstehender Beobachter ist. Diagnose und Therapie bedeuten, vom Geschehen zur Geschichte des Patienten zu kommen. Nur so tritt auch das Humane wieder in das Leben der Medizin – sonst bleibt sie eine Isolierstation, auf die man Kranke und Sterbende abschieben kann, um den bedrohten Teil des menschlichen Lebens nicht vor Augen zu haben. (77, 81 und 239)

Krankheit als Krise und Weise des Menschseins

Für v. Weizsäcker bestand eine der Hauptaufgaben der anthropologischen psychosomatischen Medizin in einer Wandlung der Krankheitsauffassung – nicht nur für psychische, sondern für alle Krankheiten, einer Wandlung der Auffassung vom Leib, in der nicht nur psychische und soziale, sondern auch körperliche Vorgänge im biographischen Zusammenhang gesehen und untersucht wurden. Eine anthropologische Pathologie und Physiologie ist notwendig, die Krankheit nicht zum regelwidrigen Körper- oder Geisteszustand im versicherungsrechtlichen Sinn verkommen läßt oder Krankheit auf die anatomische, histologische oder organologische Normabweichung reduziert (vgl. 8/ 62). Für die medizinische Wissenschaft bedeutet das eine Revision des einseitig kausalen Denkens und zumindest – angesichts der neuen Erkenntnisse aus den angrenzenden Humanwissenschaften über die Ursachenzusammenhänge von Krankheitssystemen – eine Problematisierung der fast in jedem medizinischen Lehrbuch auftauchenden eindeutigen Krankheitsdefinition als substantieller Krankheitseinheit, zurückführbar auf objektivierbare organische Struktur- und Funktionsveränderungen, die prozeßhaften biochemischen Gesetzmäßigkeiten unterliegen und die in jedem Fall eindeutig spezifizierbare Ursachen aufweisen. Problematisierung – um es nochmals zu betonen – heißt nicht die morphologische Sichtweise von Krankheiten als Veränderungen der Organe, des Gewebes oder der Zellen als falsch und inhuman zu denunzieren, sondern heißt Anerkennung und Reflexion der Defizite einer Medizin, die sich Humanmedizin nennt, die aber vom Menschen nur eine Sammlung von Organen und Partialfunktionen kennt (76/ 77 /37/ 33/ 46).
Seit Jahrzehnten ist der Krankheitsbegriff des biomedizinischen Modells mit seinem biologischen Reduktionismus, seiner Organismus-Welt-Trennung und seinen Kausalvorstellungen theoretisch kritisiert worden. Die Kritik der anthropologischen psychosomatischen Medizin ist auch praktisch geworden, und sie hat einen großen Teil ihrer Plausibilität und Überzeugungskraft für mich in der Tatsache, daß mehr Ärzte, Pfleger und Therapeuten im klinischen und ambulanten Alltag aus dem zwanghaften naturwissenschaftlichen Medizinparadigma ausgebrochen sind, als wir glauben und als diesen selbst vielleicht bewußt ist. Die Erfahrung, daß nicht das Herz, sondern der ganze Mensch krank ist, daß nicht ein regelwidriger Zustand, sondern ein Mensch in einer Krise vor einem steht, daß nicht nur ein Gefäß verschlossen wurde, sondern auch ein Stück des Lebens dieses Patienten – diese Erfahrungen des Alltags vieler Ärzte müßten der Wissenschaft erschlossen werden, um wirklich eine praktische Veränderung des Denkens und Handelns zu erreichen. Für die Praktiker würde das bedeuten, aus einer unbewußten und eher pragmatischen, oft defensiven Haltung, eine selbst- und patientenbewußte, d.h. auch mehr offensive und bewußte Haltung und Handlungsperspektive zu

machen.
Für v. Weizsäcker ist Krankheit nicht nur Konflikt und Krise, sie ist eine Weise des Menschseins, weil der Mensch doch noch eine andere Bestimmung hat, als nur einfach gesund zu sein, oder in der Sprache der Organmedizin – ohne Befund zu sein. Krankheit ist ein Examen, in dem wir mit einer gewissen Note abschneiden, sie drängt sich als Kritik des menschlichen Lebens und Zusammenlebens auf. Krankheit hat einen biographischen Sinn, der nicht einfach über die Addition von Befunden zu ermitteln ist und deren unbewußte List, Weisheit oder Bosheit an den materiellen Prozessen mühsam entschlüsselt werden muß. In dieser Sicht ist auch der Patient aufgefordert, zu seiner Krankheit vorzudringen, nicht nur den Schmerz, sondern auch die Verantwortung für seinen Herzinfarkt und Bluthochdruck mit zu übernehmen. Der einfache Weg – Herr Doktor, machen Sie mich gesund – ist versperrt. Der Leib ist kein Kerker, sondern eine Gabe, eine Chance, sich selbst zu erleben und er ist ein Gradmesser für das, was der einzelne Mensch mit seinem Leben, seinen Pflichten, seinen Hoffnungen, Träumen und Schwächen macht. Symptome des Körpers (wie der Seele) sind deshalb nicht Ergebnisse eines pathologischen Mechanismus, sondern Mitteilungen des Leibes und Ausdruck der Gesamtsituation und des Befindens. Krankheit ist kein statistisches Zufallsergebnis, der Herzinfarkt kein Computerergebnis des A- Typs, sondern Akt der Lebensgestaltung, in dem Strebungen und Eigentümlichkeiten sichtbar werden, die überhört und vergessen worden sind und die sie sich zu ihrem Ausbruch nicht gesetzmäßig von Risikofaktoren, dem Alter und den sozialen Mißständen oder Schichtzugehörigkeit abhängig machen, wenngleich diese Faktoren alle von Bedeutung für die Diagnose und die Entschlüsselung des biographischen Sinns sein können. Daß Risikofaktoren wichtig sind, ist nicht bestritten, nur in welcher Form und Gestalt sie es sind, ist für jeden einzelnen Fall neu zu finden. Das Typische und das Allgemeine müssen in der Interpretation der Krankheit zur Anschauung gebracht werden. Die Sinnfrage muß konkret im Hinblick auf den einzelnen Menschen immer wieder neu gestellt werden, denn er hat die Krankheit aus sich heraus und zuerst für sich selbst geschaffen (49). Die Krankheit ist eine Gelegenheit, etwas auszudrücken, sie bedeutet Geschichte und Geschick und steht wie jede andere Lebensbewegung des Menschen im Zusammenhang der Geschichtlichkeit seiner persönlichen Existenz. Patho- physiologische oder psychologische Deutungen reichen nicht aus – jedem kausalistischen, vereinseitigenden Analyseverfahren entweicht das Menschliche der Krankheit wie das Wasser dem Sieb.
Körperliche Krankheit muß in jedem Fall und auch vorrangig in eigenständiger Form aufgefaßt werden. Der geschulte Arzt muß über möglichst präzise Befunde und Analogien das Allgemeine in der Diagnose präzisieren. Gleichzeitig besteht aber die Forderung, in der Anwendung der Daten nicht immer dasselbe zu denken und zu sehen. Für den Patienten ist menschliches Leben und menschliche Krankheit das je eine. Für ihn ist Krankheit nicht

primär eine Regulationsstörung, eine Entzündung, ein Verschluß, sondern Atemnot, Mißbehagen, Schmerz, Angst und anderes mehr, zuallererst eine Art des Selbsterlebnisses. Dieses kann man nicht zählen, messen oder röntgen, man muß es deuten und es gibt angesichts des der zur Debatte stehenden Gegenstandes, und der vielen Berechnungsfehler der quantifizierenden Medizin keinen Anlaß, diese Deutungen für eine unpräzise Methode zu halten. Um es an einem historischen Beispiel noch einmal zu veranschaulichen: Um 1900 wurde eine Kranke noch ausgelacht, wenn sie behauptete, durch einen häuslichen Ärger wieder ihre Gallenkolik bekommen zu haben, sie hatte ja schließlich Steine in der Gallenblase und damit war das Kausalitäts- wie Deutungsbedürfnis befriedigt. Anthropologische Pathologie ist mehr als Nosologie, sie ist Leidenslehre und sie meint das leidende Subjekt mit, weil Leiden ohne ein erlebendes Subjekt undenkbar ist.
Anteilnahme an dieser umfassenden Bedeutung der Krankheit und an den Wesenszügen des Kranken, der Umgang mit der Krankheit als einem Zeichen ungelebten Lebens, nicht nur verdrängter Triebe und erstickter vitaler Bedürfnisse, sondern des Verlustes von Bestimmung, existentiellen Aufgaben, Hoffnungen und sinnstiftenden Lebenszielen zwingen Arzt und Psychotherapeuten, Pflegepersonal und andere zur notwendigen Zurückhaltung, bringen sie davon ab, Krankheit zum wiederholten Fall der Kategorie X oder Y zu machen und damit dem menschlichen Anteil der Krankheit auszuweichen.
In der Krankheit begegnet sich ein Mensch selbst und uns in der Ausnahmesituation, er leidet, ängstigt sich, fragt und hofft. Ihm bei der Gesundung zu helfen bedeutet Umfassendes. Das Naheliegende sei ausgespart, das Schwierigere genannt: die Konfrontation mit der seiner Fähigkeit, seiner Anpassung an verkehrte und verrückte Ideale und lebensfeindliche Normen, die Auseinandersetzung mit seiner Krankheit als Körperstreik, jener dem Bewußtsein entzogenen Auflehnung gegen auferlegte und aufgezwungene Normen und Ideale, die als die psychoanalytische Frage nach den falschen Schuldgefühlen, es ist die Frage danach, was wir uns als Menschen schuldig sind, als Arzt wie als Patient. Dies bedeutet eine doppelte Herausforderung. Es bedeutet das Eingeständnis, daß Gestalt und Verlauf einer Krankheit auch von der Behandlung abhängt: je nachdem, ob Krankheit in einem Maschinenmodell als Betriebsdefekt betrachtet und beseitigt wird oder eine Funktion im Rahmen einer Lebenskrise erhält und deshalb umfassender Hilfe für die Bewältigung im Sinne einer Hilfe zur Selbsthilfe bedarf. Die Erfassung der speziellen Pathologie einer Krankheit mit der Klärung der Frage nach dem geschichtlichen Sinn der Krankheit, ihrem spezifischen Zeitpunkt und Ort wie auch ihrer spezifischen Art (z.B. Bluthochdruck, Angina Pectoris oder schon Herzinfarkt) erfordert vom Behandler wie vom Behandelten eine andere Arbeit. Beide müssen zum Tatort der Krankheit zurückkehren, sie müssen gemeinsam klären, daß der Kranke Täter und Opfer zugleich ist und daß Krankheit eine Tätigkeit des Menschen ist, welche einen

Teil seiner Arbeit in Anspruch nimmt, insbesondere dann, wenn ihn die Gesellschaft aufgrund seiner Krankheit für arbeitsunfähig erklärt. Ich halte diesen positiven Begriff der Krankheitsarbeit von v. Weizsäcker für ganz zentral, weil er das Gestalterische und Produktive sowie die Eigenleistung des Patienten am Gesundungsprozeß betont und damit der Abwertung der Krankheit als Arbeitsunfähigkeit für andere, die viele Patienten als so bedrückend empfinden, entgegentritt.

Das veränderte Krankheitspanorama oder: Psychosomatik als Risikofaktor?

Die pathogenetische Wichtigkeit der Geschichte des kranken Subjekts ist im Entwicklungsgang der Medizin nicht nur ignoriert worden, er wird bis heute bestritten, was selbstverständlich nichts über seine Wahrheit sagt, wie man an vielen Beispielen auch der naturwissenschaftlichen medizinischen Theoriebildung zeigen könnte. Die Einführung des Subjekts in die Medizin steht noch aus, während sich die subjektiven psychischen und sozialen Determinanten der Krankheit bereits einen Zugang zum Krankheitsverständnis der Organmedizin zumindest indirekt erzwungen haben.
Erhaltung von Gesundheit (vor allem Prävention und Früherkennung) sowie Erforschung und Behandlung von Krankheit haben mittlerweile national wie international den Stellenwert eines sozialen Problems ersten Ranges erhalten. Krankheit verschlingt ein »Volksvermögen« und nur zögernd setzt sich die Erkenntnis durch, daß dies u.a. die Folge jener verhängnisvollen Entscheidung unserer Gesellschaft ist, die Krankheit zu versichern, statt vorrangig um Lebensbedingungen zu kämpfen, die Gesundheit ermöglichen. Gesundheit schien – wie das Leben – eine Art Dauerwurst zu sein, von der man sich unbegrenzt jeden Tag eine Scheibe abschneidet. Dieses hat sich als Irrtum erwiesen, denn Leben und Gesundheit entwickeln sich nur da, wo sie auch die Möglichkeit dazu erhalten.
Der enorme Aufwand an gesundheitspolitischen Bewältigungsstrategien, die Verstaatlichung und Vergesellschaftung des Gesundheitsproblems, die Expansion der technischen Ausstattung des Medizinbetriebs wie die ungeheure Entfaltung der Pharmakologie konnte trotz sicher auch zu verbuchender Erfolge das Unbehagen an dieser Art von Medizinbetrieb nicht aufhalten. Es war die Rede von der Kontraproduktivität (33) der Medizin, die nicht nur hilft, sondern auch krank macht, Skepsis gegenüber den Prioritäten wird laut (beispielsweise Großkrankenhaus gegen Kleinkrankenhaus), Fragen nach dem gesellschaftlichen und individuellen Nutzen und der gesundheitspolitischen Berechtigung eines Gesundheitssystems werden gestellt, das auf der bisher kaum gebremsten Eigendynamik einer naturwissenschaftlich-technischen, kurativ ausgerichteten Individualmedizin beruht.

Die steigende Krankheitsbelastung in allen hochentwickelten Ländern und die Komplexität der Entstehungshintergründe haben die kurativen Strategien in der Gesundheitsversorgung grundlegend in Frage gestellt. Nicht die symptomlindernden und lebensverlängernden Erfolge der Medizin stehen in Zweifel, sondern ihre Fähigkeit, Entstehung und weitere Verbreitung der Massenkrankheiten zu verhindern und chronisch Kranke angemessen zu begleiten.
Ein wichtiger Auslöser all dieser Fragen ist der sogenannte historische Panoramawechsel der Krankheiten. Zur unbestrittenen Tatsache gehört, daß das Spektrum der Krankheiten in den industrialisierten Ländern innerhalb der letzten hundert Jahre einen radikalen Wandel erfahren hat. Insbesondere die zweite Hälfte des 20. Jahrhunderts ist von der Vorherrschaft der chronischen Massenerkrankungen geprägt: Herz-Kreislauferkrankungen, Krebserkrankungen, Stoffwechselerkrankungen, rheumatische Erkrankungen, psychische und psycho-soziale Störungen, einschließlich der Alkohol- und Medikamentenabhängigkeit. Die modernen Zivilisationskrankheiten breiten sich wie Epidemien aus und ihr Zusammenhang zur Zivilisation zeigt, wenn man den Begriff ernst nimmt, daß sie Ausdruck gesellschaftlicher Krisen sind, in die das Individuum auf Leben und Tod eingebunden ist. Den wirklichen Zusammenhang zwischen gesellschaftlicher Krise und Organdefekt (72) und erst recht zwischen gesellschaftlicher Krise und individueller Krise in der Krankheit aufzudecken, ist nun ganz offenbar ein sehr schwieriges Unterfangen. Von dieser Schwierigkeit soll hier mehr die Rede sein als von dem inzwischen sehr weitreichend erforschten psycho-sozialen Bedingungsgefüge beispielsweise der Herz-Kreislauferkrankungen (vgl. dazu 12/ 29/ 65/ 68/ 72).
Schichtzugehörigkeit, Mobilität, Familienstruktur, ethnische Herkunft, belastende Lebensereignisse, Rollenkonflikte, Persönlichkeitsstruktur, Berufsunzufriedenheit und anderes mehr: für eine Vielzahl der Krankheiten, so die Herz- Kreislauferkrankungen, gelten solche psycho-sozialen Bedingungszusammenhänge als nachgewiesen. Kontrovers ist die Interpretation der Tatbestände und damit kommen wir zu einer anderen Schwierigkeit als der der Wissensverweigerung.
Obwohl beispielsweise sie sozialmedizinische Forschung dem Zusammenhang von Gesellschaftskrise und Krankheit auf der Spur ist, werden soziale und persönliche Faktoren in der Interpretation sehr schnell auf individuelle Risikofaktoren reduziert und damit die sozial- und persönlichkeitsstrukturellen Zusammenhänge erneut unter den Tisch gekehrt. Dadurch werden die wesentlichen Ursachen oft wieder verkürzt, in gesundheitsschädigende Lebens- und Konsumgewohnheiten uminterpretiert. Um an Halhubers jüngsten Infarktpatienten noch einmal zu erinnern: natürlich raucht er zuviel, aber was verdeckt er damit? Krankheit ist nun einmal die einzige legale »Aussteige« innerhalb unserer Gesellschaft und es gilt das Risiko dieses je individuellen Lebens hinter den Risikofaktoren zu entdecken. Auch wenn

wir die Analyse des Organdefekts um psychosoziale Zusammenhänge erweitern, ist damit nur ein notwendiger, aber kein zureichender Schritt gemacht. Die Einzelergebnisse der verschiedenen Wissenschaftsdisziplinen müssen zu einer neuen Theorie der Medizin als Gesamtbeurteilung zusammengefügt werden. Viele addierte Faktoren sind als solche noch keine Erklärung der psychosomatischen Wechselbeziehungen, sie stehen letztlich beziehungs- und zusammenhangslos nebeneinander. So stehen beispielsweise die Risikofaktoren des Herzinfarkts, berufliche Mobilität, Familiensorgen, spezifische Persönlichkeitsstruktur (A-Typ), erhöhte Werte bei Bluthochdruck, Blutfett und Blutzucker, Rauchen und Bewegungsmangel als soziale, psychische und physische Ebenen pluralistisch und additiv nebeneinander. Das als Überwindung der naturwissenschaftlichen Medizin gedachte Programm beschränkt sich auf das Postulat einer multifunktionellen Genese, in jedem Fall ein Fortschritt. In der normalen medizinischen Praxis wird das Problem dann nochmals reduziert. In der ausschließlich organmedizinisch orientierten Behandlung stehen nur noch die kurzfristig beeinflußbaren Faktoren zur Diskussion: die Blutdruck- und Blutfettwerte, der Bewegungsmangel, das Rauchen. Soziale Entstehungsbedingungen der modernen Massenkrankheiten und ihre Umsetzung in psychische Strukturen, in den Verlust der Lebensperspektive, in die Ablehnung der Eigenverantwortlichkeit und die Delegation der Gesundungsabsicht an den Arzt werden in dieser Art von Gesundheitspraxis ausgeblendet und auf individuelles Fehlverhalten reduziert. Trotz der großen Bedeutung, die die Erschließung der psycho-sozialen Zusammenhänge der großen Krankheitssysteme hat, sie bleiben dem pathogenen somatischen Geschehen äußerlich, wenn sie nicht in einen umfassenden Rehabilitationsprozeß einbezogen werden.
Die in der Lebenspraxis der Menschen entwickelten Erfahrungs-, Wissens- und Handlungsformen determinieren und verändern in einem weitgehenden Sinn die humanbiologischen Funktionsebenen. Ein Ergebnis solcher Auseinandersetzung ist die Krankheit und sie ist in diesem umfassenden Sinn mit dem Patienten zusammen als Teil der Lebens-, der Gattungs- und Gesellschaftsgeschichte zu verstehen, ist Aufgabe z.B. einer kardiologischen Frührehabilitation. Die Experten dieses Wissens sind als Patienten, Ärzte, Pfleger und Schwestern, Therapeuten und in anderer Funktion mitten in der Praxis und mitten unter uns.

Heilung als Suche – Therapie als Behandlung, Erkenntnis und Hilfe zur Selbsthilfe

Heilung ist unabhängig vom Begriff, den Arzt und Patient von der Krankheit entwickeln. Wie bereits ausgeführt, haben die sich in der Krankheit vollziehenden Selbsterlebnisse in der klinischen Medizin bisher eine höchstens sehr

belanglose Rolle gespielt. Voraussetzung einer Heilung als Suche oder Therapie der Erkenntnis ist bei allen Erkrankungen, insbesondere natürlich bei den körperlichen Krankheiten eine mit Sorgfalt erhobene »Anamnese – nach allen Regeln auch der naturwissenschaftlichen Kunst«. Der »Störung« im Organgefüge ist zu folgen bis zur Kenntnis jener Störungen, die sich auch in allen anderen Dimensionen menschlicher Existenz durch diese Organstörung beeinflußt und sie auch beeinflussende und erzeugende Faktoren manifestieren. Nur so ist das Typische der jeweiligen Krankheit aufzufinden und herauszulösen, nur so verbleibt das Subjekt im Therapieprozeß und nicht ein Fall, der lediglich Träger eines objektivierbaren Krankheitsprozesses ist.
Gelingt es bei der Erforschung der Bedeutung der Krankheit in Diagnose und Therapie Aufschlüsse über den biographischen Prozeß einer Krankheit zu erhalten, dann öffnet sich ein Tor für die Therapie. Der Kampf um die Erinnerung, die Wiederaneignung von Lebensfähigkeiten und den Gründen für solche, die verloren gingen, ist Teil der Suche nach Sinnzusammenhängen, ohne die ein Patient kein bewußtes Verhältnis zu seiner Krankheit, aber auch kein Verhältnis zu seiner Gesundung finden kann. Nicht anthropologische und philosophische Argumente führen uns zu dieser Einsicht, sondern das Leben selbst. »Um Leben zu erforschen, muß man sich am Leben beteiligen«. (78) Der Arzt kann die Gesundung für den Patienten nicht übernehmen, auch wenn er oft hilflos oder omnipotent am Krankenbett formuliert: »Das kriegen w i r schon wieder hin!« Er kann Hilfe zur Selbsthilfe leisten, die Krankheit verstehen und akzeptieren, aber gesund werden kann der Patient nur selbst. Dies zu erreichen, ist eine der schwierigsten Aufgaben ärztlicher Tätigkeit, weil ein solches Verständnis oft auf einen doppelten Widerstand stößt: auf den besessenen Wunsch des Arztes, um jeden Preis zu heilen, das störende Symptom zu beseitigen und die darauf eingeschworene Absicht des Patienten, die Verantwortung für das Geschehene an den Arzt zu übergeben. Die Operation erfaßt den augenblicklichen materiellen Zustand, das Medikament lindert vielleicht den aktuellen Schmerz, die historische Bedeutung der Krankheit im Ganzen des Lebenszusammenhangs und in der verwirrenden Vielfalt der Symptomkombinationen und Umgangsformen des Patienten mit dem Symptom (z.B. totale Hilflosigkeit, Depression und Untergangsstimmung in der Sprechstunde, wenig später Entlassungswunsch aus der Klinik wegen dringender Dienstgeschäfte) bleiben jedoch meistens im Dunkeln.
Erkenntnis ist Voraussetzung der Heilung und sie besteht nicht nur in der Übermittlung von Worten, die in der Arztsprache gesprochen ohnehin oft unzugänglich für die Patienten sind. Erkenntnis vollzieht sich für den Patienten mit allen Sinnen und vor allem in der Erfahrung. »Stationen des therapeutischen Alltags« in der Lauterbacher Mühle sind solche erkennenden Erfahrungsfelder: daß Diät schmecken kann, ist als Erfahrung mindestens so wichtig wie die Verordnung der Diät oder die messende Feststellung des Übergewichts; daß ein richtiger Atemzug ein befreiendes Gefühl auslösen

kann, ist so wichtig wie die Diagnose »Flachatmung«; daß die Lust an der Bewegung über das »richtige Laufen« gelernt werden kann, ist überraschender als die Feststellung, daß ein Bewegungsmangel vorliegt, von dem man ohnehin wußte.
Die Unheilbarkeit setzt dort ein, wo für den Kranken die Erkenntnismöglichkeit endet oder gar nicht erst beginnt. Das behandelnde Team merkt diese Stagnation sehr genau und die Entlassung erfolgt dann oft mit der Gewißheit: den sehen wir wieder!
Wenn Gesundheit nicht formalistisch durch die Abwesenheit von Erregern und die Tatsache gekennzeichnet ist, daß alle Funktionen »normal« sind (was immer das heißen mag), sondern sich darüber hinaus auch dadurch beschreiben läßt, daß der Mensch und sein Organismus im weitesten Sinne aufnahme- und verarbeitungsbereit ist, daß Gesundheit also eine Form kreativer Gestaltung ist, in der sich umfassende Lebensmöglichkeiten für den Menschen aktiv erschließen, dann ist Therapie eine begleitende Hilfe, diesen kreativen Austausch mit der Umwelt zu schaffen – ohne die Grenze aus den Augen zu verlieren, die sich jeder »Situationstherapie« (wie v. Weizsäkker eine solche Therapie nennt) durch die gesellschaftlichen Bedingungen stellen. Austausch und Umgang sind zwei Begriffe, die sich auf allen Ebenen als Möglichkeit und als Störung nachweisen lassen: als Austausch zwischen Individuum und Gesellschaft, Individuum und Familie, als Austauschproblem aber auch bis in die vegetativen Regulationsmechanismen und bis auf die Ebene der Zellen. (72) Nur in diesem umfassenden Sinn bekommt der Begriff »Öko- Kardiologie« (Halhuber) seine wirkliche und herausfordernde Bedeutung und gerinnt nicht zu einem bedeutungslosen soziologischen Modewort. Wie wichtig dieser lebensgeschichtliche und ökologische Zugang zum Krankheitsprozeß auch und gerade hinsichtlich präventiver Bemühungen u.a. für die besonderen medizinischen Aufgaben von Rehabilitationskliniken und ihrem therapeutischen Angebot ist, haben Siegrist, v. Uexküll u.a. ausreichend nachgewiesen (68, 346 ff/77).

Fassen wir zusammen:
Das Arzt-Patient-Verhältnis ist ein gemeinsames Arbeitsbündnis, in dem nicht der Arzt das Subjekt und der Patient das kranke Objekt ist. Beide gehen das Risiko einer Begegnung ein, in der das Fachwissen des Arztes, seine therapeutische Qualifikation und seine menschliche empathische Zuwendung eine wichtige Rolle spielen, in der aber der Patient ebenso Experte seiner Krankheit ist und Verantwortung für das übernimmt, was geschieht.
Vom Arzt ist gefordert, daß er – welches Fach er auch ausübt – außer seinem fachspezifischen Wissen und Können über Grundkenntnisse der psychosozialen Zusammenhänge verfügen muß, die ihn befähigen, Kreisprozesse zu erkennen, in denen Störungen im psychosozialen Bereich zu Gesundheitsstörungen auch somatischer Art führen können und in denen die Erkrankungen z.B. eines Familienmitglieds das psychosoziale Gleichgewicht der Fami-

lie erschüttern und so wieder auf den Kranken zurückwirken kann. Diese psychosomatische Kompetenz kann sich jeder Arzt erarbeiten, sie ist nicht an eine Ausbildung zum Psychotherapeuten gebunden, sie kann sogar auch dadurch verfehlt werden, indem beispielsweise Organerkrankungen psychologisiert werden. (Vgl. dazu Klinikberichte in 77) In seinem diagnostischen Erkennen und therapeutischen Verhalten hat der Arzt der Tatsache Rechnung zu tragen, daß er selbst Teil der psychosozialen Wirklichkeit des Kranken und der sich darin abspielenden Kreisprozesse ist und daß seine Erscheinung als Facharzt oder Psychotherapeut, als Frau oder Mann, als streng oder milde einen großen Einfluß auf das Behandlungsgeschehen haben. Dieter Beck hat in seinem Buch »Krankheit als Selbstheilung« das Verhältnis von Persönlichkeitsstruktur und therapeutischem Umgang des Arztes sehr anschaulich beschrieben. Niemand kann übersehen, wie sehr die Zähigkeit des eingefahrenen Rollensystems, die Reaktionen der Umgebung, der Krankenkassen etc. wie aber auch die Kommunikationsschwierigkeiten zwischen internistischem Fachmann und Therapeuten, zwischen Ärzten und Schwestern einen Widerstand bei der Durchsetzung solcher Art psychosomatischer Medizin als Prinzip darstellen. Unsicherheit und Angst werden immer dann erzeugt, wenn eingefahrene Wege, wissenschaftliche Vorstellungen, festgelegte Beziehungsstrukturen aufgegeben werden. Sie stellen sich dennoch trotz Macht- und Konkurrenzgefühlen, trotz Risikoangst und anderen Konflikten als überwindbar und bearbeitbar dar; für die Betroffenen selbst ist dies eine wichtige Voraussetzung dafür, die ärztliche Tätigkeit nicht nur auszuhalten, sondern mit ihrer Hilfe zu gesunden.

Der Weg von der ätiologischen zur biographischen Medizin, von einer statischen zu einer dynamischen Krankheitslehre und von der Kausal- zur Situationstherapie beginnt mit dem Aufnahmegespräch und steht in jedem Moment vor der Doppelaufgabe: Gesundmachen und Verwandlung (Personalisation) des Patienten, nicht im Sinne einer direkten und umfassenden Persönlichkeitsveränderung (angesichts eines vier bis sechs Wochen dauernden Klinikaufenthaltes ein falsches Ziel!), sondern zunächst in der Entwicklung einer Motivation zur Mitarbeit (Compliance) und Übernahme von Eigenverantwortung im Umgang mit der Krankheit (Krankheitsexperte).
In der biographischen Medizin endet die Anamnese nicht mit dem Fragebogen nach den Familienkrankheiten, den qualifizierbaren Beschwerden und verbalisierbaren Symptomen. Der Arzt muß ein Ohr bieten, das schweigend aufzunehmen versteht, wie sich die Krankheit als wichtiges Teilstück zwischen dem inneren und äußeren Leben des Patienten eingefügt hat, wie sie als Übergang, als Gelenk oder Nahtstelle zweier Lebensabschnitte, als Krise oder als Schlußsumme seiner bewußten Erlebnisse und seiner unbewußten Lebensweise zu verstehen ist. Nur so bekommt er die Kreislaufstörung als Schlußpunkt einer Arbeitsmüdigkeit, den Bluthochdruck und seine Beziehung zur ungelebten Aggressivität oder auch das Körpersymptom als

»Selbstheilungsprozeß« ein Stück weit zu Gesicht. (80)

Der Anamnese folgt eine Diagnose, in der das Exakte der Krankheit nicht das schwierigste Problem ist, zumal der Patient diese Daten in eine Rehabilitationsklinik mitbringt. Das Schwierige, sagt v. Weizsäcker, sei in der Diagnose die moralische Seite der Krankheit, das, was einen Arzt im Aufnahmegespräch aufregt, was ihn unruhig macht, was sein Gewissen belastet, was er als Erwartungshaltung des Patienten spürt, was sich als Sinn und Unsinn der Krankheit herausstellen könnte. Hier spürt der Arzt die Gefahr, als Tröster, als Vertröster auf Mittel, auf die Suggestion im Verdummungsprozeß zwischen Arzt und Patient hereinzufallen. Der Arzt muß den Patienten in der Diagnose auch enttäuschen, will er die Chance behalten, er selbst zu bleiben und dem Patienten in der Behandlung der Krankheit die Möglichkeit schaffen, er selbst zu werden. Setzt er ein bereits verordnetes Medikament ab oder ein, beruhigt er oder läßt er die Situation offen, gibt er dem Anlehnungsbedürfnis statt oder ist ein Stück Distanz nötig, behält er wider besseres Wissen den Patienten oder kann er ihn angstfrei dem Kollegen anvertrauen? Der Feigheit der Medizin, nicht auch nach dem Sinn des Lebens zu fragen, sondern es einfach nur verlängern zu wollen, kommt das Interesse vieler Patienten, nicht leben, sondern einfach weiterleben zu wollen, entgegen. Die Ausblendung der Frage, wie und wofür man lebt, ist die Ausblendung der Erkenntnis, daß Krankheit auch immer ein Teil des Todes ist, ein Stück Abschied. Nicht nur bei der Amputation gibt es einen Anteil der Krankheit, der unheilbar ist, jede Krankheit hinterläßt eine Narbe, eine Spur der Verletzlichkeit und unsere Gefährdung, die wir nur zu schnell vergessen wollen und an die der Arzt nicht erinnern soll. Aber gerade deshalb muß der Arzt von Beginn der Begegnung mit dem Patienten an, dieses verweigerte Wissen einbeziehen – als Perspektive zum Leben, denn die Angst vor dem Tode ist die Angst vor dem Leben (Bloch).

Patientenorientierung statt Organorientierung und die Einbeziehung der »psychosomatischen Betrachtungsweise« in die klinische Arbeit bedarf eines Milieus oder eines sozialen Feldes, in dem auch der Patient die Beziehungen zu Ärzten, Schwestern und weiteren Mitarbeitern entsprechend seinen Bedürfnissen und Konflikten gestalten kann, das es gleichzeitig möglich macht, diese Beziehungen zu reflektieren und die Ergebnisse für Diagnostik und Therapie zu benutzen. Dies ist nur dann möglich, wenn sich alle Mitarbeiter einer Klinik vom Patienten in Bewegung setzen lassen, mitschwingen und über die Reflexion und Teamdiskussion ihrer Mitbewegung versuchen, die vom Patienten ausgehenden Impulse zu erkennen und zu verstehen. Klinikstruktur und therapeutisches Milieu, personelle Ausstattung und Qualifikation der Mitarbeiter in der Lauterbacher Mühle lassen ohne Frage eine solche Arbeit zu. Daß sie aber dennoch bewußt konzeptionell und immer wieder neu entwickelt werden muß, steht ebenso außer Frage. Für das therapeutische Milieu und die psychosomatische Auffassung von Klinikarbeit sind alle Faktoren wichtig – zur Humanisierung des Krankenhauses gehört die ärztliche und pflegerische Leistung wie die Ausstattung der Räumlichkeiten, das Essen, die Freundlichkeit des nicht-medizinischen Personals und anderes mehr.

Wenn Heilung Suche und Therapie-Behandlung Erkenntnis und Hilfe zur Selbsthilfe ist, dann bedeutet der Klinikaufenthalt für den Patienten »Strukturierung des Weges« – nicht mehr und nicht weniger. Vier oder sechs Wochen im Leben eines kranken Menschen können keine Entscheidung über die endgültige Gesundung oder gelungene Rehabilitation herbeiführen, aber sie können einen entscheidenden Einfluß auf den Selbstheilungsprozeß des betroffenen Menschen haben; Selbstheilung nicht im Sinne »es läuft von selbst«, sondern im Sinne von Arbeit am Selbst. An welch unterschiedlichen, aber je im Gesamtprozeß der Therapie wichtigen Gelegenheiten oder Stationen diese Arbeit am Selbst, diese »Rehabilitation als Personalisation« stattfinden kann und muß, soll abschließend am Beispiel des Behandlungs- und Therapieablaufs in der Lauterbacher Mühle gezeigt werden.

Der Klinik-Alltag als Übung – die Arbeit mit der Krankheit und an der Gesundheit

Karlfried Graf von Dürckheim beginnt sein kleines Buch »Der Alltag als Übung« mit dem Hinweis, daß nicht nur jede Arbeit, jede Kunst oder jeder Beruf der Übung bedarf, damit das Werk gelinge, sondern daß auch der Mensch nicht von selbst wird, was er sein soll, sondern dadurch, daß er sich selbst in die Hand nimmt, an sich arbeitet und sich zur Vollendung des Werkes ohne Unterlaß übt. Das Übungsfeld ist der Alltag als Übung zur Leistung und als Übung auf dem inneren Weg. Wir können aufgrund des bisher Gesagten die Analogie zu unserer Vorstellung von Therapie als Behandlung, Erkenntnis und Hilfe zur Selbsthilfe auf der Suche nach dem Weg, den die Krankheit weist, wagen.

Der Klinikalltag als Übungsfeld für den Kranken ist durch unterschiedliche Arbeitsformen bestimmt. Aufbauende Übungen und medizinische sowie physiotherapeutische Behandlungen zur Stärkung der körperlichen Widerstandskraft müssen in einem entsprechenden Verhältnis zu vertiefender, problematisierender, im weitesten Sinn therapeutischer Arbeit stehen. Wichtig dabei ist die Erfahrung, daß sich die »Vertiefung«, die für den Patienten zunächst irritierende Begegnung mit seinem Inneren an jeder Stelle des Klinikalltags öffnen und zum Problem werden kann. Die Verzweiflung über eine »Leistungsgruppenzuteilung«, die Angst, einen sich überschneidenden Termin zu verpassen und irgendein Soll nicht zu erfüllen, die Neigung, die Mitpatienten nicht zu bevormunden, der Kampf um die Ergometerkarte oder der Perfektionismus, ein Tongefäß mit der Hand wie mit der Maschine herstellen zu wollen – all das sind kleine und große Existenzkrisen, an denen die Übung auf dem Weg nach Innen beginnen kann. Das therapeutische Moment ist allgegenwärtig – es wartet nicht auf die Stunde mit dem Psychotherapeuten.

Eine wichtige Voraussetzung für die Schaffung von Lern- und Übungssituationen für den Patienten ist die Verhinderung der Mechanisierung der Therapie. Der Alltag als Übung ist durch Wiederholung gekennzeichnet und es besteht die Gefahr, daß er – wie gewohnt – zur Wiederholung des Gleichen, zur Tretmühle sich wiederholender Bewegung und Handlung wird, daß er abstumpft statt zu erfrischen, daß er zum Zwang statt zum Anlaß von Freiheit wird. Es hängt von der Aufmerksamkeit der Mitarbeiter und ihrer Phantasie, aber auch von ihrer fordernden Kontinuität ab, ob diese Gefahr gebannt werden kann. Gerade das Feld der Gewohnheit, der Wiederholung kann zum Raum neuer Entdeckung werden, und aus dem wiederholenden Tun quillt das Schöpferische auf, das den Menschen von innen verwandelt. Diese Erfahrung kann man beim Waldlauf machen, wenn es einem nach einiger Zeit der Übung gelingt, mit dem eigenen Atem und nicht gegen ihn zu laufen. Dieses Erlebnis stellt sich bei der Gymnastik ein, wenn es gelingt, mit der Bewegung in den Rückenschmerz hineinzugehen statt die Bewegung an ihm scheitern zu lassen und das Üben aufzugeben. Diese Erkenntnis kann man in der künstlerischen Werkstatt machen, in der der übende Umgang mit dem Material eine innere Gestaltungsabsicht zum Ausdruck kommen läßt, ohne daß diese einer absurden Zensierung unterliegt, wie wir das jahrelang in der Schule erfahren haben – bis das »Herz für das Malen verschlossen wurde«. So wie es einen Weg in die Krankheit gab, deren einzelne Schritte erst bewußt gemacht werden müssen, so ist dieser Weg aus der Krankheit heraus oder der Weg zu ihrer Akzeptierung, zum Leben mit der Narbe erst zu finden.

Was sind nun die Übungsstationen oder Lernsituationen im Klinikalltag der Lauterbacher Mühle?

Die internistische Arbeit des Arztes

Die somatischen Befunde, ihre Erhebung und Interpretation stehen am Anfang der Arbeit. Die körperliche Erkrankung steht zunächst im Mittelpunkt des Interesses, auch wenn wir bereits bei den ersten Berichten des Patienten über seine körperlichen Beschwerden, seine Erklärungen zum Ablauf der Krankheit und seine Erwartungshaltung an den jetzt bevorstehenden Klinikaufenthalt sehen, daß die Symptome nicht nur Ergebnisse eines pathologischen Mechanismus', sondern Mitteilungen über einen Körperstreik im Leben eines gesunden Menschen sind, in dem schließlich der Leib als Instanz übrigblieb, um auf die erstickten vitalen Bedürfnisse und enttäuschten Hoffnungen, die verratene Selbstbestimmung, den Verlust der Wahrheit aufmerksam zu machen. Das Geheimnis der Wirksamkeit einer guten somatischen Therapie (nach allen Regeln auch der naturwissenschaftlichen Kunst, hier dem internistischen kardiologischen Wissen) besteht in der Zuwendung, die sich zuerst des Körpers annimmt, als gäbe es nichts anderes und die damit das Selbstwertgefühl des Kranken stärkt und ihm begreiflich und fühlbar macht, daß er sich selbst lieben und ernst nehmen darf, daß der Körper zu seinem Selbst gehört (39). Die oft beschriebene Verschlossenheit von organisch Kranken, ihre Unfähigkeit, sich verbal und mit Gefühlen ihren Konflikten zu stellen, ist nicht nur als Schwäche zu sehen, sondern auch als ein Verweisen auf die Ausdrucksfähigkeit der Symptome, die der Arzt (aus welchen Gründen auch immer) nicht akzeptieren will: »Mein Leib spricht doch schon, jammert, klagt, rebelliert laut und schmerzhaft; das bin ich, dem es schon lange die Sprache verschlagen hat, was soll ich in Worten da noch hinzufügen?« Alle technischen Untersuchungen und Verordnungen, Maßnahmen und medikamentösen Verabreichungen müssen auf die individuelle Situation des Patienten abgestimmt sein und in der Besprechung mit dem Patienten Schritt für Schritt für die Aufklärung des psycho-somatischen Zusammenhangs genutzt werden.

Psychotherapie als Einmischung des Patienten in die Diagnose

Für eine psychosomatische Arbeit, die das körperliche Symptom in den Mittelpunkt ihrer Arbeit stellen muß und sich am Leitfaden des Leibes (Nietzsche, Schipperges) orientiert, ist die strenge Trennung zwischen ärztlich-pflegerischem und psychotherapeutischem Bereich hinderlich und nach Lage der Dinge beispielsweise in einer Rehabilitationsklinik auch gar nicht möglich. Psychosomatik, wie wir es hier verstehen, wird nicht neben dem üblichen Gang der Dinge in der Klinik betrieben, sondern im Gang der Dinge. Auch der psychotherapeutisch ausgebildete Arzt ist zunächst Arzt und wird bei schwierigen Patienten nicht etwa deshalb als Psychosomatiker hinzugezogen, weil er von der jeweiligen körperlichen Krankheit wenig versteht. Die Abwehr der Patienten mit organischen Erkrankungen gegen Psychotherapie wird unnötig, wenn sie sich mit ihrer Krankheit ernst genommen fühlen, wenn man sich zunächst eingehend um ihre leiblichen Beschwerden gekümmert hat, bevor man darangeht, diese als persönlichen Ausdruck zu deuten oder direkt ein Gespräch über psychische Konflikte zu führen. Patienten mit Herzinfarkt, die eine voreilige Deutung ihrer Krankheit heftig abzuwehren pflegen (man will ja nicht gleich zwei Krankheiten am Hals haben!), können die Eigenart ihrer Erkrankung und Zusammenhänge mit ihrer Lebensweise leichter akzeptieren, wenn der Arzt ihnen die anatomischen Verhältnisse des Herzens und die Funktionsweise des Blutkreislaufs, den Zusammenhang von sympathischem und parasympathischem Regulationseinfluß und Herztätigkeit etc. aufzeigt und dabei erklärt, wie sich eine Dauerspannung z.B. auf dieses System auswirkt, was es physiologisch heißt, sich nicht entspannen zu können. Nicht selten beginnen die Patienten dann bald von sich aus darüber zu sprechen, wie ihnen ihre Aufgaben die Luft nehmen, wie ihnen die Angst, es nicht mehr zu schaffen, im Nacken sitzt, sie in Atem und Spannung hält und wie sehr sie sich vor sich und anderen gezwungen sehen, jede Schwäche zu verleugnen, immer gefaßt und leistungsbereit zu bleiben. Ein solches Gespräch ist ein Teil der Psychotherapie, wie sie neben der somatischen Arbeit als Leitfaden der anthropologischen psychosomatischen Medizin gedacht ist. Ohne Frage hat darüber hinaus die direkte psychotherapeutische Tiefenarbeit ihre Funktion. Sie kann in dem Augenblick notwendig werden, wo ein Patient zum Sinn seiner Krankheit weiter vorgedrungen ist oder von vornherein bereit und offen ist, die professionelle Hilfe der Psychotherapie für die Suche nach dem eigenen Selbst anzunehmen. Über die Frage der Möglichkeiten und Grenzen einer Kurzzeittherapie, wie sie im Rahmen der vier-bis-sechs-Wochen-Aufenthalte möglich ist, wäre gesondert zu diskutieren. Auf jeden Fall kann eine solche psychotherapeutische Arbeit nicht wie ein Medikament verordnet werden, sie beruht als Bereitschaft des Patienten zur Mitarbeit auf der Basis absoluter Freiwilligkeit.

Bei einer solchen Arbeit ist der Arzt mit der psychotherapeutischen Zusatzqualifikation ebenso gefragt wie Psychotherapeuten, die sich auf sehr unterschiedliche Therapieformen beziehen können (Psychoanalyse, Gestaltarbeit, Bioenergetik, Psychodrama, Traumarbeit etc.). Die Arbeit des Psychotherapeuten im Team kann sich auf Einzel- oder Gruppenarbeit beziehen und sie kann dazu dienen, die psychosomatische Qualifikation aller Mitarbeiter ein Stück voranzutreiben. Um das Prinzip nochmals zu verdeutlichen: weder aus der speziellen Arbeit des Kardiologen noch der des Psychotherapeuten ergibt sich ein psychosomatischer Führungsanspruch – in jedem Schritt sind beide miteinander verbunden, wenngleich die andere Qualifikation hier oder dort eine tiefere Arbeit zuläßt. Ein Team, dem diese Offenheit und Arbeitsteilung unter dem strengen Diktat der gemeinsamen patientenorientierten psychosomatischen Medizin gelingt, hat sicher eine der zentralsten Aufgaben in Angriff genommen, vor denen die medizinische Gesundheitsarbeit heute steht, eine Forschungsaufgabe, die übrigens auch an keiner anderen Stelle als in der Praxis zu lösen ist.

Die Verspannung lockern – Physiotherapie als Arbeit am Körper

Die lösende, heilsame Wirksamkeit des Umgangs mit dem kranken Körper beweist, daß und wie sehr der Körper zum Selbst des Kranken gehört. Zur Aktivierung des Patienten für seine Gesundung gehören die passiven Anteile, und in der psychosomatischen Behandlungsform greifen auch Physiotherapie und Psychotherapie ineinander. In der körperlichen und psychisch allgemeinen Entspannung durch Ruhe, Massagen, Fangopackungen, Bäder, Hydrotherapie wird dem Patienten gleichsam indirekt vermittelt: er darf ruhen, sich fallen lassen, sich etwas gönnen, er wird gepflegt, auch ohne Kämpfen und Beweisen. Die anfänglichen Widerstände der aktivistischen Patienten gegen fremde Hilfe und körperliche Berührung, gegen das Akzeptieren und Genießen müssen durch die Erfahrung, daß es gut tut, abgebaut werden – erst dadurch wird eine Körpererfahrung möglich, die von der lokalen Entspannung aus allmählich Geist und Seele erfaßt. Das Erlernen einer gelassenen Aktivität, bei der ein physiologischer Rhythmus von Spannung und Entspannung wieder möglich wird, ist ein umfassendes Therapieziel, das für den Patienten eine zentrale Motivation durch die Physiotherapie als aufbauende Arbeit erhält. (Vgl. dazu 39)

Rehabilitation durch Sport – oder: Leistung als Selbstfindung

»Die Bewegungstherapie gibt dem Patienten sein Selbstvertrauen zurück« – heißt es in der Zeitschrift »Öko- Kardiologie« mit dem Schwerpunktthema Sport als Koronartherapie. Physiologisch sei nachgewiesen, daß durch Ausdauertraining der Kreislauf in der Peripherie ökonomisiert und das Herz dadurch entlastet wird und darüber hinaus seien Bewegungstherapie und Ausdauersport ein psychotherapeutisches Vehikel, d.h. besser eine Möglichkeit, sich selbst in seinen Grenzen und Chancen zu erfahren, mehr Selbstvertrauen und Lebensfreude zu bekommen, Sport als ein Stück Lebensphilosophie (Halhuber). Die präventive und rehabilitative kardiale Bedeutung von körperlichem Training und Sport ist den epidemiologischen Untersuchungen zu entnehmen. Daß die wiedergefundene körperliche Leistung (und zwar des wirklich eigenen individuellen Maßes) Lebensfreude auslösen kann, werden viele Patienten bestätigen, die in der Lauterbacher Mühle den Waldlauf, die Bergtour oder den Skilanglauf für sich entdecken konnten.
Aber warum ist es oft so schwierig, den Patienten dieses Erlebnis zu vermitteln? Warum hat bei ihnen die Vorstellung von Sport so wenig mit spielerischem Lebensstil, mit Genuß oder gar Souveränität zu tun, von denen Max Halhuber spricht? Ich denke, es hängt damit zusammen, daß die in Schule und Sportverein erlebte Sportlichkeit so wenig mit Spiel, Bewegunsgfreude,

Genuß und Selbsterfahrung des Körpers zu tun hat. Im Korsett des Leistungssports, in dem Terror von »höher – schneller – weiter«, bei der Körperdressur in Trimm- und Trabgeräten sind die meisten von uns nicht bei den Cracks, sondern bei den Krücken gelandet, haben die Freude an der Bewegung verloren und sind zu Zuschauern der sich professionell Bewegenden geworden. Jede ausdauerorientierte Bewegungstherapie, jede Art von Re habilitationssport muß diese »historische Belastung« in der Erfahrung des Patienten reflektieren, muß sich mit viel Phantasie Wege suchen, um neue, andere Erfahrungen im Sinne jener für den einzelnen, nicht für die Leistungsgesellschaft positiven Lebensphilosophie zu ermöglichen. »The fit have the fun«, das ist ein anderes Lernziel als das einer »Krücke«, die andere »Krücke« unbedingt überholen zu wollen, um dann vielleicht am Ziel tot zusammenzubrechen. Will man aus dem Wissen um die Folgen des Risikofaktors Bewegungsmangel eine präventive Potenz für diese Gesellschaft machen, müßten wir als erstes für die Bewegungsfreiheit der Kinder kämpfen, alle Schilder mit der Aufschrift »Spielen verboten« wegnehmen und den Schulsport aus dem bewegungstherapeutischen Abseits holen. Nicht zufällig sitzen die Hypertoniker heute bereits im vierten Schuljahr.

Atemtherapie als Spurensicherung im Inneren des Körpers

»Atmen heißt Leben«, mit diesem Satz hat Ilse Middendorf, Gründerin und Leiterin des Instituts für Atemtherapie und Atemunterricht in Berlin nicht nur die physiologische lebenstragende Funktion des Atems beschrieben, sondern einen Horizont genannt, der die leibliche Beweglichkeit, Gesundheit und Leistungsfähigkeit ebenso umspannt wie die seelischen und geistigen Bereiche des Denkens, Fühlens, Empfindens und der Intuition. (48, 436 ff) Wie wenig selbstverständlich man richtig atmen kann, weiß zwar nicht jeder Patient, aber er spürt und ahnt es. Daß Ängste, Streß und Resignation den Atem eng und verkrampft erscheinen lassen, gehört ebenso zur Erfahrung wie der befreiende Stoßseufzer, wenn eine schwere Last herunterfällt und Freude den Atem weit macht. Um die Durchlässigkeit des Körpers für den Atem geht es u.a. in der Atemtherapie, dem Übenden die Gelassenheit im rechten Atem wiederzugeben, die Wirklichkeit des Atems als diagnostische und therapeutische Hilfe im Prozeß der Gesundung zu erfahren. Dehnungen, Druckpunktübungen, Vokalraumübungen, schweigende Töne und Bewegung aus dem Atem sind Formen der Arbeit, die von dem je einzelnen Therapeuten und in Beziehung zum je individuellen Patienten nicht mechanisch miteinander verbunden werden, sondern als Weg in der Begegnung zwischen Patient und Atemtherapeut immer neu entwickelt werden muß. Ein Patient formulierte das während meines letzten Aufenthaltes unübertrefflich so: »Heute habe ich mich von innen gesehen. Das war wunderschön.«

Autogenes Training und Gymnastik – Probleme mit der körperlichen Autonomie

Den psychosomatischen Zusammenhang von innerem Zustand und Körperhaltung erkannte eine Patientin während der morgendlichen Gymnastik und erzählte, nachdem sie das Problem für sich erkannt hatte, sehr offen und erfreut darüber. In den ersten Tagen sei sie nach jeder Gymnastikstunde fix und fertig gewesen und habe einfach nur noch losgeheult. Der behandelnde Arzt hatte bereits mit der Patientin gemeinsam erwogen, die Gymnastik vielleicht doch vorübergehend auszusetzen, als die Patientin bei der Suche nach den Gründen, die hinter diesem Problem standen, fündig wurde. Sie erkannte, daß sie Zeit ihres Lebens die aufrechte Haltung zu einer sozialen Haltung gegenüber der Welt und ihren Zumutungen gemacht hatte, daß sie verbissen und verkrampft jede innere Bewegung, Gefühle wie Trauer und Aggressivität zurückgehalten hatte. Die Lockerung dieser zwanghaften Haltung durch die Gymnastik brachte jene unterdrückten Gefühle zum Vorschein und sie mußte und konnte auf einmal dem Weinimpuls nachgeben. Das Weinen brachte auch ihr Lachen wieder hervor.

Wilhelm Reich, Moshe Feldenkrais und viele andere haben in jahrzehntelanger wissenschaftlicher und therapeutischer Arbeit herausgefunden, wie tiefgreifend sich psychische und soziale Erfahrungen und Erziehungsmuster physiologisch verankern. Die körperfeindliche Zivilisation wurde gründlich eingeübt: Nicht sprechen! Nicht riechen! Nicht träumen! Hände an die Hosennaht! Kopf raus – Brust rein! Knie durchdrücken! Ein deutscher Junge weint nicht – wenn jeder so funktioniert, funktioniert die Gesamtmaschine. Das An-sich-Halten muß drinsitzen in den Einzelkörpern – und das Aus-sich-Herausgehen muß deshalb nach dem Herzinfarkt und anderen Formen des Körperstreiks mühsam »therapeutisch« geübt werden. Den eigenen Rhythmus finden, Kontakt mit dem Boden halten, die Augen schließen und sich auf den Gleichgewichtssinn oder die Führung eines Mitpatienten verlassen, den aufrechten Gang als Aufrichtung zwischen Himmel und Erde empfinden, Energie nicht als Frage von Kraftmeierei, sondern von Konzentration erleben, ruhig zu sein und dabei Bewegung zu spüren – das alles sind Stationen der Wiederaneignung von körperlichen Fähigkeiten, mit denen wir uns einst als Kinder im Gehen, Stehen, Sprechen, Fühlen und Zuhören den Stoff eines Menschenlebens erobert haben und die wir als Erwachsene Schritt für Schritt wieder verloren haben. Bewußtheit durch Bewegung, dem Verschütteten in uns ins Leben zu bergen, sich seiner selbst in der Bewegung allmählich bewußt zu werden, durch Übung der Form ihr Wesen zu erfahren – das sind Inhalte einer Bewegungsarbeit, die mit der technischen Wiederholung gymnastischer Vorgaben nur wenig zu tun hat und die im autogenen Training das Ziel nach autonomem Umgang mit dem eigenen Körper ver-

fehlen würde, wenn sie als mechanische Abfolge irgendwelcher Suggestivformeln gelehrt würde. Nicht nur Arme und Beine werden dann warm oder schwer, sondern auf der Reise durch den Körper versucht man ihn und seine Glieder zu spüren, indem man sich einem nach dem anderen zuwendet und dabei feststellen kann, daß sich die einen leicht erspüren lassen, während andere sozusagen stumm und dumpf und außerhalb der Wahrnehmung bleiben. Es ist eine Reise in die eigene Geschichte.
Wie bei den anderen Lernsituationen und Übungsfeldern sehen wir auch hier: trotz notwendiger Routine und Wiederholung, trotz ähnlicher Patientenkonstellation ist der Bewegungstherapeut immer wieder gefordert, sich auf die Begegnung mit dem Patienten einzulassen und sein Wissen in eine Situation zu integrieren, aus der Lernen und Erfahrung für die Gruppe wie den einzelnen möglich werden.

Kunst- und Werktherapie – die innere Bewegung kann Gestalten annehmen

Wiederaneignung von Lebensgeschichte ist häufig mit der Entdeckung anderer Möglichkeiten, das Leben zu sehen und zu gestalten, verbunden. Daß man einem Gefühl, einem Gedanken, einer inneren Bewegung eine andere Form als die des Wortes oder des Schweigens geben kann, ist eine der beglückendsten Erfahrungen für einen Patienten, der allenthalben gezwungen wird, seine mindestens fünf Sinne nur mit der Sprache zu identifizieren. In der Arbeit mit Farbe, Ton und anderem Material werden unsere Hände zum Werkzeug unseres Selbst, sie produzieren nach außen, was innen ist und so wie ich von drinnen nach draußen schaue, so kann ich von draußen nach innen schauen. Die Verbindung öffnet den Blick für die Bedeutung von Trennung, die sie in unserem Leben gewonnen hat. Daß diese Form der bildschöpferischen Arbeit, diese Form, sich mit dem Leben und den unterdrückten Lebensmöglichkeiten zu konfrontieren und sie für die Suche nach der psychosomatischen Einheit zu nutzen alles andere als Beschäftigungstherapie ist, ist einsichtig. Beschäftigungen fehlen den Kranken nicht; an manchen sinnlosen Beschäftigungen in Familie, Beruf und Gesellschaft sind sie gerade krank geworden. Der Begriff der Beschäftigung im Zusammenhang mit therapeutischer Arbeit hat einen scheußlichen Beigeschmack im doppelten Sinn: mit Beschäftigungen versucht man Menschen in Anstalten (Psychiatrie, Gefängnis, Fürsorge- und Kinderheimen etc.) in der Regel von sich und ihren Problemen abzulenken und zum anderen beschäftigt man Menschen, um sie los zu werden, um ihrem Anspruch an eine menschliche und produktive Auseinandersetzung aus dem Weg zu gehen. Wenn man das kritisch vor Augen hat, dann kann man den Begriff Kunst- und Werktherapie wieder verwenden: als Therapie der Erkenntnis und des produktiven Austauschs im Prozeß der Gesundung und Heilung.

QUELLENHINWEISE

1) BATESON, Gregory (Hrsg.):
Schizophrenie und Familie, Frankfurt, 1969
2) BECK, Dieter:
Krankheit als Selbstheilung. Wie körperliche Krankheiten ein Versuch zu seelischer Heilung sein können. Frankfurt, 1981
3) BECK, Ulrich:
Risikogesellschaft. Auf dem Weg in eine andere Moderne, Frankfurt, 1986
4) BECKER, Sophinette: Brustkrebs und Weiblichkeit – ein psychoanalytischer Beitrag zur Psychosomatik des Mamma-Carzinoms.IN: Forum für Medizin und Gesundheitspolitik 16, 1981
5) BENARD, Cheryl/SCHLAFFER, Edit:
Im Dschungel der Gefühle. Expeditionen in die Niederungen der Leidenschaft. Reinbek, 1987
6) BERG, Birgit:
Schwarzbuch für Schürzenjäger, Bad Waldsee, 1982
7) BLECHSCHMIDT, Erich:
Wie beginnt das menschliche Leben? Vom Ei zum Embryo. Basel, 1984
8) BLEY, Helmar:
Sozialrecht. Frankfurt, 1986
9) BÜNTIG, Wolf: Selbsthilfe in der Krebsbehandlung durch Unterstützung der natürlichen Heilkräfte; IN: Signal 1, 1982 (Hilfe und Selbsthilfe bei Krebsgefährdung)
10) CAPRA, Fritjof:
Wendezeit, Bern, München, Wien, 1984
11) CREMERIUS, Johannes:
Zur Theorie und Praxis der psychosomatischen Medizin, Stuttgart 1978
12) DEMBROSKI, Theodore u.a.:
Biological and Psychological Factors in Cardiovascular Disease. Heidelberg, Berlin, 1986
13) DETHLEFSEN, Thorwald/ Dahlke, Rüdiger:
Krankheit als Weg. Deutung und Bedeutung der Krankheitsbilder, München, 1983
14) DÜRCKHEIM, Karlfried Graf von:
Der Alltag als Übung. Bern, 1984
15) DUNBAR, F.:
Psychosomatic diagnosis, New York 1943
16) ERLER, Gisela:
Die weibliche Wende. Argumente gegen die Praxis der Verstümmelung, IN: Freibeuter 18, Berlin, 1983
17) ERMANN, Michael:
Die Persönlichkeit bei psychovegetativen Störungen, Berlin-Heidelberg-New York, 1987
18) FELDENKRAIS, Moshe:
Bewußtheit durch Bewegung. Verhaltensphysiologie oder Erfahrungen am eigenen Leib. Frankfurt, 1978
19) FOUCAULT, Michel:
Überwachen und Strafen, Frankfurt, 1977
20) FREUD, Sigmund:
Gesammelte Werke
Band 8: Werke aus den Jahren 1909 – 1913, Frankfurt, 1978
21) Band 11: Vorlesungen zur Einführung in die Psychoanalyse. Frankfurt, 1978
22) Band 17: Schriften aus dem Nachlaß 1892 – 1938. Frankfurt, 1983
23) FRIEDEMANN, M., ROSENMAN, R.H.:
Type A Behaviour And Your Heart, New York, 1974
24) FRINGS, Matthias (Hrsg.):
Dimensionen einer Krankheit AIDS, Reinbek, 1986

25) GRABER, Gustav Hans:
Pränatale Psychologie, München 1974
26) GROF, Stanislav:
Geburt, Tod und Transzendenz. München, 1985/86
27) GRUEN, Arno:
Der Verrat am Selbst, München, 1986
28) Der Wahnsinn der Normalität. Realismus als Krankheit, München, 1987
29) HALHUBER, Max:
Psychosozialer Streß und koronare Herzkrankheit 3. Berlin – Heidelberg, 1981
30) HALTER, Hans (Hrsg.):
Todesseuche Aids, Reinbek, 1985
31) HINZ, Stefan:
Aids – Die Lust an der Seuche, Reinbek, 1984
32) HUEBSCHMANN, Heinrich:
Krankheit – ein Körperstreik. Lebenskonflikte und ihre Bewältigung, Freiburg, 1974
33) ILLICH, Ivan:
Die Nemesis der Medizin. Reinbek, 1981
34) JERNS, Gerd Udo:
Die größeren Kopfschmerzen, Göttingen, 1976
35) JORES, Arthur:
Der Kranke mit psychovegetativen Störungen, Göttingen, 1973
36) KAHLAU, Heinz:
Du – Liebesgedichte, Berlin – Weimar, 1986
37) KEUPP, Heinrich IN:
KARDOFF, Ernst (Hrsg.): Psyche in schlechter Gesellschaft. Zur Krise klinisch-psychologischer Tätigkeit. Weinheim, 1981
38) KLUGE, Thomas:
Apokalypse und Kybernetik, IN: Freibeuter 18, Berlin, 1983
39) KÜTEMEYER, Mechthilde:
Versuch der Integration psychosomatischer Medizin in eine Neurologische Universitätsklinik, IN: T. v. Uexküll, Integrierte Psychosomatische Medizin, Stuttgart, 1981
40) KÜTEMEYER, M., SCHULTZ, U.:
Psychosomatik des Lumbago-Ischias-Syndroms, IN: Uexküll, Psychosomatische Medizin, München, 1986
41) LAO-tse:
Tao te king, Köln, 1985
42) LEWIS, Howard und Martha:
Heilerfolge der psychosomatischen Medizin, München, 1975
43) LIPPE, zur, Rudolf:
Am eigenen Leibe. Zur Ökonomie des Lebens, Frankfurt, 1978
Sinnenbewußtsein – Grundlegung einer anthropologischen Ästhetik. Reinbek, 1987
44) LLOYD, Genevieve:
Das Patriarchat der Vernunft, Bielefeld, 1985
45) LOHMANN, Hans M. (Hrsg.):
Das Unbehagen in der Psychoanalyse. Eine Streitschrift. Frankfurt, 1983
46) McKEOWN, Thomas:
Die Rolle der Medizin. Traum, Wahn oder Nemesis? Frankfurt, 1981
47) MERCHANT, Carolyne:
The Death Of Nature. New York, 1980
48) MIDDENDORF, Ilse, IN:
PETZOLD, Hilarion: Psychotherapie und Körperdynamik. 1977
49) MITSCHERLICH, Alexander:
Freiheit und Unfreiheit in der Krankheit. Studien zur psychosomatischen Medizin. Frankfurt, 1977

50) MOERSCH, Emma u.a.:
Zur Psychopathologie von Herzinfarktpatienten, IN: Psyche 6, Juni 1980, 34. Jg.
51) MÜLLER, A.M. Klaus:
Die präparierte Zeit. Der Mensch in der Krise seiner eigenen Zielsetzungen, Stuttgart, 1972
52) OVERBECK, Gerd:
Krankheit als Anpassung. Frankfurt, 1984
53) PALOS, Stephan:
Atem und Meditation, München, 1985
54) PSYCHOLOGIE HEUTE (Hrsg.):
Leiden an der Gegenwart; Thema: Zeitkrankheiten, Weinheim, 1987
55) RAD von, Michael:
Alexithymie. Empirische Untersuchungen zur Diagnostik und Therapie psychosomatisch Kranker. Berlin-Heidelberg, 1983
56) REICH, Wilhelm:
Christusmord. Die emotionale Pest der Menschen, Freiburg, 1979
57) Charakteranalyse, Frankfurt, 1973
58) RICHTER, Horst Eberhard:
Lernziel Solidarität, Reinbek, 1974
59) Eltern, Kind, Neurose. Psychoanalyse der kindlichen Rolle, Reinbek, 1969
60) RIEMANN, Fritz:
Grundformen der Angst. Eine tiefenpsychologische Studie, München, 1985
61) ROSENBROCK, Rolf:
AIDS kann schneller besiegt werden. Gesundheitspolitik am Beispiel einer Infektionskrankheit, Hamburg, o.J.
62) ROTHSCHUH, K.E.:
Was ist Krankheit? Erscheinung, Erklärung, Sinngebung. Darmstadt, 1975
63) RÜHMANN, Frank:
AIDS – eine Krankheit und ihre Folgen, Frankfurt, 1985
64) SACHSSE, Hans:
Die Erkenntnis des Lebendigen, Braunschweig, 1968
65) SCHAEFER, Hans/BLOHMKE, Maria:
Herzkrank durch psychosozialen Streß. Heidelberg, 1977
66) SAINT-EXUPERY, Antoine de:
Der Kleine Prinz, Düsseldorf, 1956
67) SICHTERMANN, Barbara:
Weiblichkeit, Berlin, 1983
68) SIEGRIST, Johannes u.a.:
Soziale Belastungen und Herzinfarkt. Eine medizinsoziologische Fall-Kontroll-Studie. Stuttgart, 1980
69) SIGUSCH, Volkmar (Hrsg.):
AIDS als Risiko. Über den gesellschaftlichen Umgang mit einer Krankheit, Hamburg, 1987
70) SILVA De, R.A., LOWN, B.:
Ventriculär premature beats, stress and sudden death Psychosomaties, 19 (1978) 649-659
71) SONTAG, Susan:
Krankheit als Metapher, Frankfurt, 1981
72) SROKA, Knut:
Zur Dialektik des Herzinfarkts, Frankfurt, 1980
73) Herzkrank. Ein menschliches Konzept der Herzkrankheit; Alternativen zur Schulmedizin, Hamburg, 1987
74) Das TABU DER GEWALT:
Vortrags- und Diskussionsreihe 1985 – 1987 der Universität Innsbruck, Bd. I, Innsbruck, 1987

75) TULKU, Tarthang:
Raum, Zeit und Erkenntnis, Bern, München, Wien 1983
76) UEXKÜLL, Thure von (Hrsg.):
Lehrbuch der psychosomatischen Medizin, München, 1986
77) Integrierte Psychosomatische Medizin, Modelle in Praxis und Klinik, Stuttgart, 1981
78) WEIZSÄCKER, Viktor von:
Der Gestaltkreis, Stuttgart, 1973
79) Pathosophie, Göttingen, 1967
80) Körpergeschehen und Neurose, Stuttgart, 1947
81) Diesseits und jenseits der Medizin, Stuttgart, 1950
82) WILBER, Ken:
Halbzeit der Evolution, Bern, München, Wien 1984
83) ZEPF, Siegfried:
Die Sozialisation des psychosomatisch Kranken. Frankfurt, 1976
84) ZORN, Fritz:
Mars, Frankfurt, 1977

Z1) DER SPIEGEL, 46/1985
Z2) OEKO-KARDIOLOGIE, 1/1981
Z3) PSYCHE, 6/1980
Z4) QUICK, 12/1983
a) QUICK, 44/1085
Z5) STERN, 10.3.1983